FORMULAIRE PRATIQUE

DE THÉRAPEUTIQUE

POUR LE TRAITEMENT DE LA SYPHILIS

TRAVAUX DU MÊME AUTEUR

De la transfusion du sang (Ouvrage couronné par la Faculté de médecine de Montpellier). — G. MASSON, éditeur, Paris, 1869.

De la péritonite et de la pneumonie rhumatismales (Lyon médical, 1873).

Contribution à l'étude de l'étiologie de la fièvre typhoïde (Dauphiné médical, 1877).

De l'œdème cutané dans la pleurésie (Ibid., 1878).

De l'anurie hystérique (Ibid., 1878).

Des accidents attribués à la médication par le salicylate de soude (Ibid., 1879).

Diagnostic différentiel des maladies de la moelle épinière (Préface de M. le Professeur Charcot). — G. MASSON, éditeur, Paris, 1880.

Relation d'une observation de kyste hydatique suppuré du foie suivi de guérison (Lyon médical, 1883).

Des modes de contagion du choléra et des moyens de s'en préserver. Aix, 1893.

Des dermopathies blennorrhagiques (Dauphiné médical, 1894).

De l'hygiène de la peau. — Librairie de la Bourse, Marseille, 1896.

De l'hygiène de la chevelure (Idem).

De l'hygiène dans la blennorrhagie (Idem).

Observation de syphilide tuberculo-ulcéreuse serpigineuse géante (Journal des Maladies cutanées et syphilitiques, 1896).

Du traitement de la blennorrhagie féminine par les tiges d'icthyol (Idem, 1896).

Traitement des plaques muqueuses par les fumigations de calomel (Idem, 1896).

Chancres syphilitiques de la joue (Idem, 1897).

Des teintures pour les cheveux et de leurs dangers. — Librairie de la Bourse, Marseille, 1899.

Traitement rationnel de la blennorrhagie (Idem, 2ᵉ édition, 1900).

De l'hygiène dans la syphilis (Idem, 2ᵉ édition, 1900).

FORMULAIRE PRATIQUE

DE

THÉRAPEUTIQUE

POUR

LE TRAITEMENT DE LA SYPHILIS

PAR

Le Dr MARMONIER

Chevalier de la Légion d'Honneur,
Membre de la Société française
de Dermatologie et de Syphiligraphie.

Avec une préface de M. le Dr JULLIEN
Professeur agrégé, Chirurgien de St-Lazare

PARIS

OCTAVE DOIN, ÉDITEUR

8, PLACE DE L'ODÉON, 8

—

1902

« J'ay seulement faict icy un amas de fleurs estrangières, n'y ayant fourni du mien que le filet à les lier. »

Nous avons pensé qu'il y avait quelque intérêt à présenter au public médical cet aide-mémoire de thérapeutique de la syphilis.

Le praticien, aussi bien que l'étudiant, y trouveront, sous une forme concise, tous les modes de traitement qui s'adressent non seulement à la diathèse syphilitique, mais encore aux diverses manifestations de cette diathèse qui s'offrent journellement à leur observation. Ils n'ont pas toujours le temps ni la facilité de chercher dans les importants ouvrages sur la syphilis une indication ou une formule effacées de leur mémoire. Ils pourront les retrouver rapidement dans ce mémento thérapeutique, grâce à la table alphabétique des matières.

Notre but a été simplement de leur être utile, en condensant dans un petit volume le résumé du traitement de la syphilis si magistralement exposé dans les remarquables ouvrages des syphiligraphes les plus autorisés, auxquels nous avons fait de larges emprunts.

Dr Marmonier.

Marseille, le 1er octobre 1901.

PRÉFACE

Je ne crois pas qu'il existe une seule maladie qui fournisse plus d'occasions d'appliquer la thérapeutique, je devrais dire les thérapeutiques les plus variées, que la syphilis.

...une assurément n'est plus féconde en ...ations, aucune n'exige une plus grande ...ariété de ressources et ne les commande plus impérieusement. Il est tels cas, en effet, dans lesquels l'intervention immédiate ou retardée décide de la perte ou de la conservation d'un organe, de la vie ou de la mort d'un individu. C'est dire que les occasions de se tromper sont fréquentes.

On se trompe par excès, et l'on se trompe par défaut.

Les médecins des xvie et xviie siècles ont commis de cruels abus : oubliant quel poi-

son ils maniaient, ils prodiguèrent le mercure et semèrent les ruines autour d'eux.
On frémit en supputant le nombre des victi-
mes qui succombèrent à cette thérapeutique
outrancière; et c'est un exemple que nous
devons toujours avoir présent à l'esprit, afin
de nous garder des entraînements auxquels on
a tant de tendance à se laisser gagner, et de
nous défendre des illusions qui conduisent aux
abus systématiques.

On se trompe par défaut. A une époque peu
reculée, on a pu voir et j'ai vu moi-même
des sectaires pousser la haine des spécifiques
jusqu'à la logique la plus désastreuse et
traiter pendant des mois, par le bromure, la
quinine ou les purgatifs, telles céphalées dont
on aurait eu raison en deux jours avec un peu
de mercure.

De telles aberrations ne se voient plus aujourd'hui; mais c'est par une erreur de même
ordre qu'un trop grand nombre de praticiens
s'en tiennent encore aux méthodes suran-
nées, d'effet généralement assez médiocre,
et parfois si réellement insuffisant, que leur
emploi équivaut à une négation de traitement.

On se trompe aussi par la mauvaise direction donnée au traitement, par la disproportion des moyens thérapeutiques comparée aux troubles qu'il s'agit de combattre. Éviter de prendre une massue pour tuer une mouche, ou de menacer d'une chiquenaude un éléphant, une longue pratique mûrie par l'expérience donne seule ce sens de l'équilibre et de l'harmonie.

On se trompe enfin par la pauvreté et l'uniformité de la thérapeutique. Il est nombre de cas, et ceci les anciens le savaient bien, où les remèdes s'usent vite sur un malade, voire sur une lésion ; où il ne faut faire ni plus ni moins, mais autre chose. Le mal s'invétère ; on remplace un sel par un autre, et, tout d'un coup, les ulcères de se combler, les vieux infiltrats de se dissiper. Le meilleur médecin sera donc le plus érudit, le mieux informé.

Il me semble que les développements qui précèdent justifient amplement l'apparition du livre que l'on veut bien me demander de présenter au public. Il en existe d'autres sur le même sujet, dira-t-on, et d'autres excellents, ajouterai-je : tant mieux! Comme ils ne sont certainement pas conçus dans le même esprit, c'est une multiplicité d'instruction, infiniment précieuse pour le praticien studieux. Venant le dernier, M. Marmonier ne peut venir qu'avec une moisson plus complète.

J'ai lu cet ouvrage en entier avec infiniment de plaisir, et je ne puis que rendre hommage à la vérité, en félicitant l'éminent auteur, mon ami Marmonier, de la conscience et de l'étendue de son enquête, surtout de la grande part personnelle qu'il a justement assumée dans la critique des documents et la ligne de conduite dûment tracée pour chaque cas. Ce faisant, il s'est affirmé savant et praticien de premier ordre, et, qu'il me permette de le lui dire : malgré son titre modeste, cet ouvrage est celui d'un maître.

L. JULLIEN,

Professeur agrégé, Chirurgien de Saint-Lazare.

TRAITEMENT DE LA SYPHILIS

Le traitement de la syphilis, dont le microbe pathogène vient d'être dé....vert récemment par MM. Justin de Lisle et Lo..s Jullien (1), comprend deux indications primordiales :

1° Faire disparaître les accidents d'une syphilis en activité ;

2° Empêcher dans l'avenir l'apparition ou la reproduction d'accidents syphilitiques, non seulement sur les malades ayant contracté la syphilis, mais encore sur leurs descendants.

Les moyens thérapeutiques dont dispose le praticien pour traiter la syphilis sont :

Pour le traitement général :

1° La médication dite *spécifique*, constituée par le mercure et par l'iodure de potassium ;

2° La médication *auxiliaire*, constituée par des agents thérapeutiques non spécifiques et qui varient selon la constitution de chaque malade ;

(1) Séance de l'Académie de médecine du 25 juin 1901.

3° Le traitement *hygiénique* qui comprend le régime et le genre de vie auxquels doit s'astreindre le malade.

Pour le traitement local :

La médication *externe* ou *topique*, aidée par le traitement général.

———

TRAITEMENT GÉNÉRAL

I

MÉDICATION SPÉCIFIQUE

Mercure.

Les méthodes de mercurialisation sont au nombre de trois :

1° La méthode *par ingestion* ou méthode *stomacale* ;

2° La méthode *dermique* (frictions mercurielles, emplâtres mercuriels, fumigations mercurielles, balnéation mercurielle);

3° La méthode *hypodermique* (injections sous-cutanées de sels mercuriels).

MERCURIALISATION PAR LA VOIE STOMACALE

Avantages de la méthode. — La méthode par in-gestion constitue un traitement :

1° Usuel;

2º Facile à suivre, même en secret;

3º Dont on peut surveiller les effets thérapeutiques;

4º Propre et d'une application commode, qui n'est ni sale ni assujettissant comme le traitement par les frictions, lequel oblige le malade à une certaine perte de temps le matin et le soir;

5º N'exposant pas aux douleurs et aux accidents locaux résultant de la méthode par les injections hypodermiques et n'obligeant pas le malade à des visites aussi fréquentes chez le médecin.

Inconvénients de la méthode.

a) Inconvénients communs aux autres méthodes.

La méthode par ingestion expose à la stomatite et à tous les accidents de l'hydrargyrisme, mais quand ceux-ci se produisent (ce qui arrive rarement et seulement chez ceux qui y sont prédisposés), ils sont moins aigus, moins rapides, moins généralisés d'emblée, et il est toujours facile d'y couper court en suspendant le traitement.

b) Inconvénients propres à la méthode.

La méthode par ingestion expose à des troubles gastro-intestinaux passagers (douleurs gastralgiques, inappétence, dyspepsie, coliques, diarrhée).

Indications de la méthode.

La mercurialisation par ingestion est indiquée:

1º Dans les cas de manifestations syphilitiques de moyenne intensité;

2° Chez ceux dont les voies digestives sont en bon état.

Contre-indications de la méthode.

La mercurialisation par ingestion est contre-indiquée chez les syphilitiques :

1° Présentant une intolérance idiosyncrasique vis-à-vis du mercure introduit par les voies digestives;

2° Affecté d'un état morbide préalable des voies digestives (gastralgie, dyspepsie, gastrite, dilatation d'estomac, entérite);

3° Atteint de débilité cachectique;

4° Dont l'estomac a besoin d'être ménagé pour pouvoir tolérer d'autres remèdes jugés opportuns (huile de foie de morue, fer, quinquina, arsenic, etc.);

5° Dont les manifestations syphilitiques offrent un danger pressant et réclament une mercurialisation rapide et énergique.

SELS MERCURIELS UTILISÉS POUR L'INGESTION

Parmi les nombreux sels mercuriels qui ont été préconisés, il suffit de retenir le peptonate de mercure, le tannate de mercure, le salicylate de mercure, le sublimé et le protoiodure de mercure. Ces deux derniers, consacrés par l'expérience, sont les plus communément employés.

Peptonate de mercure.

Peptone hydrargyrique ammonique......   2 gr.
Poudre d'opium.......................   0 gr. 50
Extrait de gaïac......................   1 »
Poudre de gaïac......................   1 »

(Formulaire des hôpitaux de Paris.)

pour 100 pilules (1). Chacune de ces pilules renferme 2 centigrammes de peptone hydrargyrique, soit 5 milligrammes de sublimé combiné à la peptone. On en donne 3 à 4 pilules quotidiennement.

Le peptonate de mercure n'est pas un composé chimique défini. Il est peu employé.

Tannate de mercure.

Tannate de mercure....................   1 gr.
Acide tannique.......................   0 gr. 50
Sucre de lait........................   1 »
Poudre d'opium,......................   0 » 05

(LUSTGARTEN.)

pour 10 pilules. Chacune contient 10 centigrammes. 1 ou 2 par jour, une demi-heure après le repas.

---

(1) On peut ajouter de la glycérine dans la composition des pilules pour les empêcher de durcir en vieillissant. En tout cas, on prescrira toujours les pilules de *consistance molle* parce qu'elles impliquent une préparation récente et que les pilules dures (parce qu'elles sont anciennes) risquent de ne pas être absorbées et d'être rendues telles qu'on les a ingérées.

ou :

Tannate de mercure	0 gr. 03 à 0 gr. 10
Extrait de ratanhia	
Extrait de gentiane	ãã q. s.

(BALZER.)

pour une pilule. Faire 60 pilules semblables. En prendre 2 ou 3 par jour, aux repas.

Le tannate de mercure, peu employé, n'est pas non plus un composé chimiquement défini.

Salicylate de mercure.

Salicylate de mercure	2 gr.
Laudanum de Sydenham	XX gouttes
Extrait de gentiane	q. s.

pour 60 pilules. 2 à 3 par jour : 5 à 10 centigrammes. (SCHVIMMER.)

Bonne préparation antisyphilitique. (A. FOURNIER.)

Sublimé.

Dose efficace moyenne :

3 centigrammes par jour chez l'homme adulte et bien portant.

2 centigrammes chez la femme.

a) En pilules :

Bichlorure de mercure	1 cent.
Extrait d'opium	2 —
Extrait de gaïac	1 —

(DUPUYTREN.)

pour 1 pilule. De 2 à 3 par jour, aux repas.

Dans cette formule, la dose d'opium est

trop forte. Mieux vaut prescrire les pilules suivantes :

Sublimé............................. } ãa 1 cent.
Extrait thébaïque................... }
Extrait de quinquina................   6 —

(MAURIAC.)

pour une pilule : 2 à 3 par jour.
   Ou :

Bichlorure de mercure............... } ãa 1 cent.
Extrait d'opium..................... }

(A. FOURNIER.)

pour une pilule : 2 à 3 par jour.
   Ou :

Sublimé............................. } ãa 0 gr. 01
Poudre d'opium brut................. }
Extrait de quinquina................   q. s.

pour une pilule : de 2 à 3 par jour. (JULLIEN.)
   Ou :

Extrait d'opium.....................   0 gr. 50
Sublimé.............................   2 gr.
Chlorure de sodium..................   2 »
Gomme arabique pulv.................   2 »
Glycérine...........................   2 »
Eau.................................   3 »
Gluten..............................   7 gr. 50

pour cent pilules. (*Hôpital Ricord.*)

Chaque pilule contient 2 centigr. de sublimé.

« Recommander aux malades de bien avaler
les pilules de sublimé, non seulement avec un
peu d'eau, mais en mangeant quelque chose de
solide pour les pousser jusque dans l'estomac.

Car une pilule peut s'arrêter dans l'œsophage et y produire de violentes douleurs, soit au dos entre les épaules, soit en avant vers le tiers supérieur du sternum ». (MAURIAC.)

b) En solution :

Liqueur de Van Swieten.

Eau distillée........................	900 gr.
Alcool à 90°........................	100 »
Sublimé............................	1 »

Cette solution est au millième. Chaque cuillerée à bouche contient environ un centigramme et demi de sublimé. A prendre de une à deux cuillerées à bouche par jour.

Chez les malades qui éprouvent des maux d'estomac ou de la diarrhée, on peut ajouter des opiacés à la liqueur de Van Swieten :

Liqueur de Van Swieten..............	1 litre
Elixir parégorique..................	8 gr.

(BROCQ.)

Ou :

Sublimé............................	0 gr. 50
Eau distillée.......................	250 »
Sirop de morphine...................	} aa 100 gr.
Sirop de fleur d'oranger.............	
Alcoolat de mélisse.................	50 »

(MAURIAC.)

La proportion de sublimé est la même que dans la liqueur de Van Swieten : chaque cuillerée à soupe contient un centigramme et demi environ de sublimé et deux milligrammes et demi de chlorhydrate de morphine. Dose : une à deux cuillerées à dessert matin et soir.

La liqueur de Van Swieten a une saveur désagréable. On ne doit pas la prescrire pure, mais mélangée à un demi-verre d'eau ou de lait, auquel on ajoutera soit un sirop agréable aromatisé suivant les préférences du sujet, soit quelques gouttes d'essence de menthe ou d'anis.

La liqueur de Van Swieten peut être prescrite :

A. — *A doses massives* :

a) Soit en prescrivant la dose totale de la solution en une fois, le matin, avant le premier déjeuner ; procédé qui, s'il a l'inconvénient d'exercer parfois une action irritante sur le tube digestif, a l'avantage de permettre au malade de vaquer à ses occupations le reste de la journée sans avoir à se préoccuper de son traitement.

b) Soit en prescrivant la dose totale de la solution en deux fois avant chacun des deux principaux repas.

B. — *A doses fractionnées*, en prescrivant la dose totale de la solution en quatre à six fois dans la journée, avant les divers repas et dans leur intervalle. (Brocq.)

« Cette dernière méthode provoque un dégoût moindre, on le conçoit, que quand la liqueur de Van Swieten est administrée à doses fractionnées. Mais elle est incommode, soit parce que le malade ne peut vraiment pas prendre son médicament plusieurs fois dans la journée à cause de ses occupations ou de l'obligation dans laquelle il se trouve de ne pas se traiter en public, soit parce qu'il oublie à chaque instant d'absorber le remède aux heures indiquées.

On peut pallier quelque peu cet inconvénient, presque radical dans certains cas, en donnant au malade une petite bouteille graduée dans laquelle il emporte avec lui la quantité de solution nécessaire au traitement de la journée, et il le mélange à un liquide quelconque pour l'absorber. Ou mieux, on lui donne de petites pastilles ou dragées solubles (méthode préconisée par M. Dardenne, pharmacien de Luchon) contenant chacune une dose qu'il suffit de mettre dans un peu d'eau ou de lait, et qui s'y dissolvent dans un laps de temps qui varie de quelques secondes à deux ou trois minutes.

Il est bien certain que cette incommodité de la médication fractionnée n'existe pas quand on administre les composés mercuriels solubles le matin en une seule fois, à des doses massives. On pourra donc à la rigueur conseiller cette pratique aux syphilitiques dont le tube digestif est tolérant, et qui sont peu gravement atteints; mais toutes les fois que le tube digestif est un tant soit peu intolérant ou que la maladie offre quelque gravité, il y a de tels avantages à administrer le composé mercuriel solubilisé à doses fractionnées, qu'il faut tâcher de faire accepter cette dernière méthode malgré ses réelles difficultés d'application. Ces *avantages* sont :

1º L'action irritante exercée sur le tube digestif par le sublimé en solution est moindre que celle exercée par le sublimé sous la forme pilulaire. On conçoit que cette action irritante est d'autant moindre que la solution de sublimé est plus diluée et ingérée à doses fractionnées.

On peut atténuer cette action irritante en prescrivant la solution de sublimé mélangée à du lait ou de l'eau de Vichy, et en cas de maux d'estomac ou de diarrhée, à l'élixir parégorique (de 5 à 20 gouttes suivant les susceptibilités individuelles).

2º En prescrivant le sublimé en solution, on sait d'une manière aussi précise que possible, presque aussi précise que par la méthode des injections, quelle est la dose exacte de composé mercuriel que le malade absorbe.

3º Le malade peut faire seul et sans danger son traitement ; il n'a pas besoin de recourir au médecin comme lorsqu'il emploie les injections ; il ne court aucun risque ni de douleurs, ni d'abcès, ni d'impossibilité momentanée de vaquer à ses occupations, comme c'est à la rigueur possible avec cette dernière méthode. Aussi cette méthode paraît toujours indiquée chez les malades qui ne peuvent pas faire les frais d'un traitement par injections.

4º L'action thérapeutique de la solution de

sublimé est plus puissante que celle exercée par le sublimé en pilules; elle est plus puissante quand on la prescrit à doses fractionnées qu'à doses massives. Cette constatation résulte de l'observation et d'une longue expérience clinique. » (Brocq.)

Avantages du sublimé. — Le sublimé à doses moyennes possède une action ptyalique faible, moins prononcée que celle du protoiodure aux doses moyennes.

Inconvénients du sublimé. — Le sublimé est moins facilement toléré par l'estomac que le protoiodure. Il détermine parfois des douleurs gastralgiques, des crampes stomacales, plus rarement de la diarrhée, et cela plus fréquemment chez la femme que chez l'homme.

On ne peut obtenir avec le sublimé une action thérapeutique aussi énergique qu'avec le protoiodure, parce qu'on ne peut le donner qu'à des doses faibles (3, 4 centigrammes) sous peine de voir survenir des accidents. (A. Fournier.)

Indications. — Le sublimé est indiqué chez les personnes dont l'estomac fonctionne bien et dont la dentition est en mauvais état.

Il semble exercer sur la diathèse syphilitique une action plus durable, plus lointaine que le protoiodure, et, pour cette raison, convenir surtout aux accidents tardifs, invétérés, ou d'ordre tertiaire; il semble se prêter mieux que le protoiodure au traitement mixte, parce qu'il s'associerait mieux à l'iodure de potassium. (MAURIAC.)

Contre-indications. — Le sublimé est contre-indiqué chez les malades dont l'estomac est délicat ou atteint d'une affection quelconque.

Si l'usage du sublimé détermine de l'inappétence, de la dyspepsie, on le supprimera pour prescrire le protoiodure; et, si celui-ci n'était pas davantage toléré, on renoncerait au traitement par ingestion pour adopter soit les frictions, soit les injections mercurielles.

Durée de la cure mercurielle avec le sublimé. — Il est nécessaire de surveiller l'action du sublimé et d'en suspendre l'usage au bout de trois à quatre semaines, pour y revenir ensuite au bout de 30 ou 40 jours de repos.

Protoiodure de mercure.

Doses moyennes efficaces :

10 à 12 centigrammes chez l'homme adulte et bien portant.

7 à 8 centigrammes chez la femme.

La dose peut être poussée jusqu'à 15 et 20 centigrammes, pour combattre les manifestations syphilitiques rebelles et d'une certaine gravité, à la condition que le médicament soit bien toléré par l'estomac.

Le protoiodure s'administre en pilules.

Protoiodure de mercure................	3 gr.
Extrait thébaïque....................	1 »
Thridace	3 »
Conserve de roses..................	6 »

pour 60 pilules. Chaque pilule contient 5 centigrammes de protoiodure. (RICORD.)

Ou :

Protoiodure de mercure...............	0 gr. 03
Extrait de ratanhia....................	} ãã q. s.
Extrait de gentiane	

pour 1 pilule : 2 à 3 par jour. (BALZER.)

Ou :

Protoiodure de mercure...............	0 gr. 03
Extrait d'opium.....................	0 gr. 01

pour 1 pilule : 2 à 3 par jour. (A. FOURNIER.)

Ou :

Protoiodure de mercure...............	0 gr. 03
Poudre d'opium brut.................	0 gr. 01
Extrait de quinquina................	q. s.

pour 1 pilule. (JULLIEN.)

Pour tâter la susceptibilité de l'estomac du malade, on peut formuler des pilules avec de petites doses de protoiodure, et en élevant au fur et à mesure le nombre des pilules jusqu'à ce que qu'on ait atteint la dose de protoiodure qui doit être ingérée :

Protoiodure de mercure...............	0 gr. 03
Extrait thébaïque...................	0 gr. 01
Extrait de quinquina................	0 gr. 03

pour 1 pilule. (MAURIAC.) De 2 à 4 pilules par jour.

Chez les sujets anémiques, on peut associer dans la même pilule le protoiodure de mercure et le protoiodure de fer.

Avantages du protoiodure. — Le protoiodure

peut être prescrit plus facilement que le sublimé au delà des doses moyennes (12, 15, 20 centigrammes par jour), et exercer une action thérapeutique plus puissante, quand il est nécessaire d'avoir recours à un traitement énergique, mais à la condition que le malade s'astreigne à des soins hygiéniques constants de la cavité buccale.

« La médication par le protoiodure constitue la médication usuelle, courante, parce qu'il est mieux toléré en général par l'estomac que le sublimé, et parce que l'intolérance buccale pour ce médicament est plus rare que l'intolérance gastrique provoquée par le sublimé. » (A. FOURNIER.)

Inconvénients du protoiodure. — Le protoiodure possède une action ptyalique plus prononcée que le sublimé, mais moins rapide que les frictions mercurielles et les injections mercurielles, On interrompt l'usage du protoiodure dès que les gencives semblent s'enflammer.

Si le protoiodure affecte moins facilement l'estomac que le sublimé, par contre il affecte plus facilement l'intestin, et peut déterminer des crises de coliques et de diarrhée passagère, durant les premiers jours de la médication ou dans le cours d'un traitement prolongé. Dans ce cas, il est indiqué d'en suspendre l'emploi pendant quelques jours, et de prescrire des astringents, des opiacés, voire un léger purgatif salin.

Indications. — Le protoiodure est indiqué chez

les dyspeptiques, les gastralgiques dont la dentition est dans un bon état.

Contre-indications. — Le protoiodure est contre-indiqué chez les sujets qui ont une mauvaise dentition, et chez ceux atteints d'entérite et de diarrhée chronique.

Durée de la cure mercurielle avec le protoiodure. — Le protoiodure peut être prescrit pendant un mois s'il s'agit de combattre la diathèse en l'absence d'accidents, et pendant un mois et demi, s'il s'agit de combattre des accidents de moyenne intensité.

Les pilules de protoiodure, de même que les préparations de sublimé, doivent toujours être prises au moment des repas, et à des intervalles aussi éloignés que possible : par exemple, une pilule au premier déjeuner du matin, et une pilule au repas du soir.

MERCURIALISATION PAR LA VOIE DERMIQUE

I. — Frictions mercurielles.

Les frictions mercurielles sont pratiquées :

1° Soit avec une pommade mercurielle.

a) Avec l'onguent napolitain (composé de parties égales de mercure et d'axonge), et non avec l'onguent gris, qui est beaucoup moins actif ; ou :

b) Avec une pommade au calomel.

Les pommades mercurielles doivent être fratchement préparées et ne pas dater de plus de huit jours. Rances, elles irritent la peau.

2° Soit avec un savon mercuriel.

Frictions avec l'onguent napolitain.

Dose à employer pour chaque friction. — Cette dose varie selon le sexe, selon l'âge et selon des indications particulières.

a) Age et sexe.

Chez les tout jeunes enfants (chez lesquels on n'a pas à redouter la salivation, par suite de l'absence des dents), la dose moyenne est de 1 à 2 grammes par friction. La dose de 2 grammes est, en général, moins bien tolérée dans la syphilis acquise que dans la syphilis héréditaire.

La dose peut être quelquefois portée jusqu'à 3 grammes, et cette dose est souvent indispensable pour conjurer les accidents si rapidement graves de la syphilis héréditaire.

Chez l'homme adulte, la dose est, en moyenne, de 4 grammes par friction.

Pour éviter que le malade n'emploie une dose exagérée, la quantité d'onguent napolitain nécessaire pour chaque friction doit être déterminée et pesée exactement. On prescrira pour une semaine :

Onguent napolitain (fraîchement préparé).   30 gr.

A diviser en 7 cartouches ou boîtes.

La dose de 2 grammes d'excédent représente à

peu près ce qui se trouve perdu par la pommade qui reste sur chaque carte ou dans chaque petite boîte.

On peut ajouter du baume du Pérou à l'onguent napolitain pour empêcher sa fermentation :

> Baume du Pérou...................... 2 gr.
> Onguent napolitain (fraîchement préparé). 28 »

À diviser en 7 cartouches. (VIDAL.)

Chez les vieillards qui n'ont plus de dents, la dose à employer est la même que pour l'adulte. Elle peut même être portée à 6 grammes.

Chez la femme, qui est plus sensible que l'homme aux effets ptyaliques des frictions, la dose de début doit être de 3 grammes. Cette dose peut être portée à 4 grammes selon la tolérance établie.

b) Indications particulières. — Dans les cas graves (syphilis cérébrale, par exemple), dans les cas urgents, on peut porter la dose à 6 et à 8 grammes chez la femme, à 8, 10, 12 grammes chez l'homme. L'urgence relègue alors au second plan les éventualités fâcheuses ou incommodes de la friction.

Ces mêmes doses peuvent être employées dans le cours de cures aux eaux sulfureuses (Luchon, Aix-les-Bains, Challes, Uriage, Aix-la-Chapelle) dont l'usage interne, joint à leur cure balnéaire, sous forme de douches et de bains, constitue un puissant moyen d'augmenter les échanges nutritifs et de favoriser d'une façon surprenante l'aptitude à la tolérance du mercure.

Moment où doit se faire la friction. — Le moment le plus propice est l'heure du coucher :

1° Parce que le malade peut disposer plus facilement de tout le temps nécessaire pour faire une friction convenable ;

2° Parce qu'il peut conserver plus commodément la pommade sur sa peau, sans être gêné par la sensation gluante et désagréable qu'elle entraîne, et durant tout le temps nécessaire à une absorption suffisante ;

3° Parce qu'il peut garder avec plus de facilité, durant le repos de la nuit, le pansement protecteur appliqué sur la surface frictionnée.

Régions où la friction doit être faite. — 1° Ne pas pratiquer les frictions sur les régions pourvues de poils (aines, aisselles, pubis, scrotum), à cause de la grande irritabilité de la peau de ces régions (souvent atteintes d'eczéma rubrum à la suite des frictions), et de leur trop grande facilité à absorber le mercure, et, par suite, à déterminer le ptyalisme.

2° Choisir, de préférence, pour pratiquer les frictions, les régions où la peau est le moins abondamment pourvue de poils : la face interne des membres (face interne des cuisses jusqu'à quelques centimètres au-dessous du pli de l'aine, la face interne des membres supérieurs jusqu'à l'aisselle exclusivement), la face postérieure des mollets, les flancs, les parties latérales de la poitrine, la région sus-ombilicale.

La région choisie pour la friction ne doit présenter aucune éruption ni solution de continuité.

3° Ne pas pratiquer les frictions plusieurs jours de suite sur la même région, pour éviter toute irritation cutanée.

En conséquence, varier chaque jour le siège des frictions, et pratiquer celles-ci, par exemple :

Le 1ᵉʳ soir, sur la partie latérale droite du thorax;

Le 2ᵉ soir, sur la partie latérale gauche du thorax.

Le 3ᵉ soir, sur la face interne de la cuisse droite.

Le 4ᵉ soir, sur la face interne de la cuisse gauche.

Le 5ᵉ soir, sur la face interne du membre supérieur droit.

Le 6ᵉ soir, sur la face interne du membre supérieur gauche,

Le 7ᵉ soir, sur la face interne et postérieure de la jambe droite.

Le 8ᵉ soir, sur la face interne et postérieure de la jambe gauche.

Et l'on recommence la série des frictions suivant le même ordre.

Le malade peut facilement faire les frictions lui-même sur toutes ces régions. Mais il lui est plus difficile d'appliquer un bandage lui-même et de frictionner soigneusement les parties latérales du thorax. Il pourra donc, s'il pratique les frictions lui-même, supprimer les frictions sur ces régions et se contenter de les faire sur les six autres régions.

Aussitôt que la peau présente un point rouge, il faut cesser de faire les frictions sur cette région.

Si les frictions étaient indiquées pour combattre un accident syphilitique (exostose, périostite, tumeur gommeuse, suffusion néoplasique sous-cutanée) siégeant sur une région où la friction peut être pratiquée, il serait bon de pratiquer la friction sur ce point même : on obtiendrait ainsi un double résultat, c'est-à-dire une action topique et une action générale sur l'organisme par l'absorption du mercure. — Se rappeler qu'on ne doit pas pratiquer de frictions mercurielles sur le scrotum, même dans le cas d'un sarcocèle syphilitique.

Manière de pratiquer les frictions. — Les frictions peuvent être pratiquées soit avec la main, soit avec des instruments dits *frottoirs*.

A. — *Avec la main* :

a) Si le malade fait ses frictions lui-même, sa main sera nue.

b) Si les frictions sont faites par une main étrangère, la main sera recouverte d'un gant de peau ou de caoutchouc, pour se préserver contre les effets de l'absorption du mercure.

La main qui servira à pratiquer la friction sera dépourvue de toute bague en or, qui s'altèrerait au contact de la pommade mercurielle.

On étale d'abord la quantité de pommade prescrite sur une étendue variable suivant les cas, mais qui est, en moyenne, de 15 à 25 centimètres carrés.

On pratique ensuite des frictions (et non pas une simple onction) avec une certaine force, afin de favoriser l'absorption du mercure. On frotte jusqu'à siccité, c'est-à-dire jusqu'au moment où la surface frictionnée ne laisse plus glisser facilement les doigts, mais leur offre une certaine résistance, comme s'il n'y avait plus qu'une très mince couche de corps gras, ce qui permet de supposer que la majeure partie de la pommade a pénétré dans la peau.

Il est préférable, lorsque cela est possible, que ce soit le malade lui-même qui fasse ses frictions ; il vaut mieux également qu'il soit penché en avant et place la tête au-dessus de la partie frictionnée, car il est bien démontré que l'absorption pulmonaire des vapeurs de mercure a, dans ce procédé, une grande importance. (BROCQ.)

B. — *Avec un frottoir* :

a) Soit un gros disque de verre, plat et poli sur la face qui doit servir à frotter et articulé sur l'autre avec un manche horizontal. (A. FOURNIER.)

b) Soit un frottoir ayant la forme d'une brosse à dents, dont les crins seraient recouverts d'une peau de gant. (BESNIER.)

La friction pratiquée avec un frottoir s'opère à l'aide d'un frottement moins doux qu'avec celui obtenu par la main. « Elle n'est pas applicable à tous les cas, notamment chez les sujets maigres,

à thorax quelque peu décharné, en raison des
saillies costales que le frottoir froisse doulou-
reusement. » (A. Fournier.)

Durée de chaque friction. — Pour obtenir un effet
utile, la friction doit durer de 12 à 15 minutes, si
la dose de l'onguent employé est de 4 grammes.

Elle doit durer davantage, si la dose de l'onguent est plus élevée; elle sera d'une demi-
heure au moins si la dose est portée à 8 ou
10 grammes.

Précautions à prendre pendant la durée du traite-
ment par les frictions mercurielles. — Prescrire 2 ou
3 grands bains de son ou d'amidon par semaine
pour éviter toute irritation cutanée.

Permettre au malade de vaquer à ses occupations habituelles; mais lui recommander une
hygiène qui le préserve de brusques changements
de température, d'un régime surexcitant, d'excès
de toutes sortes.

Lui prescrire des toniques, une nourriture
fortifiante. Lui permettre le vin, la bière.

Surveiller attentivement l'état de sa bouche et
de ses voies digestives ; prévenir ou corriger
l'irritation mercurielle des intestins, en assurant
la régularité des selles à l'aide de quelques purgatifs.

Précautions à prendre avant et après chaque friction.

1° Avant la friction :

a) Savonner et laver à l'eau tiède la région où
doit être pratiquée la friction;

b) Essuyer la peau;

c) Pratiquer la friction.

2° Après la friction :

a) Savonner et laver soigneusement la main qui a pratiqué la friction ;

b) Placer sur la région frictionnée un appareil protecteur qui restera en place toute la nuit : appliquer d'abord une couche de ouate (la chaleur de la ouate est d'ordinaire désagréable), ou un morceau de flanelle, ou un linge quelconque, que l'on recouvre avec du taffetas gommé; puis, maintenir le tout par quelques tours de bande, (par un caleçon, par une manche, si la friction a été pratiquée sur un membre), ou par un bandage de corps, si la friction a été pratiquée sur le thorax.

c) Veiller à ce que le linge de corps et les draps de lit ne soient pas salis par la pommade mercurielle, et n'exposent par là-même à l'absorption du mercure en dehors du point choisi pour la friction.

3° Le lendemain matin :

a) Enlever l'appareil à pansement;

b) Savonner et laver soigneusement à l'eau tiède la région frictionnée jusqu'à ce que toute trace de pommade ait disparu;

c) Essuyer convenablement ;

d) Enfin saupoudrer largement avec de la poudre de riz ou d'amidon.

Durée d'une cure mercurielle par les frictions. —

Un certain nombre de frictions constitue une cure.

Il faut toujours accorder au malade un intervalle de repos suffisant entre les cures pour que les dangers d'intoxication mercurielle soient écartés.

Les cures de frictions doivent être d'autant plus courtes que les frictions sont plus rapprochées.

On fait une friction par 24 heures.

La durée doit être, en moyenne, de 15 jours à 3 semaines.

Dans les cas graves, et si la médication est bien supportée, on peut faire des frictions pendant 4 à 5 semaines au maximum.

Si une amélioration se produit à bref délai, il est prudent de diminuer le nombre des frictions, de les espacer, et même de les suspendre, car lorsque l'action curative a été mise en branle d'une façon décisive, elle continue un certain temps malgré l'interruption du traitement et presque aussi vite que si on le continuait. Le même fait s'observe avec toutes les autres méthodes d'administration du mercure, mais peut-être pas à un degré aussi prononcé qu'avec les frictions.

Dès que des effets ptyaliques, même légers, se font sentir, il faut suspendre les frictions. « Il n'est indiqué d'aller au delà que quand il est indispensable non seulement d'améliorer la situation, mais encore de juguler l'accident spéci-

fique. Mais il faut toujours suspendre les frictions, lorsqu'elles provoquent, ce qui arrive rarement, des sueurs abondantes, des diarrhées
rebelles, dysentériformes, de la stomatite grave
(qui a plus de tendance à survenir que par
suite de tout autre traitement mercuriel), des
mouvements congestifs du côté de la tête, du
cœur et des poumons, des éruptions généralisées,
en un mot, de l'hydrargyrisme interne et externe. »
(MAURIAC.)

Suivant les cas, on peut espacer les frictions de
manières diverses :

a) Faire 15 frictions quotidiennes de suite,
et, si on veut faire un traitement plus long, de
30 frictions, par exemple, les échelonner dans
un intervalle de 6 semaines, par exemple, en
pratiquant des frictions pendant 3 ou 6 jours
consécutifs avec un intervalle de repos égal, en
tout 30 frictions. (BALZER.)

b) Faire des frictions pendant 8 jours de suite,
se reposer 6 jours, et reprendre le traitement
pendant huit jours; pendant tout ce temps,
prendre de l'iodure, ce qui fait une période de
traitement de 22 jours. (BROCQ.)

c) Faire une friction quotidienne à la dose de 4
à 8 grammes par jour pendant 15 à 20 jours, pour
se reposer pendant un laps de temps d'égale
durée, et reprendre ensuite, dans les cas de
syphilis grave, le traitement dans les mêmes
conditions. (CHARCOT.)

d) Faire des frictions pendant 3 jours consécutifs, suivies de 3 jours de repos.

e) Faire 15 à 20 frictions tous les 2 jours; la cure a une durée moyenne de 30 à 40 jours, suivis d'un intervalle de repos. (A. Fournier.)

« Il arrive parfois que les frictions perdent momentanément tout pouvoir curatif. Il se produit alors un arrêt dans l'amélioration, une recrudescence des symptômes existants, ou même une poussée de nouveaux accidents. Il faut alors suspendre les frictions pendant quelques jours. Dans l'intervalle, on stimulera l'activité des émonctoires et principalement celle des reins, du tube intestinal et de la peau; on fera bien aussi d'administrer de l'iodure de potassium. » (Mauriac.)

Avantages et inconvénients du traitement par les frictions avec l'onguent napolitain.

1° *Avantages.*

a) Elles permettent de conserver dans toute leur intégrité les voies digestives (sauf dans quelques cas bien rares).

b) Partant, elles permettent de réserver celles-ci pour des médications adjuvantes (fer, iodure de potassium, bromure de potassium, huile de foie de morue, arsenic, etc.), rendues nécessaires par des indications particulières.

II. *Inconvénients.*

a) Elles constituent un traitement fastidieux, fatigant, assujettissant, occasionnant une perte d'une demi-heure de temps matin et soir pour faire les frictions, les ablutions.

b) Elles constituent un traitement malpropre, tachant le linge.

c) Elles constituent un traitement difficile à suivre en secret, que le fils ne peut souvent pas cacher à ses parents, l'homme marié à sa femme, à l'entourage (domestiques, blanchisseuses).

d) Elles peuvent déterminer, comme tous les autres modes d'administration du mercure, chez les sujets prédisposés, de la stomatite, des coliques, de la diarrhée, de l'érythème, de l'eczéma mercuriel, voire une véritable dermite exfoliatrice. Il ne faut pas oublier qu'il est des sujets chez lesquels l'absorption mercurielle peut se produire aussi facilement avec une simple application d'onguent mercuriel que lorsqu'il pénètre dans la peau par la force du poignet.

e) La quantité de mercure absorbée durant chaque friction ne peut pas être déterminée exactement; de là, incertitude dans les effets obtenus. Tantôt les frictions restent sans action; ou bien elles sont parfaitement tolérées pendant quelque temps; tantôt, leurs effets deviennent promptement énergiques, ou occasionnent brusquement des accidents graves. (BALZER.)

Indications et contre-indications des frictions mercurielles.

I. *Indications.*

Elles sont indiquées dans les cas suivants :

A. — Accidents syphilitiques de la période secondaire :

Syphilides papuleuses, à papules larges, confluentes, sèches, squameuses, généralisées ou localisées sur le cou, sur le front ou sur d'autres parties de la face, tenaces et résistant à la médication mercurielle par ingestion.

B. — Accidents syphilitiques de la période tertiaire :

a) Syphilodermies localisées (celles de la paume des mains, par exemple) :

b) Ophthalmopathies syphilitiques profondes et compliquées, qui atteignent plusieurs parties constituantes de l'organe et qui compromettent la vision à brève ou à longue échéance.

c) Tumeurs gommeuses; gommes de la voûte palatine.

d) Syphilis viscérale; syphilis cérébrale ou médullaire.

e) Glossites tertiaires, hyperplasiques.

C. — Syphilis des vieillards qui n'ont plus de dents, et dont les fonctions digestives sont débiles et précaires.

D. — Syphilis de l'enfant, chez lequel il convient de respecter l'appétit et la faculté de la digestion stomacale et intestinale.

E. — Syphilis de la femme enceinte, dont les fonctions digestives sont souvent altérées par le fait de la gestation.

F. — Allaitement par une nourrice dont on

veut mercurialiser le lait, et dont on doit ménager l'énergie digestive.

G. — Affections antérieures de l'estomac et de l'intestin (dyspepsie, diarrhée chronique), contre-indiquant l'administration du mercure par inges-tion.

II. Affections concomitantes nécessitant l'in-gestion d'autres remèdes (iodure, fer, bromure), dont l'action, jointe à celle du mercure ingéré, pourrait irriter l'estomac.

II. *Contre-indications.*

a) Une susceptibilité individuelle, idiosyncra-sique, déterminant rapidement soit une stoma-tite grave, soit une hydrargyrie cutanée, circon-scrite ou généralisée.

b) L'existence d'un eczéma, de plaies ou excoria-tions cutanées.

Valeur thérapeutique de la cure mercurielle par les frictions.

« En tant que méthode éventuelle, répondant à certaines indications spéciales, les frictions constituent un mode de traitement parfait, excel-lent, puissant, pouvant être renforcé par une cure aux eaux sulfureuses.

Mais elles réalisent aussi peu que possible les conditions propres à en faire une méthode cou-rante, habituelle, dans le traitement de la syphilis. » (A. FOURNIER.)

Elles constituent une méthode de mercuriali-sation qui, en faisant pénétrer le mercure dans

l'économie d'une façon lente (sauf de rares exceptions), quoique très active, se rapproche de la
méthode par ingestion. Elles offrent un avantage
sur la méthode par ingestion, c'est que, pour
faire pénétrer par la méthode stomacale la même
quantité de mercure dans l'organisme que par
les frictions, il faudrait des doses dont l'action
toxique sur la muqueuse digestive serait nuisible, dangereuse, et neutraliserait l'action thérapeutique.

Dans les cas graves de syphilis oculaire ou
cérébrale, les frictions sont inférieures aux injections mercurielles comme moyen de pénétration
rapide de mercure.

Elles sont préférables aux injections sous-
cutanées de sels mercuriels solubles, parce que
celles-ci, outre les inconvénients locaux de la
piqûre qui se pratique tous les jours, laissent
éliminer le mercure trop rapidement.

Elles n'offrent pas les inconvénients des injections mercurielles résultant des piqûres (douleurs, nodosités, abcès parfois).

Elles offrent un avantage sur les injections
rares et massives des sels mercuriels insolubles:
c'est que, avec ces dernières, il est difficile de
modérer ou d'arrêter les effets du mercure
injecté, tandis que, avec les frictions, la pénétration du mercure dans la circulation se fait
lentement et sans symptômes douloureux, et
qu'on peut, en les augmentant, en les diminuant

ou en les supprimant, diriger d'une façon plus sûre les effets de la mercurialisation.

En somme, les frictions sont surtout à conserver pour certaines cures énergiques, pour des traitements de courte durée, dans lesquels leur emploi est souvent combiné avec celui de l'iodure de potassium. (A. FOURNIER.)

Frictions avec une pommade au calomel.

Calomel à la vapeur.................	0 gr. 50 à 1 gr.
Lanoline...........................	3 gr.
Beurre de cacao....................	1 »

Faire tous les 5 ou 8 jours une friction de 20 minutes, et cesser au bout de 6 ou 7 frictions; puis on donne de l'iodure de potassium.

(BOVERO.)

Ou :

Calomel à la vapeur.................	4 gr.
Vaseline...........................	ãã 2 gr.
Axonge.............................	
Essence de térébenthine............	0 gr. 80

pour une dose.

Ou :

Calomel à la vapeur.................	4 gr.
Vaseline...........................	ãã 2 gr.
Axonge.............................	

(BALZER.)

On peut remplacer le calomel par du précipité blanc.

On fait les inunctions dans le dos et sur les membres inférieurs, on prend la pommade avec une spatule et on l'étale sur les deux membres inférieurs avec un frottoir, de manière à recouvrir toute la surface du membre inférieur.

La dose employée est de 8 grammes pour adulte, 4 grammes pour enfant et 2 grammes pour les nouveau-nés. On enveloppe ensuite la région traitée avec un morceau de flanelle. On fait une inunction tous les matins et on donne 3 bains par semaine. La peau devient blanc mat et l'inunction reste invisible. On n'a pas observé d'accidents par cette méthode, pas d'irritation cutanée, mais quelquefois un peu de gingivite. Le mercure apparaît assez tardivement dans les urines.

L'action thérapeutique est moins intense que celle de l'onguent napolitain : aussi son emploi est préférable chez les personnes faibles, chez celles dont on veut respecter l'intégrité des voies digestives, ou chez les malades dont on veut renforcer le traitement pilulaire.

Frictions avec un savon mercuriel.

Savon blanc aussi neutre que possible... ~
Mercure purifié........................ āa 30 gr.

Le savon est divisé en 5 pains, dont chacun pèse 6 grammes.

Ou :

Savon neutre à la glycérine............   30 gr.
Mercure purifié........................   10 à 30 gr.

Ou :

Savon neutre......................	20 à 30 gr.
Calomel...........................	10 gr.

Ou :

Lessive de soude caustique.............	100 gr.
— de potasse....................	50 »
Huile d'amandes douces...............	300 »

Ensuite, après avoir préparé ce savon mou de potasse, on lui incorpore du calomel :

Savon mou de potasse..................	100 gr.
Calomel.............................	40 à 60 gr.
Huile d'amandes douces	20 gr.

dans des proportions variables de 1/2, de 1/3 à 1/4. (AUDRY.)

Pour pratiquer les frictions avec un savon mercuriel, il faut :

1º Mouiller la peau à l'eau chaude ;

2º Frictionner avec le savon jusqu'à ce que la dose prescrite soit convertie en une mousse écumeuse.

Il est parfois nécessaire de mouiller la main quatre ou cinq fois au cours de cett · pération.

3º Lorsque l'opération est terminée, la peau est recouverte d'une très mince couche écumeuse grisâtre :

Laisser sécher cette couche écumeuse, et la recouvrir avec du papier de soie maintenu par quelques tours de bande.

Avantages. — Cette méthode :

1º Est relativement plus propre que la méthode

par des frictions avec l'onguent napolitain ;

2° Irrite moins facilement la peau ;

3° Permet de nettoyer plus facilement la peau par un simple lavage, le savon étant soluble dans l'eau.

Inconvénients. — Cette méthode exige une assez grande perte de temps pour l'épuisement d'une faible dose de savon (il faut au moins frictionner pendant une demi-heure), et lasse souvent la patience du malade.

Elle est, dans les cas graves, moins active que la méthode par les frictions avec l'onguent napolitain.

II. — Bains mercuriels.

Sublimé..........................	10 à 30 gr.
Eau distillée......................	} ãã 100 gr.
Alcool à 90°......................	

à ajouter à l'eau du bain, dans une baignoire en bois ou en marbre.

Ou :

Sublimé..........................	} ãã 20 gr.
Chlorhydrate d'ammoniaque..........	
Eau distillée......................	200 gr.

à ajouter à l'eau du bain.

Un à deux grands bains par semaine, ou même un grand bain tous les deux jours.

Chez l'enfant, la dose du sublimé pour un grand bain est de 5 à 8 grammes.

Indications. — Les bains de sublimé, en raison de la minime quantité de mercure absorbée par la peau, ne constituent pas un traitement diathésique de la syphilis, mais seulement une médication topique adjuvante.

Ils doivent être réservés aux dermopathies sèches, aux syphilides érythémateuses, papulosquameuses, qui sont réfractaires au traitement interne et ont de la tendance à s'éterniser sur le même point ou à se reproduire çà et là indéfiniment.

S'il s'agit d'éruptions limitées, (placards de papules sèches, de tubercules secs), les grands bains de sublimé peuvent être remplacés par des applications locales de sublimé (compresses de tarlatane ou coton imbibés d'une solution de 5 à 10 centigrammes de sublimé pour 50 grammes d'eau), ou par des bains locaux : — bains de siège au sublimé contre les manifestations syphilitiques des organes génitaux; — pédiluves ou manuluves au sublimé (1 à 2 grammes de sublimé par bain local) dans les cas de psoriasis palmaire et plantaire, d'onyxis syphilitique, de condylômes plats des espaces interdigitaux; — lavages au sublimé dans les cas de manifestations syphilitiques ayant pour sièges le sac préputial, les cavités buccale et pharyngée.

Contre-indications. — Les bains de sublimé sont contre-indiqués dans les cas où la peau est exulcérée, excoriée, dénudée en certains points, sous peine de voir se produire des accidents toxiques.

III. — Emplâtres mercuriels

L'emplâtre [de Vigo cum mercurio du Codex.

Masse emplastique de Vigo............. ~~ p. égales.
Onguent napolitain ....

Ce mélange étalé sur du taffetas rosé constitue un emplâtre élégant pour les lésions syphilitiques de la face.   (MAURIAC.)

Ou :

Emplâtre rouge de Vidal.

Minium............................. 2 gr. 50
Cinabre .... 1 gr. 50
Emplâtre diachylon................. 26 »

Ou :

Emplâtre au calomel de Quinquaud.

Emplâtre de diachylon des hôpitaux..... 3.000 gr.
Calomel à la vapeur................... 1.000 »
Huile de ricin....................... 1.000 »

Appliquer l'emplâtre de la façon suivante :

1° Savonner la peau ; puis l'assécher.

2° Découper un demi-centimètre carré de cet emplâtre, et l'appliquer sur la peau ;

3° Le laisser huit jours à demeure ;

4° Le remplacer par un autre, cet autre par un troisième, et ainsi de suite, jusqu'à production de l'effet cherché.

Indications. — Les emplâtres mercuriels ne constituent pas un traitement diathésique, mais seulement un traitement topique, employé surtout contre les manifestations cutanées d'ordre secondaire (roséoles, syphilides papulo-squameuses, syphilides corymbifères).

IV. — Flanelles mercurielles.

On prend un morceau de molleton ou de flanelle. On le trempe d'abord dans un bain d'azotate de protoiodure de mercure, puis dans l'eau ammoniacale. (Cette réduction du sel mercuriel par l'ammoniaque produit une poudre impalpable de mercure précipité, d'un gris noirâtre, intimement incorporé dans le milieu de l'étoffe.

On découpe dans cette étoffe des morceaux de vingt à vingt-cinq centimètres carrés en moyenne, et on les enveloppe d'un linge propre. On place ensuite ce plastron pendant la nuit sous l'enveloppe du traversin ou sous la taie de l'oreiller. Si cela ne suffit pas, on le suspend au-devant de la poitrine : de cette façon, le traitement n'est pas interrompu, car le mercure volatilisé par la chaleur du tronc dégage des vapeurs qui se fraient à travers les linges et la cravate une voie vers les narines.

Indications. — Les flanelles mercurielles agissent sur l'organisme par inhalation pulmonaire.

Ce mode de traitement, semblable aux autres méthodes d'inhalation pulmonaire (voir *Fumigations*), est destiné à suppléer le mode de traitement par les frictions mercurielles. Il est incertain dans ces effets que l'on ne peut diriger, car il a le défaut de laisser le médecin dans l'ignorance de la dose de mercure absorbée. Il peut déterminer de la salivation, de la stomatite.

En somme, c'est une méthode de mercurialisation difficile à utiliser en tant que médication générale.

V. — Fumigations mercurielles.

Manière de pratiquer les fumigations généralisées.

1° Faire asseoir le malade sur un siège de bois, et l'envelopper depuis le cou de grandes couvertures qui tombent jusqu'à terre ;

2° Glisser sous le siège un appareil vaporisateur composé de :

a) Une lampe à alcool ;

b) Un trépied ;

c) Une cuvette contenant de l'eau, et placée sur le trépied ;

d) Une coupelle fixée au centre de la cuvette, et dans laquelle on dépose de 1 à 4 grammes de calomel.

3° Allumer la lampe à alcool : au bout de quelques minutes la volatilisation de l'eau de la cuvette et du calomel contenu dans la coupelle s'opère simultanément et dégage des vapeurs qui couvrent le corps du sujet.

4° Éteindre la lampe à alcool au bout d'un quart d'heure, temps suffisant pour la volatilisation complète du calomel;

5° Coucher le malade toujours enveloppé de ses couvertures, durant trois quarts d'heure.

Répéter ces fumigations tous les jours, ou tous les deux jours, ou une fois par semaine.

Avantages. — La méthode de mercurialisation par les fumigations agissant par inhalation pulmonaire a l'avantage de ménager l'estomac et les fonctions digestives.

Inconvénients. — 1° Nécessité d'une surveillance active pendant l'opération.

2° Possibilité de la production de stomatite, si les fumigations sont rapprochées; — de toux, de spasmes laryngés, de suffocation, si elles sont mal surveillées; — de dyspnée, de syncope, de mort même, si elles sont inhalées directement.

3° Possibilité de l'apparition de phénomènes de débilitation générale, sous l'influence de diaphorèses abondantes et répétées.

4° Incommodité dans la pratique, et perte de temps nécessitée par l'opération.

5° Incertitude pour le médecin dans la dose de mercure absorbée, et, par suite, incertitude des effets thérapeutiques qu'on ne peut diriger.

Indications. — Les fumigations mercurielles ne constituent pas un mode de traitement général de la syphilis.

Elles sont utilisées surtout comme traitement topique contre certaines manifestations (syphilides de la période secondaire, plaques muqueuses végétantes, syphilides papulo-squameuses, ecthymateuses, syphilides suintantes).

Les fumigations peuvent être pratiquées localement sur une région déterminée (voir le *Traitement des plaques muqueuses*).

MERCURIALISATION PAR LA VOIE HYPODERMIQUE

On injecte dans le tissu intra-musculaire des injections, soit de sels mercuriels solubles, soit de sels mercuriels insolubles.

A. — Injections de sels mercuriels solubles.

Les injections de sels mercuriels solubles sont faites avec des solutions étendues ou avec des solutions massives. Ce sont des injections renfermant une petite quantité de mercure et répétées tous les jours ou tous les deux jours.

Injections de sels mercuriels solubles à solutions étendues.

Les injections de sels mercuriels solubles en solutions étendues le plus communément employées sont celles de succinimide de mercure, de peptonate de mercure, de cyanure de mercure, de biiodure de mercure, de benzoate de mercure, et de sublimé. Celles qu'on emploie le plus fréquemment sont celles de biiodure de mercure, de benzoate de mercure, et de sublimé.

I. — Succinimide de mercure.

Succinimide de mercure................ 0 gr. 20
Eau distillée stérilisée................. 100 »

(JULLIEN.)

Chaque seringue de Pravaz de 1 centimètre cube contient 2 milligrammes de succinimide de mercure. Une à deux injections par jour.

Nombre d'injections nécessaires pour une cure mercurielle : de 20 à 40 injections.

On ne doit se servir que de la succinimide qui a été obtenue en faisant agir le gaz ammoniac pur et sec sur l'anhydride succinimique.

La solution doit être incolore et limpide; si elle se trouble, c'est que le sel employé est mauvais et est susceptible de déterminer des phénomènes d'irritation locale. Une solution préparée avec un bon produit peut se conserver pendant 3 mois et plus.

Le succinimide détermine peu de réaction locale et pas de stomatite. Mais il est peu actif.

II. — Peptonate de mercure.

Peptonate de mercure ammonique....... 1 gr.
Eau distillée stérilisée................. 100 »

Chaque seringue de Pravaz contient un centigramme de peptonate de mercure.

Une ou deux injections par jour.

Nombre d'injections nécessaires pour une cure mercurielle : 20 à 40 injections. Cette solution est

difficile à préparer, se conserve peu facilement,
et constitue un composé chimiquement mal défini.
Quoique mieux tolérée que l'injection au sublimé,
elle détermine souvent des phénomènes d'irritation
locale (douleurs, induration).

III. — Cyanure de mercure.

Cyanure de mercure...................	1 gr.
Eau distillée stérilisée	100 »

Une seringue de Pravaz contient 1 centigramme de sel.

Une à deux injections par jour.

Nombre d'injections nécessaires pour une cure
mercurielle : 20 à 40 injections.

Les injections de cyanure de mercure sont très
employées dans la thérapeutique oculaire.

IV. — Benzoate de mercure.

Benzoate de mercure...................	0 gr. 30
Chlorure de sodium chimiquement pur..	0 gr. 30
Chlorhydrate de cocaïne	0 gr. 15
Eau distillée stérilisée, quant. suffis. pour	30 c. c.

(STOUKOWENKOFF, BALZER.)

Une seringue de Pravaz contient 1 centigramme
de benzoate de mercure.

Le chlorure de sodium en présence du benzoate
de mercure forme une petite quantité de sublimé.
Ce n'est donc pas un corps nettement défini.

M. Bretonneau a proposé de remplacer l'action dissolvante du sel marin par le benzoate

d'ammoniaque *neutre* et a établi la formule suivante :

Benzoate de Hg......................	30 cent.
— d'Az H⁴ neutre...............	1 gr. 50
Eau distillée stérilisée, quant. suffis. pour	30 c. c.

même dosage que la précédente.

C'est à cette dernière formule que M. le Dr Gaucher donne la préférence. Il recommande, en outre, de ne point se servir de benzoate de Hg du commerce, qui est ordinairement impur, mais de faire préparer extemporanément ce sel par le pharmacien en traitant l'oxyde jaune de mercure purifié et en solution acide (acétique ou azotique) par le benzoate de soude.

Plus récemment encore, Gaucher a modifié ainsi sa formule :

Benzoate d'hydrargyre................	30 cent.
— d'ammonium	50 —
— de cocaïne.	7 à 15 —
Eau distillée stérilisée, quant. suffis. pour	30 c. c.

Cette formule est de même dosage que les précédentes et est beaucoup mieux supportée que celle de Bretonneau.

Quelle que soit la formule employée (1, 2 ou 3), la dose quotidienne à injecter est de 2 centigrammes de sel ou 2 centimètres cubes de solution.

Nombre d'injections nécessaires pour une cure mercurielle : 20 à 30 dans les cas de manifestations de moyenne intensité, 40 à 50 dans les cas graves.

Il sera avantageux de se servir pour ces injections d'une seringue d'une contenance de deux centimètres cubes, pour ne pas avoir à charger une seringue de Pravaz deux fois de suite.

Le benzoate de mercure est en général bien supporté : il détermine peu de réaction locale : peu de nodi, pas de troubles gastro-intestinaux. Mais il agit lentement.

On ne doit se servir que d'une préparation récemment faite, car elle se dépouille peu à peu de son mercure qui se dépose au fond du flacon sous la forme d'une poudre blanche.

V. — Biiodure de mercure.

S'emploie sous forme d'huile biiodurée :

Biiodure de mercure..................	0 gr. 40
Huile de vaseline stérilisée............	100 c. c.

Ou :

Biiodure de mercure...................	0 gr. 001
Huile de vaseline stérilisée............	1 c. c.

pour une injection.

La dose quotidienne est en moyenne de 1 centimètre cube.

Nombre d'injections nécessaires pour une cure mercurielle : 15 à 18 ; puis, s'il n'y a pas de résultat obtenu après quelque temps de repos, on recommence une nouvelle série d'injections jusqu'à guérison complète. (DIEULAFOY.)

Cette solution doit être conservée dans un flacon de verre teinté et bouché à l'émeri.

L'huile biiodurée est en général bien supportée : peu ou pas de douleurs, pas d'abcès, pas de stomatite.

Elle agit d'une façon puissante et rapide sur la syphilis primitive, sur la syphilis secondaire et tertiaire (syphilis oculaire rebelle, glossites, syphilis pulmonaire, syphilis hépatique, syphilis du système nerveux) (1).

VI. — Sublimé.

Sublimé..............................	0 gr. 10
Chlorure de sodium chimiquement pur...	1 »
Eau distillée stérilisée................	10 »

Chaque seringue de Pravaz contient 1 centigramme de sublimé.

Une injection tous les jours ou tous les deux jours, ou deux injections par jour. (LEWIN.)

Nombre d'injections nécessaires pour une cure mercurielle : 20 à 40.

L'injection de sublimé détermine fréquemment des phénomènes de réaction locale : douleurs assez vives, nodi.

VII. — Cacodylate iodo-hydrargyrique.

Solution parfaitement limpide, pouvant se conserver indéfiniment, obtenue en neutralisant le

(1) Un nouveau produit, connue sous le nom de *Cypridol*, est une huile biiodurée au centième. On injecte 1/2 à 1 centimètre cube par jour.

cacodylate acide de mercure par de la soude en présence de l'iodure de sodium.

Cacodylate iodo-hydrargyrique......	0 gr. 03 à 0 gr. 06
Eau distillée stérilisée.............	1 centim. cube

pour une injection.

Faire une injection intra-musculaire tous les jours pendant 25 jours, et souvent davantage, selon les cas.

Avantages :

Peu douloureuse ; moins douloureuse que la plupart des autres injections de sels mercuriels solubles.

Ne cause pas d'abcès.

Indications :

1° Lorsqu'il y a dénutrition marquée, amaigrissement, neurasthénie au cours de la syphilis (c'est là l'indication majeure) ;

2° Lorsqu'on se trouve en présence de manifestations secondaires rebelles des muqueuses et de la peau ;

3° Lorsqu'il y a complication de séborrhéides péripilaires ou psoriasiformes ; peut-être même dans les eczémas et les psoriasis développés chez d'anciens syphilitiques ;

4° Lorsque le traitement par le tube digestif n'est pas supporté, que le malade ne peut se résigner aux frictions ;

5° Dans les syphilides tertiaires, lorsqu'on veut faire un traitement sans avoir recours au calomel.

Contre-indications :

La prédisposition particulière de la peau aux pigmentations ;

La tendance aux hémoptysies ou aux poussées congestives chez les tuberculeux ;

L'intolérance gastro-intestinale (rare). (Brocq, Civatte, Fraisse.) (1)

Choix de l'injection soluble. — L'injection de sublimé est douée de propriétés thérapeutiques assez actives, elle est souvent assez douloureuse, elle détermine parfois des nodosités assez persistantes et provoque assez souvent de la salivation.

L'injection de peptonate de mercure ne peut produire des résultats certains, parce que le peptonate mercurique est un composé non chimiquement défini.

L'injection de cyanure de mercure est douée de propriétés actives et ne détermine généralement pas de phénomènes de réaction locale ; mais elle peut produire, au bout de quelques jours, des coliques, de la diarrhée, parfois fort pénibles.

(1) On signale un nouveau produit : l'Hermophényl (mercure-phénol-disulfonate de sodium), qui contient 40 0/0 de mercure métallique en combinaison organique. Se vend sous forme d'ampoules contenant cinq centimètres cubes de solution titrée à un demi-centigramme par centimètre cube, ce qui représente 0,02 centigrammes d'hermophényl et 0,008 milligrammes de mercure métallique. Pour injections intra-musculaires, tous les deux ou trois jours ; — non douloureuses et dépourvues d'action irritante. (*Académie des Sciences*, 21 janvier 1901.)

L'injection de succinimide de mercure est bien tolérée par les tissus et par l'organisme; mais elle paraît jouir de propriétés thérapeutiques peu actives.

L'injection d'huile biiodurée est également bien tolérée par les tissus et par l'organisme, et exerce une action curative active, comme l'injection de sublimé, mais elle constitue une composition pharmaceutique délicate et difficile à conserver.

L'injection de benzoate de mercure possède les mêmes qualités que l'injection d'huile biiodurée sans en posséder les défauts. C'est donc à cette dernière injection que l'on devra recourir de préférence (1).

Avantages des injections de sels mercuriels à solutions étendues :

1° La médication mercurielle est réglable, mathématiquement dosée.

2° Ces injections permettent une absorption plus facile du sel mercuriel, la solution étant plus étendue.

3° Faites à petites doses, elles sont moins douloureuses que les injections faites avec des sels insolubles, et provoquent plus rarement des nodi et des abcès.

_____

(1) Cette appréciation peut n'être pas partagée par un certain nombre de praticiens qui, s'étant servis de telle ou telle autre injection non suivie d'accidents, estiment que celle dont ils ont fait usage constitue l'*injection de choix*.

4° Elles n'exposent pas à des intoxications inattendues, souvent graves, comme les injections de sels insolubles, parce que l'on peut, par la suspension de l'injection, couper court au début de l'intoxication.

Inconvénients :

Elles nécessitent quotidiennement l'intervention du médecin, et, par suite, sont d'une pratique souvent irréalisable.

B. — Injections de sels mercuriels solubles à solutions massives.

Avantages :

1° Ceux inhérents aux injections des sels solubles à solution étendue ;

2° Rareté de l'injection.

Ces injections se pratiquent soit avec le sublimé seul, soit avec le sublimé mélangé au sérum artificiel.

a) Sublimé..........................	0 gr. 05
Chlorure de sodium chimiquement pur...	0 gr. 15
Eau distillée stérilisée................	1 c. c.

pour une injection tous les huit jours.

Nombre d'injections nécessaires pour une cure mercurielle: 12 à 20.

Ces injections sont fréquemment mal supportées, assez douloureuses, et produisent souvent des phénomènes de réaction locale (rougeur, chaleur), qui persistent pendant plusieurs jours.

b) Sublimé.................................. 0 gr. 50
Chlorure de sodium chimiquement pur... 2 gr.
Acide phénique neigeux................. 2 »
Eau distillée stérilisée.................. 200

(L'acide phénique est ajouté comme analgésique.)

Pour faire ces injections, on se sert d'une seringue de Roux, de la contenance de 20 grammes de liquide. On injecte à chaque injection 20 grammes de la solution, soit 5 centigrammes de sublimé, en poussant l'injection lentement et en s'abstenant de tout massage consécutif.

On pratique une injection tous les huit jours ou tous les six jours, suivant la rapidité d'action qui sera jugée nécessaire. Si l'on a affaire à une syphilis maligne et résistante, à un accident qui demande une intervention prompte et énergique, on peut injecter jusqu'à 8 et même 10 centigrammes de sublimé.

Nombre d'injections nécessaires pour une cure mercurielle : 5 à 8 injections dès le début des accidents, puis repos de deux mois. Ensuite, seconde série de 5 injections, suivie de quatre mois de repos. Enfin, troisième et quatrième séries de 5 injections, séparées par un intervalle de six mois.

Les injections de sérum bichloruré sont bien supportées, grâce à la dilution du bichlorure dans une grande quantité de liquide et à l'action analgésique de l'acide phénique, grâce aussi à l'élimination régulière du mercure facilement constatée par les analyses de l'urine. Elles ne sont pas douloureuses, sauf de rares exceptions; elles ne causent ni rougeur, ni gonflement, ni abcès, ni intoxication.

Elles produisent d'excellents effets thérapeutiques, grâce à l'union du sérum, agent tonique, avec le sublimé, agent spécifique. Le sérum, tout en rendant l'absorption du sublimé plus efficace, remonte l'organisme, arrête la cachexie commençante, donne plus de puissance aux fonctions vitales.

Indications:

Les injections de sérum bichloruré sont indiquées à toutes les périodes de la syphilis, surtout chez les sujets anémiés, débilités, cachectiques.

Contre-indications:

Elles sont contre-indiquées chez les néphritiques, chez les sujets dont le système circulatoire est défectueux, chez les artério-scléreux, par exemple.

C. — **Injections de sels mercuriels insolubles.**

La méthode de mercurialisation par les injections de sels insolubles repose sur ce principe: introduire chez le sujet syphilitique une certaine quantité d'un sel mercuriel insoluble qui, déposé dans les tissus en un point qui sert pour ainsi dire de dépôt d'approvisionnement, sera utilisé ou mieux solubilisé par l'organisme durant un certain temps et tiendra ainsi le malade sous l'influence d'une hydrargyrisation continue. Ces injections sont rares et massives : rares, car elles ne se font que tous les 8, 10, 15 jours ; — massives, car on administre avec elles beaucoup plus de mercure que par toute autre méthode.

Avantages des injections de sels mercuriels insolubles :

1° Elles permettent d'agir longtemps et, en général, lentement, d'une façon continue.

2° Elles possèdent une activité thérapeutique plus puissante que les injections de sels solubles.

Inconvénients :

1° Elles ne permettent pas de graduer journellement la dose du sel injecté, de régler l'absorption quotidienne de la masse mercurielle déposée dans les tissus.

2° Elles exposent à la stomatite plus facilement que les injections de sels solubles, lorsque la solution injectée est trop rapidement absorbée.

« Cette stomatite peut être graduelle ou foudroyante, et on n'a, ici, aucun moyen de l'arrêter, car la source de l'intoxication est hors de la portée du médecin ; tandis que, avec les autres méthodes, au moindre éveil, on y coupe court, en suspendant le traitement. Elle est plus violente qu'avec les autres méthodes, elle a peut-être plus de tendance à devenir maligne, c'est-à-dire phlegmoneuse, gangréneuse, avec abcès des joues, nécrose des maxillaires, énorme tuméfaction de la langue ». (MAURIAC.) La seule ressource qui reste alors au médecin est d'ouvrir le foyer de l'infection, d'extraire les substances mercurielles à l'aide du raclage et d'ablutions détersives aseptiques, neutralisantes.

3° Elles sont suivies plus facilement que les injections de sels solubles de douleurs atteignant parfois une grande intensité et de nature à gêner le décubitus et la marche, à provoquer la claudication, enfin à nécessiter un repos complet, lorsqu'elles irradient tout le long de la cuisse et de la jambe chez certains sujets prédisposés.

5° Elles déterminent plus fréquemment que les injections de sels solubles des nodi, de l'encapsulisation de la masse mercurielle, voire des abcès, entre les mains inexpérimentées (asepsie mal faite, injection trop superficielle, intradermique).

Les injections de sels mercuriels insolubles les plus fréquemment employées sont celles de thymol acétate de mercure, de salicylate de mercure, d'oxyde jaune de mercure, et surtout celles d'huile grise et de calomel.

I. — Thymol acétate de mercure.

Thymol acétate de mercure.............. 1 gr.
Huile de vaseline stérilisée.............. 10 »

ou :

Thymol acétate de mercure.............. 0 gr. 10
Huile de vaseline stérilisée.............. 1 c. c.

Triturer pendant un quart d'heure, et ajouter :

Vaseline blanche solide.................... 14 gr.
—   liquide. .... 40 »

(VIGIER.)

Injecter tous les huit ou dix jours trois gouttes et demie, soit 7 centigrammes de mercure. (La formule précédente contient 40 % de mercure.)

Nombre d'injections nécessaires à une cure mercurielle : quatre séries de 7 à 8 injections (selon la gravité du cas) durant la première année, et dès le début de la syphilis ; trois séries de 7 à 8 injections durant la seconde année ; deux séries de 7 à 8 injections durant les troisième et quatrième années. (BARTHÉLEMY.)

Les trois premières injections sont faites à huit jours de distance ; les injections suivantes peuvent être espacées davantage.

Le volume des gouttes peut varier suivant le calibre de l'aiguille employée. Il serait plus sage de se fier aux divisions du piston de la seringue, qui représentent le centimètre cube divisé en 20 parties. Injecter 2 de ces divisions, ce qui fait deux vingtièmes ou un dixième de centimètre cube. (JULLIEN.)

Les injections d'huile grise sont généralement bien supportées. Elles sont peu ou pas douloureuses, et, sauf de rares exceptions, elles ne provoquent ni accidents locaux ni phénomènes d'intoxication.

Mais elles sont difficiles à manier comme dosage exact, et elles ont une activité thérapeutique moindre que les injections de calomel.

IV. — Calomel.

Calomel à la vapeur.................... 0 gr. 05
Huile de vaseline stérilisée............. q. s. p. 1 c.c.

pour une injection tous les 8 jours.

Ou :

Calomel à la vapeur.................... 0 gr. 10
Huile de vaseline stérilisée............. q. s. p. 1 c.c.

pour une injection tous les 15 jours.

Le calomel à la vapeur doit être porphyrisé, lavé soigneusement à l'alcool bouillant et séché ensuite à l'étuve. L'huile de vaseline doit être strictement purifiée.

Il est préférable de ne se servir que d'une solution préparée tout récemment, le jour même de l'injection, si c'est possible.

La dose à injecter varie selon le poids du corps. Il suffit de cinq centigrammes de calomel pour agir efficacement sur des sujets pesant 50 kilogrammes au moins. Une dose double sera bien supportée par les sujets pesant 80 kilogrammes. On graduera entre ces deux points extrêmes ; soit 6 centigrammes pour un sujet pesant 60 kilogrammes, et 7 centigrammes pour un sujet pesant 70 kilogrammes. (JULLIEN.)

Il est prudent de ne commencer les injections

qu'à la dose de cinq centigrammes, pour tâter la tolérance du sujet.

Il est indispensable de bien agiter la préparation immédiatement avant de s'en servir, pour opérer un mélange aussi complet et aussi régulier que possible du calomel dans l'huile.

L'intervalle à laisser entre une injection et la suivante variera suivant les besoins du traitement et suivant l'effet de l'injection précédente.

Chaque injection devra être discutée au point de vue de l'opportunité des indications. Pour obtenir cette opportunité, on se basera sur les effets locaux : s'il n'y a pas de réaction locale, on pourra faire une nouvelle injection ; s'il existe un nodus douloureux, on s'abstiendra. Si l'effet curatif est lent, on pourra renouveler la piqûre.

L'intervalle entre les injections dépendra enfin de la quantité de mercure injecté : plus elle sera forte, plus les injections devront être espacées.

Nombre d'injections nécessaires pour une cure mercurielle : 6 à 8 injections, tous les 10 ou tous les 15 jours, suivant les indications.

On pourra laisser 10 à 15 jours entre les 3 premières injections, et espacer davantage les suivantes, pour éviter, dans la mesure du possible, les accidents qui peuvent résulter de l'accumulation du mercure. Il sera utile, en même temps, avant de continuer les injections, de s'assurer de l'élimination régulière du mercure par l'urine, au moyen de la pile de Smithson.

On ne devra pas abandonner le mode de traitement avant d'avoir poussé à fond la guérison des symptômes reconnus. On pourra parachever la cure en employant les injections d'huile grise, qui sont mieux supportées, mais moins actives. (JULLIEN.)

L'intervalle entre une cure mercurielle par les injections de calomel et la cure suivante sera de deux mois.

Mais on ne traite généralement pas la syphilis durant 3 à 4 ans, par l'emploi exclusif des injections mercurielles. Une fois le résultat obtenu par les injections, et lorsque le péril n'est plus menaçant, que les récidives ne sont plus rebelles ou rapprochées, on reviendra au traitement (si facilement maniable et dont on peut toujours rester maître) par les pilules de protoiodure, traitement classique, doux, méthodiquement intermittent du Professeur Fournier.

Les injections de calomel sont le type des injections des sels insolubles. Elles sont remarquables par l'intensité de leur action et par la promptitude de leurs effets. Par contre, ce sont celles qui exposent le plus aux réactions inflammatoires : douleurs, nodi, abcès (moins fréquents chez la femme que chez l'homme), stomatite, hydrargyrisme gastro-intestinal.

Indications.

Elles sont indiquées :

1° Au début de la syphilis, dans le but d'atténuer par une thérapeutique intense et précoce les manifestations ultérieures ; 2° contre toutes les manifestations graves, rebelles, récidivantes ; 3° en face d'une lésion menaçante, et qu'il importe de faire disparaître au plus tôt ; 4° enfin, lorsqu'il faut mener un traitement tambour battant (à la veille d'un mariage, etc.).

Avantages des injections mercurielles en général.

1° *Avantages sociaux :*

a) Elles excluent toute supercherie de la part des malades.

Elles constituent un traitement forcé pour les soldats, les marins, les prostituées, les malades hospitalisés.

b) Elles permettent de suivre un traitement en secret (personnes mariées ou jeunes gens dans leur famille).

II. — *Avantages pratiques :*

a) Elles constituent une méthode de traitement plus propre que la méthode par les frictions mercurielles, et n'exposent pas, comme celles-ci, aux irritations cutanées.

b) Elles permettent de respecter les voies digestives, et de les ménager en vue de l'administration d'autres remèdes jugés opportuns.

c) Elles assurent un dosage du mercure absorbé plus précis qu'avec les méthodes par les frictions et par ingestion (les pilules pouvant être mal préparées ou passer intactes dans les selles, quand elles sont anciennes).

d) Elles offrent une action thérapeutique plus puissante, plus rapide qu'avec toute autre méthode : avantage précieux, particulièrement dans les cas où un organe important est menacé, dans les cas de manifestations siégeant sur les parties découvertes (visage, mains) et dont les malades ont hâte de se voir débarrassés.

Elles diminuent, par suite, la durée de l'accident primitif, la durée de la contagion, la durée et l'intensité des accidents secondaires, la fréquence des accidents tertiaires.

III. — *Avantages physiologiques* :

Elles jettent immédiatement le mercure dans le torrent circulatoire, et assurent une absorption plus sûre, plus rapide, plus complète que toute autre méthode de mercurialisation.

Elles évitent au foie de retenir le mercure, et, par suite, de s'altérer sous l'influence de ce médicament et d'atténuer son action.

Inconvénients des injections mercurielles en général.

I. — *Inconvénients propres au mercure* :

a) Elles exposent à la stomatite autant que les frictions mercurielles.

b) Elles ne mettent pas à l'abri des accidents d'hydrargyrisme des voies digestives et de la peau.

Par suite, elles ont pu, dans des cas très rares, il est vrai, déterminer la mort par intoxication mercurielle : par entéro-colite, par stomatite, par néphrite, par syncope cardiaque.

II. — *Inconvénients propres à la piqûre* :

Elles sont susceptibles de déterminer :

a) Outre la douleur insignifiante résultant de la piqûre elle-même, une douleur de tension, lorsque l'injection vient d'être poussée;

b) Une douleur réactionnelle prochaine, survenant de un quart d'heure à une heure après l'injection, de courte durée, présentant le caractère d'une sensation de brûlure, de meurtrissure localisée, surtout marquée à la suite des injections de sels insolubles;

c) Une douleur réactionnelle éloignée, survenant le deuxième ou le troisième jour après l'injection, plus ou moins intense suivant la force du sel injecté et la quantité de la masse injectée, survenant plus fréquemment à la suite des injections de sels insolubles, présentant les mêmes caractères de meurtrissure, de contusion, pouvant déterminer une hyperesthésie de toute la région injectée, avec irradiations névralgiformes tout le long de la cuisse et de la jambe, ou de l'engourdissement du membre inférieur, pouvant durer 5, 8, 10, 15 jours, obligeant parfois le malade à garder le lit; — douleur dépendant non de la mauvaise préparation de la solution injectée, mais d'une prédisposition particulière du sujet (nervosisme, neurasthénie).

d) De la fièvre mercurielle, de 3 à 4 jours de durée, résultant de la violente inflammation locale causée par l'introduction dans les tissus d'un sel de mercure difficilement résorbable;

e) De l'infiltration (placard cutané, induré, œdémateux, d'étendue variable), lorsque l'injection est sous-cutanée;

f) Un nodus ou induration profonde, de volume variable (de la grosseur d'une cerise, d'une amande, d'une noix, d'une prune), pouvant persister 8, 10, 15, 20 jours;

g) Un abcès consécutif au nodus, constitué par un liquide de couleur chocolat, dû à une antisepsie défectueuse ou à un état de microbisme latent;

h) Une fistule entretenue par l'abcès;

i) Des accidents nerveux (accidents épileptiformes, réveil d'hystérie, vertiges, apparition de paralysie localisée);

j) Des accidents du côté du système circulatoire (palpitations, embolie, syncope cardiaque, etc.).

Technique des injections mercurielles.

1° *Choix de la région où l'injection doit être pratiquée.*

Ce choix est très important, car la tolérance est loin d'être la même pour toutes les régions du corps : elle est très grande aux fesses et au dos, très faible sur les membres et particulièrement sur les bras où les injections sont facilement suivies de douleurs assez vives, fixes ou irradiantes, d'engourdissement ou d'hyperesthésie.

Choisir une région peu nerveuse et peu vasculaire.

Choisir de préférence :

a) Soit la région fessière,

b) Soit l'ensellure lombaire,

c) Soit les régions sus et sous-scapulaires, par exemple, pour les chancres de la mamelle. (JULLIEN.)

Pratiquer alternativement les injections du côté droit et du côté gauche du corps.

Si l'on choisit la région fessière, ne pas pratiquer l'injection trop bas, pour ne pas apporter de la gêne dans la marche ou dans la position assise, — ni trop haut, vers la crête iliaque, pour éviter les frottements du corset chez la femme, d'un bandage ou d'un suspensoir chez l'homme. En somme, choisir un point tel qu'on puisse soustraire le foyer de l'injection à toute action meurtrissante, même à celle des vêtements.

Choisir à la région fessière l'un des deux points suivants :

a) Le point de Galliot.

Ce point est déterminé par l'intersection de deux lignes conventionnelles, l'une horizontale passant à deux travers de doigt au-dessus du grand trochanter, et l'autre verticale séparant le tiers interne de la fesse de ses deux tiers externes.

b) Le point de Smirnoff ou fossette rétro-trochantérienne.

Ce point est constitué par la dépression verticale qui longe le bord postérieur du grand trochanter. A ce niveau, le foyer de l'injection n'a pas de pression à craindre, soit dans la position assise, soit dans le décubitus latéral ou dorsal.

2° *S'assurer de la pureté de la solution à injecter.* Celle-ci doit être chimiquement irréprochable, filtrée, stérilisée, aseptique.

3° *Faire choix d'une seringue convenable.*

Les seringues les plus pratiques sont :

a) Celles qui se laissent antiseptiser le plus facilement : les seringues démontables, parce que chacune de leurs parties peut être stérilisée séparément ;

b) Celles qui ne sont pas susceptibles d'injecter de l'air dans les tissus ;

c) Celles qui n'ont pas de piston pouvant se détériorer ou s'effriter facilement.

Un piston en caoutchouc est difficile à stériliser. Il augmente de volume sous l'influence de l'eau bouillante et est ensuite difficilement réintroduit dans le corps de pompe; de plus, il se dissout au contact de l'huile et, par suite, on risque d'introduire avec l'injection une parcelle de caoutchouc dans les tissus. Ce dernier reproche est également applicable aux pistons en métal qui sont susceptibles de s'effriter au contact de la solution mercurielle. On devra préférer les seringues dont le piston sera en amiante, en ivoire ou en verre.

d) Celles qui sont munies d'une aiguille ou canule en métal inoxydable. Il convient d'adopter une aiguille en platine iridié. Bien que les aiguilles d'acier piquent mieux que les aiguilles en platine et soient plus rigides, elles se détrempent et se dépointent quand on les flambe, elles s'oxydent et se rouillent quand on les soumet à l'ébullition, elles s'obstruent et se cassent lorsqu'on ne passe pas un fil d'argent dans leur lumière : tous ennuis inconnus avec les aiguilles en platine iridié. L'aiguille doit avoir une longueur de 5 à 6 centimètres, afin qu'elle puisse pénétrer profondément dans le tissu musculaire.

Nombreux sont les types de seringues qui ont été proposés pour pratiquer les injections mercurielles, soit avec des solutions de sels solubles, soit avec des solutions de sels insolubles. Les plus pratiques sont les suivantes :

I. — *Seringues pour injections de sels solubles.*

a) « *La seringue de Pravaz ordinaire* avec son armature métallique et son piston en amiante compressible. Les précautions à prendre sont de stériliser le corps de pompe avec l'eau bouillante, de flamber le piston d'amiante et de laisser le moins longtemps possible le liquide de l'injection en contact avec les portions métalliques.

La seringue de Pravaz *en ébonite* est à ce dernier point de vue préférable ; il n'entre point de métal dans sa confection. Cette seringue est composée d'un corps de pompe en verre bien calibré, vissé dans deux armatures de caoutchouc durci — le piston lui-même est en caoutchouc durci, — de sorte que le mercure ou son sel n'est en contact avec aucune partie métallique de la seringue. L'aiguille en platine est montée également sur un embout d'ébonite.

b) La seringue de Liler.

Cette seringue est construite en verre spécial et recuite avec grand soin, de façon à pouvoir supporter de hautes températures. Elle se compose : 1° d'un corps de pompe représenté par un cylindre ouvert en cristal bien calibré, sur la paroi duquel ont été gravées des divisions ; 2° d'un piston tout en verre plein, dépoli à l'émeri et entrant à frottement dans le corps de pompe ; enfin, d'une aiguille en platine iridié s'adaptant par frottement au corps de pompe : le tout fort simple, des plus facilement stérilisable et fonctionnant parfaitement.

Cette seringue se distingue : 1° par la perfection de son calibrage, condition essentielle de son bon fonctionnement (elle assure, de plus, l'exactitude quantitative des injections) ; 2° par l'inaltérabilité de son piston toujours apte à servir ; 3° par l'absence de préoccupation du renouvellement continuel du piston ; 4° par l'assurance qu'au-

cune partie du piston ne se désagrégera et ne
pourra être entraînée par le liquide injecté à travers les tissus ou dans les veines du malade;
5° par la suppression d'un lubrifiant quelconque
destiné à faciliter le glissement du piston et à le
maintenir étanche ; 6° par la facilité avec laquelle
on en obtient la stérilisation.

II. — *Seringues pour injection de sels insolubles.*

A. — *a) Seringue du Dr Feulard.*

C'est une seringue dont le corps de pompe est
tout en verre. La partie inférieure s'adapte avec
l'embout de l'aiguille en platine iridié par un
système à frottement. La partie supérieure, éva-
sée en entonnoir, est fermée par un obturateur
en caoutchouc ou en amiante cerclé de métal. La
tige du piston est terminée à sa partie inférieure
par deux ménisques : le ménisque supérieur est
en métal, le ménisque inférieur est une rondelle
convexe d'ivoire. La solution mercurielle est donc
en contact avec la rondelle d'ivoire.

Cette seringue se stérilise très facilement par
l'ébullition; elle se nettoie très bien après l'injection, en essuyant le piston et le bouton d'ivoire
(qui ne retient aucune parcelle d'huile) et l'intérieur de la seringue au moyen d'une petite boulette de coton qu'on promène et retire avec la
plus grande facilité au moyen d'un petit écou-
villon.

b) Seringue de Mathieu.

Elle n'est, en somme, qu'une seringue de

Pravaz à monture métallique, dont le corps de pompe, en cristal bien calibré et monté à serrage, reçoit un piston convexe en ivoire amolli.

Pour mettre ce piston en état de fonctionner et lui donner la souplesse et le volume qui sont nécessaires, il suffit de le stériliser en même temps que la seringue. Ce piston ne peut même servir que s'il a été stérilisé au préalable. Cette stérilisation s'obtient en plaçant la seringue toute montée dans de l'eau froide que l'on porte à l'ébullition pendant au moins une demi-heure.

Avec le corps de pompe tout en verre de la seringue de Feulard, cette seringue atteint le summum de la perfection pour l'administration des injections mercurielles.

B. — *Seringues pour les injections d'huile grise.*

Ces seringues doivent avoir un calibre étroit, une tige de piston filetée mathématiquement et à calibrage exact pour faciliter, avec chaque division du piston, la sortie d'une goutte, toujours du même poids.

a) Seringue du Dr Le Pileur.

Elle se compose d'un corps de pompe en celluloïd. Ce corps de pompe est obtenu en forant sur le tour un cylindre de cette matière, de façon à lui donner un calibre rigoureusement exact et semblable dans toute son étendue. Il a 6 millimètres de diamètre intérieur et est terminé par deux montures en ébonite vissées sur lui : l'inférieure, ou porte-canule, sur laquelle vient s'adap-

ter à frottement l'embout de l'aiguille; la supérieure, dans laquelle joue librement la tige du
piston, porte un pas de vis sur lequel vient
s'adapter un écrou métallique à vis. Dans cette
dernière pièce se meut, et par rotation seulement,
la tige du piston. Celle-ci est en fer nickelé, terminée supérieurement par une barrette;elle constitue une vis micrométrique dont le pas est de
14/10 d'écartement. Le rapport entre le diamètre
du corps de pompe et l'écartement du pas de vis
permet de chasser exactement une goutte de un
centigramme par chaque tour complet. Le piston
en cuir embouti est terminé par un ménisque
en ébonite. Enfin, l'aiguille en platine iridié est
montée en ébonite à une longueur de 0,03 centimètres, avec un calibre externe de 9/10 de millimètre et un calibre interne de 0/10 de millimètre.

Pour charger la seringue, on dévisse l'écrou, ce
qui permet de donner au piston le mouvement de
va-et-vient; l'aspiration se fait rapidement, puis
on visse l'écrou, on adapte l'aiguille et on chasse
l'air en faisant faire au piston autant de tours
qu'il est nécessaire. L'instrument est alors prêt à
fonctionner. L'aiguille une fois introduite dans les
tissus, on remarque la position occupée par la
barrette et chaque demi-tour faisant chasser une
demi-goutte, on compte sept demi-tours pour
injecter trois gouttes et demie, en ayant soin
dans le dernier mouvement de placer la barrette
dans la même position qu'au départ.

Le nettoyage est facile : il suffit de dévisser l'embout inférieur et de l'essuyer avec de la ouate hydrophile. On agit de même pour la partie inférieure du piston et du corps de pompe. L'aiguille qui a été flambée avant l'injection, est de nouveau chauffée au rouge, et quand elle est refroidie, on y passe un crin de Florence. Enfin, comme le liquide à injecter est antiseptique par lui-même, il n'y a pas lieu de faire bouillir la seringue.

Cette seringue est des plus précises.

b) Seringue du Dr Barthelemy.

Elle possède : 1° un corps de pompe en verre d'un calibre de 5 centimètres environ de diamètre, enchâssé dans une armature métallique au moyen d'une soudure métallique pouvant supporter la chaleur et la flamme ; 2° un piston en cuir comprimé entre deux rondelles de métal, piston dont la tige est divisée en quatre portions correspondant chacune à la dose exacte de trois gouttes et demie d'huile grise ou à 7 centigrammes de mercure ; 3° une aiguille en platine iridié de 5 centimètres de longueur et de grand diamètre.

Les avantages de cette seringue résident en ce que chaque division de la tige du piston correspond à une dose de trois gouttes et demie d'huile grise calculée avec le calibre même de l'aiguille, et en ce qu'on peut soumettre le corps de pompe à la flamme pour y éviter la précipitation du mercure par le froid ou le repos. On ne peut reprocher à cette seringue que son piston en cuir et ses armatures métalliques. (RICHARD D'AULNAY et EUDLITZ.)

C. — A défaut de seringues spéciales, on peut se servir de la première seringue venue, dont le piston soit bien gradué et que l'on désinfecte une fois pour toutes. On la laisse ensuite à demeure dans une solution saturée de borate de soude, qui est antiseptique et alcaline, et où les aciers peuvent indéfiniment séjourner sans crainte d'oxydation.

Le D' Jullien repousse absolument l'usage des aiguilles en platine iridié, qui augmentent le calibre des aiguilles et rendent par conséquent la piqûre bien moins supportable. Il ne faut donc jamais flamber l'aiguille; s'il faut une purification spéciale, l'ébullition suffit.

4° *Position à donner aux malades.*

a) Si l'on pratique l'injection dans la fesse, faire coucher le malade à plat ventre (en exigeant de lui le relâchement musculaire complet).

b) Si l'on pratique l'injection aux lombes (ensellure lombaire) ou au dos (régions sus ou sous-scapulaires), faire coucher le malade à plat ventre, ou le faire tenir debout, ou le faire asseoir à cheval sur une chaise.

5° *Laver la région choisie pour l'injection.*

a) Raser les poils, s'il est nécessaire ;

c) Laver avec du savon au sublimé, et frotter avec une brosse à ongle ; ou laver avec du savon et lotionner avec une solution de sublimé au 1/1000.

c) Lotionner ensuite avec deux tampons de ouate

hydrophile imbibés, le premier, d'alcool à 90°, le second, d'éther sulfurique ;

d) Appliquer une compresse ou un tampon de ouate hydrophile imbibée de la solution de sublimé au 1/1000, en attendant l'injection ;

6° *Stériliser la seringue.*

a) Vérifier la pointe de l'aiguille, que l'on a soin de faire aiguiser de temps en temps, vérifier la perméabilité de l'aiguille en poussant quelques gouttes de liquide, afin d'éviter d'enfoncer dans les tissus une aiguille imprégnée de gouttelettes de solution hydrargyrique, ce qui pourrait déterminer une réaction inflammatoire du trajet parcouru par elle ;

b) Démonter les différentes parties de la seringue, et les plonger dans une petite casserole remplie d'eau que l'on fait bouillir pendant quelques minutes ;

(Pendant l'ébullition, les mains de l'opérateur seront savonnées dans une cuvette contenant de la liqueur de Van Swieten, et ses ongles brossés avec soin.)

c) Flamber jusqu'au rouge, à travers la flamme d'une lampe à alcool, l'aiguille dans toute son étendue.

(L'aiguille doit être sèche et perméable, car si la lumière était obstruée par une goutte de liquide, l'ascension du sang dans son intérieur deviendrait impossible, dans le cas où elle aurait pénétré dans un vaisseau.)

5° Remonter et charger la seringue, après avoir vivement agité le flacon contenant la solution mercurielle;

Si l'ouverture du flacon contenant l'injection était trop étroite pour permettre d'y introduire l'extrémité de la seringue, on peut verser la solution dans un verre à liqueur, par exemple, préalablement lavé avec de la liqueur Van Swieten et immergé dans de l'eau bouillante.

6° Tendre la peau avec les deux doigts de la main gauche et enfoncer avec la main droite l'aiguille, privée de la seringue, perpendiculairement à la peau, profondément et d'un seul coup jusqu'à l'armature. (En enfonçant séparément l'aiguille, on évite ainsi la torsion possible de l'aiguille iridiée lorsque celle-ci est enfoncée, montée sur la seringue.)

Attendre une minute ou deux pour s'assurer qu'il ne s'écoule pas de sang par le canal de l'aiguille, ce qui démontrerait qu'elle a pénétré dans un vaisseau.

Si une gouttelette de sang venait à sourdre, retirer l'aiguille (afin d'éviter une embolie graisseuse possible), et faire une autre piqûre à côté.

7° Ajuster la seringue à l'embout de l'aiguille, après avoir chassé la bulle d'air que l'on observe généralement à la surface de l'huile, et pousser le piston d'un mouvement lent et continu, afin d'éviter que l'injection ne provoque une disten-

sion trop brusque des tissus et une réaction inflammatoire consécutive.

8° Retirer d'abord la seringue, puis pincer la
peau sur l'aiguille et retirer celle-ci rapidement,
afin qu'aucune goutte restée à son extrémité ne
soit en contact avec la piqûre du derme;

9° Masser légèrement l'endroit où la préparation mercurielle a été déposée, afin de faciliter sa
diffusion au sein des tissus ;

10° Laver le lieu de la piqûre avec un tampon
de ouate hydrophile imbibée d'alcool, et le recouvrir, soit d'une couche de collodion, soit d'un
morceau d'emplâtre rouge ou de Vigo ;

11° Recommander au malade de garder le repos,
et, autant que possible (après une injection de
sel mercuriel insoluble), le repos au lit durant
un jour ou deux, afin de prévenir la formation
d'un nodus étendu ou d'un abcès ; l'engager, si la
douleur est trop vive, à maintenir appliquées
loco dolenti des compresses imbibées d'eau boriquée fraîche ;

12° Quand on répétera l'injection, la pratiquer
alternativement de chaque côté, en ayant soin de
mettre un intervalle de 5 à 6 centimètres entre la
piqûre faite précédemment et la piqûre nouvelle,
afin d'éviter l'irritation d'un ancien foyer par un
foyer nouveau.

Injections intra-veineuses.

Cyanure de mercure....................... 0 gr. 01
Eau distillée stérilisée................... 1 c. c.

pour une injection. Dans les cas de syphilis oculaires graves. (ABADIE.)

Ou :

Sublimé...........................	0 gr. 01
Chlorure de sodium chimiquement pur...	0 gr. 10
Eau distillée stérilisée................	1 c. c.

Injecter une demi-seringue.

Le Dr Jullien se sert toujours de la seringue de Lüer pour les injections intra-veineuses parce qu'elle permet de surveiller s'il se glisse une bulle d'air dans l'instrument.

Ces injections peuvent se faire dans toutes les veines, particulièrement au pli du coude et dans la saphène interne, parfois dans les veines de la face dorsale de la main ou du pied.

Technique des injections intra-veineuses.

Le pli du coude ayant été choisi, par exemple, pour faire l'injection, on lave et on antiseptise la région, puis (comme pour la saignée) on applique une ligature à la partie moyenne du bras, de façon à provoquer la turgescence des veines du pli du coude et de l'avant-bras, et avec une courte aiguille en platine iridié, flambée avec soin à la lampe à alcool et tenue latéralement pour éviter le danger de piquer la veine de part en part, on pénètre doucement et obliquement au centre de la veine la plus grosse et la plus appa-rente, en traversant d'un seul coup et la peau immobilisée par les doigts placés de chaque côté du vaisseau (qu'on évitera de comprimer) et la paroi antérieure de la veine. En faisant la piqûre, on éprouve nettement la sensation de pénétration dans le vaisseau, pénétration qui, par la sensibilité de l'aiguille, indique bien qu'on n'est pas dans le tissu cellulaire sous-cutané. D'ailleurs, si à ce moment on détache momentanément la seringue de l'aiguille enfoncée dans la veine, on doit voir apparaître dans l'embout une gouttelette de sang. Alors, on réarticule la seringue et l'on pousse l'injection lentement, après avoir toutefois retiré la ligature du bras. L'injection faite, on pince la peau sur l'aiguille, et on retire brusquement l'aiguille ajustée à la seringue. Finalement, on met un petit pansement collodionné au niveau de la piqûre. (RICHARD D'AULNAY et BUDLITZ.)

Avantages. — Ces injections suppriment les inconvénients locaux des injections de sels mercuriels solubles.

Inconvénients. — Cette méthode présente l'inconvénient des injections de sels solubles, puisqu'elle exige des interventions répétées du médecin.

Indications des injections mercurielles. — La méthode de mercurialisation par les injections, et particulièrement par les injections massives, constitue la plupart du temps une méthode d'exception. Elle ne saurait être employée en tant que méthode usuelle, courante, en tant que traitement de longue haleine à proposer aux malades. (A. FOURNIER.)

Ces injections sont indiquées dans les cas suivants :

1° La syphilis primitive, lorsque le chancre présente une induration volumineuse ou lorsqu'il est phagédénique ;

2° Les manifestations syphilitiques d'ordre secondaire ou tertiaire, graves par leur localisation sur un organe important, leur marche rapide, leur résistance aux autres méthodes de mercurialisation, leurs récidives, et celles qui réclament une mercurialisation à la fois énergique et rapide :

a) Syphilides cutanées :

Les syphilides à formes sèches, à papulations confluentes et hypertrophiques ;

Les syphilides papulo-circinées, papulo-squameuses, psoriasiformes de la paume des mains et de la plante des pieds ;

Les syphilides tuberculeuses atrophiques, les syphilides tuberculo-ulcéreuses lentes dans leur processus ;

Les crevasses interdigitales rebelles ; les syphilides pigmentaires tenaces, les éruptions nappiformes de teinte vieux chaudron cerclant les lèvres ;

Les syphilides lupiformes.

Les injections réussissent moins bien dans les syphilides ulcéreuses d'emblée, les impétigos étendus, les ecthymas profonds et phagédéniques, les dermopathies cutanées et muqueuses malignes, à désorganisation rapide, à puissance infectieuse promptement cachectique, les syphilides très franchement tertiaires et à sécrétion purulente copieuse. (MAURIAC.)

b) Les ophtalmopathies :

L'iritis menaçant ; la kératite parenchymateuse ; les lésions des membranes de l'œil, du nerf optique.

c) Les glossopathies :

La glossite épithéliale avec rhagades et fissures ; La glossite tertiaire sclérosante.

d) Les laryngopathies :

Les syphiloses du larynx, avec infiltrats et œdème spécifiques de cet organe.

e) Les syphiloses viscérales :

Les syphiloses du foie, du rein.

f) La syphilis du système nerveux central :

La syphilis cérébrale (amnésie, céphalée, vertiges, excitation ou dépression, ictus atténués, aphasies bâtardes, bredouillements) ;

La syphilis médullaire (fourmillements des membres, paralysies syphilitiques, ataxie locomotrice).

g) Les ostéopathies et artropathies.

Contre-indications des injections mercurielles. — Les injections mercurielles sont contre-indiquées :

Chez les sujets atteints d'une gingivite préexistante ;

Chez les diabétiques (par crainte de l'abcès auquel la piqûre les expose) ;

Chez les phlegmoneux, les suppurants (incapables de conserver aseptique un foyer d'irritation quelconque);

Chez les albuminuriques, les anuriques, les hématuriques;

Chez les hémophiliques;

Chez les hémiplégiques;

Chez les cancéreux, les tuberculeux;

Chez les hépatiques;

Chez les athéromateux, les cardiaques avancés;

Chez les alcooliques;

Chez les convalescents de fièvres infectieuses, les débilités, les cachectiques, les enfants, les vieillards épuisés, à nutrition défaillante.

DU CHOIX D'UNE MERCURIALISATION

Il existe trois méthodes de mercurialisation : ingestion, frictions, injections hypodermiques (les fumigations, la balnéation, les emplâtres étant des procédés démodés).

Pour choisir parmi elles celle qui convient plus particulièrement au traitement de telle ou telle syphilis, il faut se rappeler les inconvénients et les avantages de chacune de ces méthodes.

1° *Méthode par ingestion.*

Avantages. — Traitement simple; facile à suivre (même en secret); bien toléré en général (surtout si l'on emploie le protoiodure ou le tannate de mercure) par le tube digestif, y compris la bouche; pouvant être atténué, suspendu, relevé à chaque instant, suivant les indications et au gré du médecin.

Inconvénients. — Traitement parfois mal toléré (surtout si l'on emploie le sublimé ou le biiodure); n'assurant pas toujours l'absorption complète de la dose prescrite, si les pilules sont mal préparées ou déjà anciennes; ne se prêtant qu'aux doses moyennes; n'exerçant qu'une activité moyenne, qu'une rapidité d'action modérée.

2° *Méthode par frictions.*

Avantages. — Traitement respectant en général les voies digestives, qu'il laisse libres pour l'administration d'autres remèdes rendus nécessaires par des indications auxiliaires; d'une activité supérieure à celle par ingestion, inférieure à celle par injections.

Inconvénients. — Traitement sale, malpropre, assujettissant, difficile à employer par quiconque ne peut disposer d'une demi-heure matin et soir; d'un rendement curatif très inégal, suivant que la friction aura été faite plus ou moins longtemps; exposant plus que tout autre traitement à la stomatite, laquelle, dans l'espèce, est plus brusque dans son apparition, plus généralisée d'emblée, plus intense et plus grave que celles déterminées par la méthode par ingestion.

3° *Injections hypodermiques.*

Avantages. — Traitement assurant l'exactitude

du dosage ; respectant en général les voies digestives, qu'elles laissent libres pour toute autre
médication auxiliaire jugée nécessaire ; d'une activité plus grande et plus rapide que celle résultant de l'ingestion et des frictions ; pouvant être
dissimulé à l'entourage du malade.

Inconvénients. — Traitement présentant l'éven-
tualité de tous les accidents locaux pouvant
résulter des injections : douleurs, nodosités,
abcès ; ne mettant pas toujours à l'abri des accidents gastro-intestinaux et de la stomatite.

A. — *Injections fréquentes de sels mercuriels solubles.*

Méthode assujettissante, obligeant le malade à
venir tous les jours ou tous les deux jours chez le
médecin ; inaccessible aux personnes qui ont des
occupations quotidiennes exigeant l'emploi de
tout leur temps, et aux personnes peu fortunées ;
à peu près impraticables en dehors de l'hôpital ;
d'une activité assez rapide, mais non prolongée.

B. — *Injections rares et massives de sels mercuriels
insolubles.*

Méthode moins assujettissante que les frictions
et les injections de sels solubles ; d'une activité
intense, rapide, prolongée ; pouvant, par contre,
déterminer de la stomatite, des accidents gastro-
intestinaux, voire même des accidents généraux
(fièvre, insomnie).

Pour choisir laquelle de ces trois méthodes il
convient d'adopter pour traiter une syphilis, le
médecin doit se guider sur les indications four-

nies par la personne même du malade, par l'âge de la maladie, par la qualité du symptôme à combattre, par les commémoratifs, par les autres indications thérapeutiques.

1. — *Indications ressortant de la personne même du malade :*

Age, sexe, aptitudes physiologiques, affections concomitantes, exigences de la vie sociale.

A. — *Age.*

Chez l'homme adulte et bien portant : prescrire un traitement à des doses énergiques, soit par ingestion, soit par les frictions, soit en injections, suivant les indications fournies par les accidents à combattre.

Chez la femme adulte et bien portante : prescrire un traitement énergique, mais à des doses moindres que chez l'homme ; prescrire la méthode par ingestion ou les injections de sels solubles, de préférence aux frictions ou aux injections insolubles (sauf dans les cas urgents), en raison de l'aptitude plus grande de la femme au ptyalisme.

Chez la femme en état de gestation et chez une nourrice : prescrire les frictions (en les surveillant soigneusement) ou les injections de sels solubles, ou les injections d'huile grise, en vue de ménager les voies digestives dont il est besoin de respecter l'intégrité.

Chez le vieillard : prescrire un traitement à des doses inférieures à celles employées chez l'adulte,

si le fonctionnement de ses reins laisse à désirer.
Prescrire de préférence les frictions (s'il n'a
presque plus de dents) ou les injections, surtout
les injections de sels solubles, en vue de ménager
ses voies digestives.

Chez l'enfant : prescrire de préférence les frictions, pour le même motif.

B. — *Sexe.*

Prescrire en général un traitement moins énergique chez la femme que chez l'homme, parce que,
en moyenne, le poids du corps de la femme est
inférieur au poids du corps de l'homme du même
âge qu'elle.

Mais si une femme pèse 70 kilogr. par exemple,
on devra prescrire, sauf des contre-indications
spéciales, un traitement plus intense que chez un
homme pesant 60 kilogr.

C. — *Aptitudes physiologiques.*

Chez l'adulte qui paraîtrait prédisposé à la salivation, prescrire la méthode par ingestion ou
les injections de sels solubles, de préférence aux
frictions et aux injections de sels insolubles.

Si l'on emploie la méthode par ingestion,
prescrire le sublimé ou le tannate de mercure de
préférence au protoiodure de mercure.

Chez l'enfant qui n'a pas encore de dents et
chez le vieillard qui n'en a presque plus, prescrire de préférence les frictions, parce qu'on n'a
pas à craindre la stomatite, et pour ménager les
voies digestives.

D. — *Affections concomitantes.*

Si le malade a des dents en mauvais état, des gencives enflammées : prescrire le sublimé par ingestion de préférence au protoiodure, ou les injections de sels solubles à dose ordinaire ou à dose moindre. Si le malade offre des troubles gastro-intestinaux (dyspepsie, diarrhée chro-nique), s'il est d'une constitution débile et ca-chectique : prescrire de préférence les frictions (à condition que les dents soient en bon état), ou les injections (sauf les injections rares et mas-sives s'il a, en outre, une mauvaise dentition).

F. — *Exigences de la vie sociale.*

Si le malade a besoin de l'intégrité de ses membres pour ses occupations journalières (re-présentant de commerce, commis de magasin, clerc d'huissier ou de notaire, garçon de café, ouvrier, homme de journée, soldat, cavalier, bi-cycliste de profession, etc.): prescrire la méthode par ingestion, ou, en cas de troubles gastro-in-testinaux, les frictions.

Si le malade est un voyageur : prescrire la mé-thode par ingestion (les frictions n'étant pas tou-jours faciles à faire dans un hôtel).

Si le malade est un ouvrier, un garçon de café, qui, sa journée finie, n'aspire qu'à l'heure du coucher pour trouver un sommeil réparateur, et qui est obligé de se lever de grand matin pour se rendre à son travail : prescrire la méthode par ingestion (parce que le temps lui manque pour faire des frictions d'une façon convenable).

Si le malade a intérêt à dissimuler son traitement (jeune homme vivant dans sa famille, homme ou femme mariés) : prescrire la méthode par ingestion, ou les injections de sels solubles si sa situation sociale le lui permet.

II. — *Indications ressortant de l'âge de la maladie.*

Si l'on emploie la méthode par ingestion, commencer le traitement par des cures au protoiodure (qui agit mieux que le sublimé contre les accidents secondaires d'observation usuelle : roséole, plaques muqueuses, croûtes acnéiformes du cuir chevelu, adénopathies, douleurs névralgiformes, malaise général, etc.).

Terminer, dans les phases avancées, par des cures au sublimé (qui sont plus efficaces que le protoiodure contre les manifestations tertiaires : syphilide régionale de forme tuberculeuse, tuberculo-ulcéreuse, tuberculo-croûteuse), ou alterner, suivant les indications, des cures au protoiodure avec des cures au sublimé.

III. — *Indications ressortant de la qualité du symptôme à combattre.*

Si le symptôme est un accident secondaire dénotant une syphilis bénigne : prescrire la méthode par ingestion avec le protoiodure.

Si le symptôme dénote une syphilis plus sérieuse (syphilide tuberculeuse, syphilide ulcéreuse de la gorge, iritis, glossite hyperplasique), ou si le symptôme est d'ordre tertiaire (syphilide tuberculo-ulcéreuse, ulcérations phagédéniques, ulcérations gommeuses, syphilis viscérale) : prescrire les frictions ou les injections de sels solubles et, dans les cas urgents, les injections rares et massives.

IV. — *Indications ressortant des commémoratifs.*

Si le malade a déjà subi des traitements antérieurs : prescrire la méthode de mercurialisation qui a été bien tolérée, et rejeter celles qui ont déterminé des troubles ou des accidents ; adopter celle qui a paru avoir raison le plus facilement d'accidents rebelles.

V. — *Indications relevant d'autres indications thérapeutiques.*

Si le malade a besoin de prendre en dehors du traitement spécifique d'autres médicaments (bromure, iodure de potassium, quinquina, huile de foie de morue, fer, arsenic, etc.) : prescrire les frictions ou les injections, en vue de ménager les voies digestives.

VI. — *Indications dérivant de l'intention thérapeutique poursuivie.*

S'il s'agit de combattre un symptôme existant : prescrire la méthode de mercurialisation qui lui sera le mieux adaptée, suivant les indications énoncées précédemment.

S'il s'agit de traiter le fond de la syphilis, une syphilis latente : prescrire la méthode par ingestion, parce que le traitement de fond de la syphilis doit être prolongé, et que ni les frictions ni les

injections ne se prêtent à un traitement prolongé,
— assujettissant et sale, si l'on emploie les frictions; — trop douloureux, si l'on emploie les
injections massives. (A. FOURNIER.)

Traitement des accidents hydrargyriques.

I

STOMATITE MERCURIELLE.

Traitement prophylactique.

A. — Avant d'instituer la médication mercurielle :

1° Prévenir le malade que tout mode d'administration du mercure peut être susceptible de provoquer la stomatite mercurielle, et que, s'il res-
sent la moindre irritation des gencives, quelque
agacement des dents, il ait à suspendre aussitôt
de lui-même la médication;

2° Ne jamais prescrire de traitement mercuriel
avant de s'être assuré que la bouche du malade
est en état de tolérer le mercure, et si ses dents
sont cariées, ébréchées, si ses gencives sont
enflammées, ramollies, couvertes de tartre, ne
commencer le traitement mercuriel que lorsque
sa bouche aura été mise en bon état par les soins
d'un dentiste.

B. — Au cours du traitement mercuriel :

1° Défendre l'usage du tabac;

2° Prescrire une hygiène buccale minutieuse :

a) Conseiller l'emploi de cure-dents, après les repas, pour enlever les parcelles d'aliments restées dans les interstices dentaires ;

b) Conseiller le brossage des dents, matin et soir, dans le sens vertical, à l'aide d'une brosse molle saupoudrée d'une poudre dentifrice ou garnie d'une pâte dentifrice antiseptique :

Chlorate de potasse en poudre.......... 20 gr.
Salol................................... 1 »

ou :

Poudre de ratanhia.................... 5 gr.
Poudre de quinquina rouge............ 15 »

ou :

Poudre de quinquina...... .... } $\tilde{a}\tilde{a}$ 15 gr.
— de cachou .... }
— de tannin..................... 1 »
Essence de menthe.................... V gouttes

(PANAS.)

ou :

Poudre de charbon finement pulvérisé... } $\tilde{a}\tilde{a}$ 15 gr.
— de quinquina................. }
Essence de menthe.................... q. s.

(FOURNIER.)

ou :

Poudre de charbon....... .... }
— de quinquina.... . ... } $\tilde{a}\tilde{a}$ 10 gr.
— d'acide borique............... }

(MAURIAC.)

(Les poudres dentifrices au charbon offrent un inconvénient : en pénétrant dans la muqueuse du bord des gencives, le charbon forme en s'y déposant un liséré noirâtre que rien ne peut faire disparaître.)

ou :

Craie précipitée......................	40 gr.
Camphre pulvérisé....................	5 »

(PEUZOLDT.)

ou :

Acide borique pulvérisé..............	$\widetilde{aa}$ 5 gr.
Gaïac pulvérisé......................	
Carbonate de chaux..................	10 »
Chlorate de potasse..................	1 »
Essence de rose......................	I goutte

ou :

Carbonate de magnésie pulvérisé........	$\widetilde{aa}$ 5 gr.
Iris de Florence pulvérisé..............	
Carbonate de chaux..................	30 »
Huile de menthe poivrée..............	V gouttes

ou :

Carbonate de magnésie	
Iris de Florence.....................	
Talc...............................	$\widetilde{aa}$ 5 gr.
Savon médicinal pulvérisé	
Essence de menthe poivrée	X gouttes
Mucilage de gomme arabique..........	q. s

(HELMPKAMPFF.)

ou :

Craie préparée......................	8 gr.
Chlorate de potasse..................	$\widetilde{aa}$ 4 gr.
Écorce de quinquina..................	
Poudre de ratanhia..................	2 gr. 50
Savon médicinal.....................	4 gr. 50
Essence de menthe poivrée............	0 gr. 75

(FEIBES.)

ou :

Chlorate de potasse....................	10 gr.
Savon médicinal......................	4 »
Carbonate de chaux..................	10 »
Essence de menthe poivrée............	VIII gouttes
— de girofle...................	II »
Glycérine.........................	q. s.

(KUMMEL.)

ou :

Thymol...........................	0 gr. 25
Extrait de ratanhia..................	2 gr.

Faire dissoudre dans :

Glycérine chaude..................	6 gr.

Ajouter :

Magnésie calcinée..................	0 gr. 50
Biborate de soude..................	4 gr.
Savon médicinal....................	30 »
Essence de menthe poivrée............	1 »

(FROHMANN.)

b) **Badigeonnages sur les gencives plusieurs fois par jour avec un pinceau à aquarelle trempé dans :**

Glycérine pure.....	30 gr.
Borate de soude	4 »

ou :

Glycérine pure.....................	30 gr.
Chlorate de potasse	4 »

ou :

Teinture de ratanhia..................	˜aa 5 gr.
— de noix de galle..............	
— de myrrhe..................	

(FEIBES.)

ou :

Soufre sublimé et lavé.

(JULLIEN.)

ou :

Teinture de noix de galle..............	} ãa 12 gr.
— de ratanhia..................	
Résorcine...........................	3 gr.
Menthol............................	0 gr. 25

c) Gargarismes fréquemment répétés, surtout après les repas :

Chlorate de potasse...................	1 cuill. à café
Eau.................................	1 verre

ou :

Acétate d'alumine....................	5 gr.
Eau distillée........................	} ãa 200 gr.
Eau de fleurs d'oranger..............	

(FEIBES.)

ou :

Eau de Botot.....................	200	gr.
Alcoolat de cochléaria................	10	»
Teinture de quinquina.........	8	»
— de cachou....................	4	»
— de benjoin...................	2	»

Une cuillerée à café dans un verre d'eau tiède.

(J. SIMON.)

ou :

Acide benzoïque.....................	3	gr.
— thymique.....................	0 gr. 10	
Teinture d'eucalyptus	10	gr.
Eau................................	1000	»

(GALIPPE.)

ou :

Chlorate de potasse........................ }
Borate de soude........................... } ãa 20 gr.
Acide borique............................. }

Une cuillerée à café dans un verre d'eau.

(MAURIAC.)

ou :

Menthol.................................... 1 gr.
Teinture de ratan? i.................... .... } ãa 50 »
Alcool rectifié........................... }

Une demi-cuillerée à café pour un verre d'eau.

(PICK.)

ou :

Menthol.................................... 3 gr.
Teinture de quinquina.................. } ãa 15 »
   —   d'eucalyptus.................. }
   —   de gaïac....................... 20 »
   —   de vanille... .... 2 »
Alcool absolu........... .... 100 »

Une cuillerée à café pour un demi-verre d'eau.

(ORTNER.)

ou :

Tannin..................................... 5 gr.
Glycérine................... .. '.... . 10 »
Alcool de menthe poivrée.............. 5 »
Eau distillée.............................. 80 »
Saccharine................................ 0.15 à 0.20

Une cuillerée à café pour un verre d'eau.

(KÖBNER.)

Traitement curatif.

A. — *Traitement local.*

1° Lorsque l'inflammation des gencives, des

joues, de la langue, est trop vive, prescrire simplement des bains de bouche émollients fréquemment répétés, avec du lait, avec de l'eau d'orge,
ou avec de l'eau de Vichy, ou avec :

Racines de guimauve....................	30 gr.
Têtes de pavot concassées.............	n° 3
Eau...............................	1 litre

Si le malade peut difficilement ouvrir la bouche,
faire, au moyen d'une sonde en caoutchouc, des
irrigations dans la cavité buccale, de façon à
nettoyer de fond en comble tous les recoins de la
cavité, du plancher buccal, des gencives, des
joues ; faire passer deux ou trois fois par jour
dans la cavité buccale un litre soit de la solution
émolliente précédente, soit d'une solution de
sublimé à 0 gr. 25 p. 1000. (JULLIEN.)

2° Lorsque l'inflammation est un peu moins
vive :

a) Conseiller des bains de bouche avec de l'eau
naphtolée ou avec une solution émolliente à
laquelle on ajoutera une cuillerée à café du mélange suivant :

Chlorate de potasse....................	
Borate de soude......................	ãa 20 gr.
Acide borique.......................	

b) Toucher plusieurs fois par jour les érosions
de la muqueuse buccale avec un pinceau trempé
dans :

Miel.......	
Borax	ãa 15 gr.

Si le contact de cette solution ou de ce collutoire occasionnait une douleur assez vive, toucher
au préalable les points les plus enflammés de la
muqueuse buccale avec un pinceau trempé dans
une solution de cocaïne au 10e ou au 20°.

c) Isoler l'une de l'autre les surfaces malades
en interposant, surtout durant la nuit, entre la
muqueuse des joues et les gencives, des tampons
de ouate hydrophile imbibés d'eau boriquée, ou,
si les ulcérations sont très douloureuses, en interposant des morceaux de gaze iodoformée, de
façon à en activer la cicatrisation. (LANZ.)

Chl ate d potasse.....................	4 gr.
Laudanum de Sydenham................	2 »
Eau de laurier-cerise....................	15 »
Eau distillée...........................	15 »

Tremper des plumasseaux d'ouate dans ce
mélange et les introduire dans les gouttières gingivales en haut et en bas. Les garder plusieurs
heures par jour et les renouveler deux ou trois
fois.

3° Lorsque l'inflammation est en voie de régression, modifier les érosions ou ulcérations de la
cavité buccale à l'aide de topiques astringents,
antiseptiques et caustiques :

a) Gargarismes avec

Peroxyde d'hydrogène...........	10 gr.
Eau...............................	500 »

Ces gargarismes détruisent très rapidement
l'haleine fétide propre à l st atite mercurielle

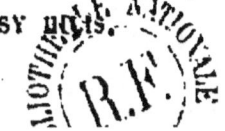

et débarrassent les bords des gencives des produits de décomposition qui les recouvrent. (LANZ.)

b) Attouchements des gencives à l'aide d'un
pinceau trempé dans :

Teinture de ratanhia....................	$\left.\begin{array}{l}\tilde{a}\tilde{a}\text{ 10 gr.}\end{array}\right\}$
— de noix de galle...............	
Huile de menthe poivrée................	XX gouttes

ou :

Teinture d'iode pure.

ou :

Teinture d'iode......................	$\left.\begin{array}{l}\tilde{a}\tilde{a}\text{ 10 gr.}\end{array}\right\}$
— de noix de galle...............	
— de myrrhe....................	

ou :

si les gencives sont très fongueuses :

Tannin............................	6 gr.
Glycérine..........................	12 »

(Agiter le flacon avant de s'en servir.)

c) Cautérisations quotidiennes avec un pinceau
trempé dans :

une solution de nitrate d'argent au 15e ou au
30e, cautérisations suivies d'un lavage de la bouche avec une solution de sel de cuisine.

ou :

une solution d'acide chromique au 20e ou au
50e (JULLIEN) ;

ou :

une solution d'acide lactique au tiers (TENNESON);

ou :

Cautérisations avec le crayon de nitrate d'argent

tous les deux ou trois jours (en ayant soin de préserver les dents de son contact et de celui de la salive, à l'aide de tampons de ouate hydrophile, afin d'empêcher les dents d'être noircies). (MAURIAC.)

Ou :

Cautérisations avec un petit peu de coton ou une pointe d'allumette en bois imbibés d'acide chlorhydrique et promenés sur les ulcérations durant huit à dix secondes. La douleur est excessivement vive, mais elle se calme au bout de deux ou trois minutes. On touche de nouveau les ulcérations jusqu'à ce que l'on ne détermine plus aucune souffrance. On répète ces cautérisations tous les deux ou trois jours. (DIDAY.)

Les cautérisations peuvent être précédées de l'anesthésie par la cocaïne ou par l'orthoforme. .

B. — *Traitement général.*

1° Suspendre la médication mercurielle ;

2° Favoriser l'élimination du mercure par les bains de vapeur, les bains sulfureux principalement si le malade a été soumis aux frictions ; — par des injections sous-cutanées de pilocarpine ; — par l'administration, le soir, de 30 à 50 centigrammes de poudre de Dower ;

3° Prescrire un laxatif répété tous les jours ou tous les deux jours, un verre d'eau purgative le matin, ou bien une cuillerée d'huile de ricin ; — ou encore le miel soufré, qui agit à la fois comme purgatif et comme neutralisant du mercure contenu dans les voies digestives (BALZER);

4° Alimenter et tonifier le malade : prescrire une nourriture substantielle sous forme liquide ou demi-liquide : lait, purées de viande ou de légumes ;

5° Interdire l'introduction dans la bouche de corps trop chauds ou trop froids, d'aliments épicés. — Interdire l'usage d'appareils de prothèse dentaire ;

6° Prescrire le chlorate de potasse à l'intérieur :

Chlorate de potasse......................	4 à 6 gr.
Julep gommeux...........................	90 »

A prendre dans les vingt-quatre heures.

7° Enfin, avoir recours au lavage du sang : injecter sous la peau 1 litre à 1 litre et demi d'une solution physiologique de chlorure de sodium.

8° Recommander les promenades au grand air, afin d'éviter que le malade ne tombe dans un état d'affaissement et de torpeur.

II. — Hydrargyrie gastro-intestinale.

1° Régime diététique approprié à la nature des accidents, dès qu'ils se manifestent ;

2° Opiacés, injections de morphine, bismuth, boissons albumineuses ;

3° Traitement général (page 99), excepté en ce qui concerne les laxatifs.

III. — Hydrargyrie cutanée.

Érythème polymorphe desquamatif; eczéma granité; dermatite exfoliatrice; érythème scarlatinoïde.

1° Repos au lit; lait; pansements ouatés;

2° Traitement général (page 99), excepté en ce qui concerne les bains de vapeur, les bains sulfureux.

Iodure de potassium.

Le second spécifique de la syphilis.

Est plutôt un adjuvant de la médication mercurielle, en ce sens qu'il exerce surtout une action résolutive sur les néoplasies syphilitiques.

Ses indications. — L'iodure de potassium est indiqué :

1° Dans la syphilis primitive :

a) Lorsque l'ulcération s'accompagne d'une induration volumineuse;

b) Lorsque la lésion initiale est d'emblée ou qu'elle devient plus tard ulcéreuse, ulcéro-gommeuse, et, à plus forte raison, phagédénique.

2° Dans la syphilis secondaire :

Contre les accidents qui dénotent une infection profonde :

a) La fièvre syphilitique;

b) La céphalée nocturne ;

c) Les névralgies secondaires, fixes ou irradiantes (si fréquentes chez la femme, surtout dans les premiers mois de la syphilis);

d) Les myosalgies;

f) Les ostéalgies, périostites, arthralgies précoces;

g) Certaines formes de syphilides cutanées accompagnées d'une infiltration profonde du derme (syphilides à grosses papules, papulotuberculeuses ou ulcéreuses, syphilides ecthymateuses, phagédéniques), en un mot les syphilides malignes précoces, « qui ne sont, en somme, que des accidents tertiaires succédant au chancre sans transition, sans période secondaire ». (A. Fournier.)

h) Les viscéropathies secondaires.

3° Dans la syphilis tertiaire surtout :

a) Les lésions gommeuses, ulcéro-gommeuses, phagédéniques de la peau, des muqueuses (voile palatin, arrière-gorge, etc.) ;

b) Les lésions du système osseux (périostoses, exostoses, périostites, ostéites);

c) Les lésions vasculaires tertiaires;

d) Les lésions viscérales tertiaires;

e) Les lésions tertiaires du système nerveux (syphilis cérébro-spinale).

La guérison d'un accident tertiaire par l'iodure de potassium doit toujours être suivie d'un traitement mercuriel ; car, si l'iodure est un merveilleux curateur, il n'est qu'un préventif médiocre, tandis que le mercure est le remède de fond de la syphilis. (A. Fournier.)

4° Dans tous les cas où, quelle que soit la période de la syphilis, il existe des contre-indications au traitement mercuriel ressortant de circonstances diverses, telles qu'intolérance idiosyncrasique vis-à-vis du mercure, état préalable de débilitation, scrofule grave, tuberculose, cachexie, etc. (A. Fournier.)

5° Dans la syphilis latente.

Quand, durant le cours de la première année, il ne s'est présenté aucune des indications susénoncées à l'administration de l'iodure de potassium, on doit, à partir de la fin de la première année, en l'absence de tout accident syphilitique, prescrire l'iodure de potassium, par cures espacées et intermittentes, dans l'intervalle des cures mercurielles, durant trois, quatre ans, et même davantage, suivant les cas.

Ses contre-indications. — 1° *a*) Accidents généraux d'iodisme;

b) Intolérance idiosyncrasique du malade.

2° Accidents syphilitiques :

a) Dyspnée avec respiration bruyante accompagnant les manifestations syphilitiques laryngées (l'iodure pouvant produire de l'œdème de la glotte et du larynx).

b) Conjonctivite intense accompagnant la syphilis oculaire (l'iodure, s'éliminant par les muqueuses, pouvant produire des inflammations oculaires).

Ses doses. — Contre les accidents bénins et vulgaires, ainsi que dans les cures iodurées en l'absence de tout accident syphilitique, l'iodure de potassium est prescrit à la dose quotidienne de 3 à 4 grammes chez l'homme, de 2 à 3 grammes chez la femme adulte et de poids moyen.

Une dose quotidienne inférieure est insuffisante pour combattre les accidents syphilitiques vulgaires, et pour prévenir des accidents ultérieurs, quand on prescrit des cures iodurées en l'absence de tout accident syphilitique.

Contre les accidents graves, soit secondaires, soit tertiaires (ulcérations phagédéniques à marche envahissante et rapide, gommes hypodermiques, gomme du voile palatin menaçant de s'ouvrir à brève échéance, périostites, ostéites, syphilis cérébro-spinale, syphilis viscérale), on peut prescrire l'iodure de potassium à la dose quotidienne de 5, 6, 8, 10 et 12 grammes, suivant les cas.

Une dose supérieure ne produirait pas d'effet utile et risquerait de déterminer des accidents iodiques.

On débute par une dose de 1 gramme chez l'homme et de 1 gr. 50 cent. chez la femme durant trois à quatre jours, afin de tâter la susceptibilité du malade vis-à-vis de l'iodure. Puis, quand la tolérance est assurée, on prescrit l'iodure à la dose de 3 grammes par jour, et on augmente de 1 gramme tous les quatre ou cinq jours, jusqu'à ce qu'on soit arrivé à la dose que l'on juge nécessaire et que l'on maintient ensuite tout le temps que doit durer la cure iodurée.

Si les cures iodurées doivent être prolongées longtemps, il ne faudrait pas les continuer uniformément à la même dose ; elles produiraient moins d'effet utile que si on les prescrivait par doses ascendantes. Les cures iodurées doivent être interrompues de temps en temps pour être reprises brusquement à une dose supérieure à celle du traitement antérieur. Ces cures interrompues et reprises à des doses progressivement croissantes permettent de triompher de lésions tertiaires rebelles. (L. WICKAM.)

Durée des cures iodurées. — La durée des cures iodurées est de quatre à six semaines, suivant les cas.

Nombre de cures iodurées. — Le nombre de cures iodurées varie selon qu'elles sont prescrites pour combattre un accident syphilitique existant, ou en l'absence de tout accident syphilitique.

A. — Les cures iodurées, lorsqu'elles sont indiquées pour combattre un accident syphilitique existant, doivent être poursuivies, avec des intervalles de repos variant suivant les cas, jusqu'à ce que l'accident syphilitique ait disparu. L'iodure peut être prescrit, soit en même temps que le mercure, soit dans l'intervalle des cures mercurielles.

B. — En l'absence de tout accident syphili-

tique, l'iodure est prescrit à partir de la deuxième
année. Le nombre des cures iodurées devra être
au moins égal à celui des cures mercurielles.
(BALZER.)

M. le professeur Fournier prescrit :

3 à 4 cures iodurées d'un mois à six semaines
chacune dans le cours de la deuxième année de
la syphilis;

3 cures semblables dans le cours de la troisième année;

2 cures semblables dans le cours de la quatrième année.

Les cures iodurées doivent être immédiatement suivies d'une cure mercurielle en raison des
effets prolongés de cette dernière. En effet, l'iodure s'élimine rapidement, tandis que le mercure
continue à s'éliminer un certain temps après la
cessation de la cure mercurielle.

Il est prudent, parfois, de prolonger les cures
iodurées en l'absence de tout accident syphilitique et de tout traitement mercuriel, jusqu'à la
cinquième et sixième année de la syphilis.

Modes d'administration de l'iodure.

L'iodure de potassium peut être prescrit :

A. — Par la voie stomacale :

a) En solution ;

b) Sous forme de pilules.

B. — En lavements.

C. — En injections sous-cutanées.

1. — *Par la voie stomacale :*

A. — *En solution :*

Eau distillée.......................... 500 gr.
Iodure de potassium................... 20 »

Chaque cuillerée à bouche de cette solution contient un gramme d'iodure.

Ou :

Eau distillée........... .... 100 gr.
Iodure de potassium................... 20 »

Chaque cuillerée à café de cette solution contient un gramme d'iodure.

Les solutions doivent être renfermées dans un flacon en verre de couleur jaune foncé.

Trois règles président à l'administration de l'iodure par la voie stomacale, afin d'éviter l'intolérance gastrique :

1° Administrer l'iodure en solution étendue;

2° L'administrer au moment des repas, soit immédiatement avant, soit pendant, soit après le repas;

3° L'administrer à doses fractionnées dans la journée. Si un malade prend 2, 4, 6, 8 grammes d'iodure par jour, il en prendra 1, 2, 3, 4 grammes au moment de chacun des deux principaux repas de la journée.

Pour répondre à la première de ces indications, recommander au malade :

1° De verser les cuillerées de la solution iodurée dans un grand verre ou dans un demi-verre contenant :

soit de l'eau pure à laquelle il ajoutera un nombre de gouttes de laudanum égal au nombre des cuillerées de la solution iodurée;

soit de l'eau de Vichy, ou de l'eau pure à laquelle il ajoutera 2 grammes de bicarbonate de soude pour 100 grammes d'eau;

soit de l'eau pure qu'il aromatisera avec un peu d'anisette ou de curaçao;

soit du lait;

soit de la bière;

soit de l'eau pure qu'il additionnera d'un sirop quelconque (sirop de café torréfié, de groseille, de grenadine, de menthe, de fleurs d'oranger, etc.);

soit du vin de quinquina ou du vin d'Espagne (Alicante, Malaga).

Sirop (*ad libitum*)	500 gr.
Iodure de potassium	25 »

ou :

Sirop simple	350 gr.
Anisette de Bordeaux	150 »
Iodure de potassium	25 »

(A. Fournier.)

ou :

Vin de quinquina	485 gr.
Teinture d'écorce d'orange	15 »
Iodure de potassium	25 »

Chaque cuillerée à soupe de ces mélanges contient un gramme d'iodure.

2° De prendre aux repas un cachet :

Benzo-naphtol	0 gr. 50
Benzoate de bismuth	0 gr. 25

(Jullien.)

Si le malade est anémié, on peut adjoindre du
fer à l'iodure de potassium :

Iodure de potassium......................	12 gr.
Citrate de fer..........................	2 »
Eau distillée...........................	200 »

(DIDAY.)

Une cuillerée à soupe matin et soir.
Ou :

Iodure de potassium......................	$\tilde{a}\tilde{a}$ 5 gr.
Protoiodure de fer......................	
Eau distillée...........................	500 »

(MAURIAC.)

Chaque cuillerée à soupe contient 50 centigrammes des deux iodures.

II. — *Sous forme de pilules :*

Iodure de potassium	10 gr.
Sucre de lait	5 »
Lanoline..............................	3 »

pour 50 pilules.

Dose : de 4 à 10 pilules, suivant les cas. Les
pilules, dragées, cachets à l'iodure de potassium
constituent un mauvais mode d'administration
de l'iodure ; ils peuvent exercer une action irritante sur l'estomac, par suite du contact direct de
l'iode, non dissous, sur la muqueuse stomacale.

III. — *En lavements :*

L'iodure de potassium en lavements tièdes est
indiqué dans les cas d'intolérance gastrique, de
dyspepsie :

Lait..	100 à 150 gr.
Iodure de potassium	2 à 4 »

Evacuer au préalable l'intestin.

Ou :

Iodure de potassium	1 gr.
Extrait de belladone	0 gr. 03
Eau	80 à 100 gr.

Répéter ces lavements deux ou trois fois quotidiennement.

IV. — *En injections sous-cutanées :*

Les injections sous-cutanées d'iodure de potassium sont indiquées lorsque le malade ne peut pas avaler et est incapable de rien conserver dans le rectum, par suite de la paralysie du sphincter anal, comme cela arrive quelquefois dans certaines syphilis à forme comateuse :

Iodure de potassium	2 à 5 gr.
Eau distillée............................	10 gr.

Une seringue de Pravaz contient de 20 à 50 centigrammes d'iodure. — Une à deux injections par jour.

Ou :

injections de 10 à 20 centimètres cubes d'*iodipin* ou d'*iodipine* (mélange d'iode et d'huile de sésame à 25 %). (JULLIEN.)

Moyens propres à prévenir et à combattre l'iodisme. — L'iodure de potassium est parfois mal toléré et peut produire des accidents toxiques : les uns, légers (coryza, larmoiement, céphalalgie, douleurs névralgiformes, mal de gorge, enrouement);

les autres, plus graves (vomissements, diarrhée, éruptions furonculo-anthracoïdes, pustulo-crustacées, exanthèmes bulleux, épistaxis, purpura iodique, grippe iodique, œdèmes localisés (face, lèvres, larynx, poumons); dyspnée, orthopnée).

Les moyens propres à prévenir et à combattre ces accidents sont les suivants :

a) Commencer par prescrire l'iodure de potassium par petites doses (1 gr. 50 à 2 grammes chez l'homme, 1 gramme à 1 gr. 50 chez la femme) pour tâter la susceptibilité individuelle.

N'augmenter les doses que lorsque les précédentes ont été bien supportées.

Se souvenir que les petites doses d'iodure de potassium ne produisent pas plus facilement l'iodisme que des doses moyennes ou fortes, mais qu'elles peuvent le produire aussi facilement, les accidents iodiques dépendant d'une disposition individuelle. (A. FOURNIER.)

Aussi fera-t-on bien, avant de prescrire l'iodure à un malade, de toujours lui demander s'il a pris de l'iodure auparavant et de quelle façon il l'a supporté.

b) Instituer des soins de propreté minutieux pendant le traitement ioduré : assurer une asepsie cutanée aussi complète que possible, dans le but de prévenir des éruptions acnéiques, furonculeuses.

c) En cas de diarrhée, assurer l'antisepsie de l'intestin (salol, naphtol, benzo-naphtol, salicylate de bismuth).

d) Ajouter aux solutions étendues d'iodure de potassium :

soit du bicarbonate de soude (4 à 6 grammes par jour), ou prescrire de verser la solution iodurée dans un verre d'eau de Vichy ;

soit de l'arsenic :

ajouter de 1 à 5 milligrammes d'arséniate de soude par gramme d'iodure (RICORD) ;

Ou :

ajouter à la solution iodurée autant de gouttes de liqueur de Fowler qu'elle contient de grammes d'iodure ;

Ou prescrire :

Iodure de potassium....................	20 gr.
Ferro-citrate d'ammonium.............	4 »
Teinture de noix vomique.............	6 »
— de quinquina.................	10 »
Eau distillée	230 »

(SPENCER.)

Chaque cuillerée à soupe contient 1 gramme d'iodure. La teinture de noix vomique et le citrate de fer combattraient la tendance au coryza et agiraient en même temps comme toniques.

Ou :

Iodure de potassium..........	20 gr.
Arséniate de soude....... ‘...........	0 gr. 02
Teinture de belladone.................	XXX gouttes
Eau distillée	80 gr.

Chaque cuillerée à café contient 1 gramme d'iodure et 1 milligramme d'arséniate de soude.

Dose : de une à plusieurs cuillerées à café par jour. (Brocq.)

Ou :

Prescrire la liqueur de Donovan :

Iodure d'arsenic......................	0 gr. 20
Eau disitllée.........................	120 gr.

Dose : de IV à C gouttes et plus, dans 90 grammes d'eau distillée, à prendre en trois fois dans la journée. Augmenter chaque jour d'une à deux gouttes.

e) S'il survient de la grippe iodique, cesser l'iodure et prescrire :

soit de la belladone (1 à 2 pilules de 5 centigrammes d'extrait de belladone par jour pendant quelques jours) (Aubert) ;

soit des granules d'atropine ;

soit de 5 à 10 centigrammes d'extrait d'opium en pilules par jour.

f) Si le malade est prédisposé aux hémorrhagies (épistaxis, purpura), prescrire le ratanhia concurremment avec l'iodure de potassium (Gaucher), ou le prescrire seul après avoir cessé l'iodure.

g) Si l'iodure n'est pas toléré du tout par l'estomac, et provoque des vomissements, le prescrire en lavements.

h) S'il survient de l'œdème laryngé, de la congestion pulmonaire, supprimer immédiatement l'iodure, et n'y revenir qu'un certain temps après

la disparition complète de ces accidents, en le
prescrivant avec prudence et à des doses plus
faibles.

i) Si les doses même faibles d'iodure ne sont
pas tolérées et déterminent des accidents iodiques d'une certaine gravité, renoncer complètement à l'iodure, et ne traiter les accidents syphilitiques que par le mercure.

Succédanés de l'iodure de potassium.

Si l'iodure de potassium est mal toléré, on peut
le remplacer :

a) Par l'*iodure de sodium* :

Le meilleur succédané de l'iodure de potassium.

Moins énergique que l'iodure de potassium,
mais mieux toléré par les muqueuses.

Se prescrit de la même façon et aux mêmes
doses que l'iodure de potassium (sans toutefois
dépasser les doses moyennes de l'iodure de potassium).

b) Par l'*iodure d'ammonium* :

Iodure d'ammonium	6 gr.
Sirop simple.........................	60 »
Eau distillée........................	400 »

(MAURIAC.)

Dose : deux à trois cuillerées à soupe par jour,
avant les repas.

Moins actif que l'iodure de sodium.

c) **Par l'*iode* :**

Eau distillée........................ 1000 gr.
Teinture d'iode au 10°.............. 5 »

(GUILLEMAIN.)

ou :

Iode métallique..................... 1 gr.
Iodure de potassium................ Q. S. p. diss.
Glycérine neutre................... 10 gr.
Acide citrique..................... 15 »
Sirop de sucre.................... q. s.
Eau distillée.................... 1.000 gr.

Dose : deux à trois cuillerées à soupe, matin et soir, avant les repas, dans du vin d'Espagne.

L'iode est très inférieur à l'iodure de potassium.

Surtout indiqué dans la syphilis cérébrale. (CHARCOT.)

d) *Par le sirop d'iodure de fer.*

e) *Par le sirop iodo-tannique.*

Iodure et blennorrhagie.

L'iodure de potassium pouvant parfois donner lieu à des écoulements uréthraux, faut-il le suspendre chez un malade qui, en plein traitement ioduré, a contracté une blennorrhagie vraie?

« En principe, on doit répondre par l'affirmative, puisque l'iodure de potassium est un excitant de la muqueuse. Mais le peu de bénéfice qu'on en retirerait ne compenserait pas le grave inconvénient qu'il y aurait à suspendre la médication iodurée, surtout si les manifestations syphilitiques étaient sérieuses et menaçantes. Dans le cas contraire, à la fin d'une cure, on pourrait le faire. Du reste, cela importe peu dans la période aiguë de la blennorrhagie.

L'interruption de l'iodure n'est vraiment indiquée que quand, l'affection de l'urèthre étant arrivée à maturité, on entreprend de la couper par les balsamiques et les injections.

Les balsamiques, copahu, cubèbe, santal, n'ont qu'une prise très faible sur les écoulements uréthraux iodiques. Quelques injections légèrement astringentes sont plus efficaces. »　(MAURIAC.)

Traitement mixte.

Le traitement mixte consiste à administrer simultanément le mercure et l'iodure.

Dans un grand nombre de cas, ce traitement est d'une efficacité remarquable et produit des résultats curatifs plus puissants qu'avec l'un ou l'autre de ces médicaments employé exclusivement.

Indications. — 1° Dans la syphilis de transition qui, comme date et comme accidents, participe tout à la fois de la période secondaire et de la période tertiaire :

Exostoses,
Périostites,
Syphilides tuberculeuses sèches,
Syphilides ulcéro-croûteuses,

Onyxis, périonyxis,

Sarcocèle,

Iritis,

Choroïdite.

2° Dans les cas graves de syphilis viscérale tertiaire, de syphilis du système nerveux;

3° Dans les cas urgents (gommes de la voûte palatine, du pharynx).

Modes d'administration. — Deux modes d'administration :

I. — Administrer le mercure et l'iodure associés dans la même préparation pharmaceutique où ils se combinent suivant des modes variés :

SIROPS MIXTES

A. — Sirop de Gibert :

Sirop simple........................	500 gr.
Biiodure de mercure.................	0 gr. 20
Iodure de potassium.................	20 gr.

Chaque cuillerée à soupe contient 8 milligrammes de biiodure et 40 centigrammes d'iodure de potassium.

Inconvénients :

Saveur extrêmement désagréable;

Difficilement toléré par l'estomac;

Efficacité médiocre et insuffisante dans les cas graves et urgents, parce que l'iodure de potassium y est en trop faible proportion.

Doses : 2 à 3 cuillerées à soupe par jour, qui

représentent à peine 1 gramme et demi d'iodure
de potassium, dose tout à fait insuffisante pour
parer à des accidents graves.

Le sirop de Gibert doit donc être abandonné,
ainsi que le sirop de Boutigny, dont la formule se
rapproche de celle du sirop de Gibert.

B. — Sirop de Gibert modifié par Mauriac :

Biiodure de mercure....................   0 gr. 10
Iodure de potassium ....   20 gr.
Sirop d'écorce d'orange ou Sirop de café.   200 »

Chaque cuillerée à dessert, évaluée à
10 grammes environ de liquide, contient
1 gramme d'iodure et 5 milligrammes de biiodure.

Dose : de 2 cuillerées à dessert par jour à
3 cuillerées à soupe qui représentent 6 grammes
d'iodure, 3 centigrammes de biiodure et 4 centigrammes environ d'iodhydrargyrate de potassium.

Cette formule peut encore être modifiée :

a) soit dans sa quantité de mercure, si les accidents syphilitiques nécessitent une dose de mercure plus considérable :

Biiodure de mercure...................,   0 gr. 20
Iodure de potassium....................   20 gr.
Sirop d'écorce d'orange.................   200 »

Trois cuillerées à soupe (dose maxima) représentent 6 grammes d'iodure de potassium,

6 centigrammes de biiodure de mercure et 8 centigrammes environ d'iodhydrargyrate de potassium.

b) soit dans sa quantité d'iodure de potassium, si les accidents syphilitiques ont une tendance plus ou moins prononcée à l'ulcération :

Biiodure de mercure.................... 0 gr. 10
Iodure de potassium................... 30 gr.
Sirop d'écorce d'orange............... 200 »

Trois cuillerées à soupe (dose maxima) représentent 9 grammes d'iodure de potassium, 3 centigrammes de biiodure et 8 centigrammes environ d'iodhydrargyrate de potassium.

Ces formules sont de beaucoup préférables à la formule du sirop de Gibert.

C. — Sirop mixte au benzoate de mercure de Bretonneau. Chaque cuillerée contient 1 centigramme de benzoate de mercure et 1 gramme d'iodure de potassium.

PILULES MIXTES

Biiodure de mercure.................... 0 gr. 10
Iodure de potassium................... 5 gr.
Gomme pulvérisée .... 0 gr. 50
Miel .... q. s.

pour 20 pilules.

Dose : 2 par jour (qui équivalent à 25 grammes de sirop de Gibert) à 3 par jour.

Ces pilules, comme toutes les pilules dans lesquelles il entre de l'iodure de potassium, sont souvent difficilement tolérées par l'estomac, et on doit leur préférer le sirop biioduré.

II. — Administrer isolément, dans la même journée, le mercure et l'iodure.

Méthode de beaucoup préférable à la précédente.

Avantages :

Facilité de graduer, à tout moment, les doses respectives du mercure et de l'iodure, par exemple d'élever celle de l'un et de diminuer celle de l'autre, suivant toutes les nuances d'indications fournies par le sujet et par la nature des accidents syphilitiques.

Faculté d'élever les doses du traitement mixte à un niveau d'intensité thérapeutique bien supérieur à celui que permet d'atteindre l'administration d'un sirop biioduré.

Modes d'administration :

1° On administre l'iodure de potassium en solution ou en sirop, d'une part;

2° D'autre part, on administre le traitement mercuriel qui paraît le mieux convenir aux indications des cas particuliers, c'est-à-dire soit par ingestion, soit par frictions, soit par injections.

Exemples :

a) Faire prendre le mercure et l'iodure à des repas différents, si l'on donne le mercure par ingestion :

1 pilule de Ricord ou de Dupuytren avant le déjeuner du matin;

l'iodure (aux doses nécessaires) au repas de midi ;

1 à 2 pilules de Ricord ou de Dupuytren (suivant les cas) au repas du soir ;

l'iodure de nouveau, au coucher.

b) Ou bien prescrire :

l'iodure avant les repas du matin et du soir,

et les frictions mercurielles, au moment de se coucher.

c) Ou bien prescrire :

l'iodure avant les repas du matin et du soir,

et une injection mercurielle (soit une injection tous les jours ou tous les 2 jours de sublimé, ou de benzoate de mercure, soit une injection rare et massive de calomel tous les 10 ou 15 jours).

Ces deux derniers modes de procéder offrent l'avantage de ménager l'estomac, de ne pas éveiller des phénomènes d'intolérance et de soumettre le malade à un des traitements les plus énergiques, voire à un *traitement intensif*, surtout indiqué dans les cas de syphilis viscérale.

(A. Fournier.)

Traitement auxiliaire.

Son but, son importance.

1° Il corrige des vices constitutionnels antérieurs ou suscités par la syphilis ;

2° Il vient en aide aux spécifiques en soutenant l'énergie réactionnelle de l'organisme et en le

rendant plus apte à développer leurs vertus cura-
tives ;

3° Il remplace les spécifiques dans une certaine
mesure, quand ils ne sont pas tolérés, ou quand
leurs effets toxiques gênent ou annihilent leur
action thérapeutique ;

4° Il répare, par des combinaisons variées, où
la thérapeutique générale et locale, l'hygiène et la
balnéation ont, tour à tour ou simultanément,
leur rôle à remplir, les dommages que la syphilis, son traitement et toutes les conditions morbides postérieures ou éloignées qui en peuvent
résulter, infligent trop souvent à l'économie.
(MAURIAC.)

Le traitement auxiliaire comprend : 1° l'administration de médicaments autres que les médicaments spécifiques; 2° le traitement hydro-
minéral; 3° le traitement hygiénique.

I. — TRAITEMENT MÉDICAL AUXILIAIRE.

Il s'adresse aux manifestations des affections
constitutionnelles ou des affections chroniques
survenues chez les syphilitiques :

Anémie, chloro-anémie.

Contre l'anémie d'origine syphilitique : prescrire surtout le mercure dont le pouvoir reconstituant des globules rouges du sang est incontesté.

Contre l'anémie antérieure à la syphilis :

Associer au mercure le fer, le quinquina, les

toniques, qui, loin d'être incompatibles avec le traitement spécifique, favorisent son action curative et remédient plus rapidement que lui à l'appauvrissement du sang et à la perturbation plus ou moins grande du système nerveux.

Ne renoncer à l'administration du mercure que s'il paraît avoir épuisé son action ou s'il n'est pas toléré; y renoncer encore dans le cours d'une cachexie syphilitique entretenue, par exemple, par une syphilis maligne. (MAURIAC.)

Maladies constitutionnelles.

Elles ne méritent une médication particulière que si elles présentent des manifestations éveillées par la syphilis ou survenues conjointement avec des manifestations syphilitiques.

a) Diathèse scrofuleuse.

Prescrire : 1° le traitement spécifique : le mercure, et surtout l'iodure de potassium; 2° l'huile de foie de morue à hautes doses (surtout contre les adénopathies ou gommes syphilitiques strumeuses rebelles à l'iodure de potassium), les amers, les préparations à base de gentiane ou de quinquina, la kola, les toniques sous toutes les formes.

b) Diathèse arthritique.

Chez les dartreux, les herpétiques dont la diathèse est la cause de la persistance de manifestations syphilitiques sèches, sans tendance à l'ulcération, et contre lesquelles l'iodure de potassium resterait sans action :

Prescrire les alcalins, l'arsenic :

Arséniate de soude........................ 0 gr. 10
Sirop de gentiane ou de quinquina...... 400 gr.

Deux à trois cuillerées à soupe par jour;
ou :

Arséniate de soude ou de fer............ 0 gr. 003
Benzoate de lithine.................. ... } ãã 0 gr. 10
Extrait de gentiane...................

pour une pilule. Deux à trois pilules par jour.

(MAURIAC.)

Ou :

Liqueur de Fowler.............. .... } ãã 20 gr.
Tartrate de fer et de potasse...........

de 6 à 15 gouttes par repas. (P. VIGIER.)
ou :

Solution de Donovan :

Iodure d'arsenic .... 0 gr. 20
Biiodure de mercure.................. 0 gr. 40
Iodure de potassium.................. 4 gr.
Eau distillée........................ 125 gr.

Dose : 50 centigrammes à 5 grammes. 4 gr.
contiennent 6 milligrammes d'iodure d'arsenic
et 12 milligrammes de biiodure de mercure.

L'arsenic est un puissant reconstituant indiqué
surtout pendant les suspensions du traitement
spécifique dans les cas de syphilides secondaires
papulo-squameuses localisées sur certaines régions de la peau (paume des mains, plante des

pieds), sur la langue, et qui dépassent la durée ordinaire.

Chez les rhumatisants :

Prescrire les alcalins, le salicylate de soude à la dose de 1 à 2 grammes par jour.

Chez les syphilitiques qui sont sous l'influence de la diathèse paludéenne, prescrire : 1° le traitement spécifique (mais avec prudence, et à doses moindres lorsqu'il existe un état cachectique grave) ; 2° le sulfate de quinine, l'extrait mou de quinquina, l'arsenic, sans lesquels, bien souvent, le traitement spécifique reste sans action.

Chez les cardiaques :

Prescrire le mercure et l'iodure de potassium, que rien ne contre-indique, l'iodure surtout, qui diminue l'oppression, calme et prévient les accès d'asthme, désobstrue les engorgements viscéraux et modifie les artério-scléroses si communes dans les cardiopathies.

Si, chez eux, les fonctions du rein sont insuffisantes, ne donner le mercure qu'avec prudence, et prescrire le régime lacté. (MAURIAC.)

Chez les diabétiques :

Prescrire le mercure et l'iodure, que rien ne contre-indique, et le régime et l'hygiène auxquels on soumet d'ordinaire ces malades.

Chez les syphilitiques atteints de maladies organiques incurables (cancer, phtisie) :

Prescrire avec beaucoup de prudence le traitement spécifique ; ne pas compter beaucoup sur son action qui se trouve neutralisée par l'aggravation qu'exercent simultanément les diathèses l'une sur l'autre.

Injections de sérums artificiels.

A. — Le Dr Augagneur a recommandé, dans le traitement des syphilis malignes qui résistent à la médication spécifique, des injections de sérum artificiel de 400 à 500 grammes tous les 4 à 5 jours, répétées 4 à 5 fois.

Dans les cas de dépression, d'anémie chez un syphilitique, le Dr Jullien injecte le sérum artificiel en le mélangeant à un sel mercuriel soluble. Il se sert d'une seringue de la contenance de 5 grammes ; il prend d'abord 1 gramme de la solution mercurielle et achève de remplir la seringue avec le sérum (excellente pratique).

B. — Injections de sérum sanguin animal.

Les animaux étant réfractaires à la syphilis, on a pensé qu'ils pourraient communiquer à l'homme cette immunité, ou du moins diminuer son aptitude à concevoir l'action syphilitique, à neutraliser ses conséquences.

On a pratiqué sur des syphilitiques présentant des manifestations diverses, de 6 à 12 injections de sérum animal de 1 centimètre cube chacune tous les deux jours.

On a remarqué qu'elles agissent en relevant l'état général ; que, comme adjuvant de la médication spécifique, elles constituent une médication précieuse par ses bons effets nutritifs et toniques. (TOMMASOLI, FEULARD.)

C. — Injections de sérum recueilli chez des individus syphilitiques arrivés à une période variée de leur maladie.

On a pratiqué sur des syphilitiques des injections avec un demi à 1 centimètre cube de ce sérum tous les deux jours. (CELSO, PELLIZZARI.)

On n'a pu arriver à aucune conclusion relativement aux effets curatifs de ces injections.

D. — Injections de sérum kératinique.

Ce sérum est préparé de la façon suivante :

On prend une matière organique riche en kératine ou héliosine, de la corne de veau, par exemple, que l'on pulvérise, et qu'on laisse macérer dans une solution de chlorure de sodium :

```
Poudre de corne......................   60 gr.
Chlorure de sodium...................   10  »
Eau distillée .......................  1000  »
```

On décante; on soumet le liquide à une température de 90°, et on obtient un liquide qui contient :

```
Gélatine.............................   5 gr. 30
Phosphate de chaux...................   0 gr. 30
Sulfate de chaux.....................   0 gr. 03
   —    de potassium.................   traces
Chlorure de sodium...................   8 gr. 37
```

C'est ce liquide qu'on injecte sous la peau, à la dose de 1 à 3 centimètres cubes tous les 8 jours,

tous les 2 jours, ou même tous les jours, suivant
les cas.

Au bout d'un nombre d'injections variable (de
10 à 30 au maximum), M. Lalande a vu disparaître des lésions muqueuses, des syphilides
cutanées érythémateuses, papuleuses, ulcéreuses.

Il convient d'attendre avant de porter un juge-
ment définitif sur cette méthode nouvelle qui
méritait d'être mentionnée ici.

II. — TRAITEMENT HYDRO-MINÉRAL.

Bains d'eau pure tièdes. — Sont indiqués dans
le cas de syphilides secondaires (dermopathies
érythémateuses, papuleuses, papulo-squameuses,
érosives et purulentes).

Ont l'avantage d'assurer le fonctionnement régulier de la peau en la débarrassant des impu-
retés qui la souillent et qui masquent la lésion
(squames, sécrétions morbides), et de permettre
de la modifier ensuite avec des topiques plus efficaces.

Aident également, mais dans de faibles proportions, à l'élimination du mercure.

Prescrire aux malades, pendant la durée des
syphilides, des bains d'eau douce à une température moyenne (afin de ne pas congestionner la
peau) : bains de son ou d'amidon, que l'on peut
rendre légèrement alcalins par l'addition de

50 grammes de borax ou de 100 grammes de bicarbonate de soude.

Bains chauds. — Sont indiqués dans les cas de syphilodermies graves, de manifestations cutanées de la syphilis maligne, rebelles à la médication spécifique.

Aident davantage que les bains tièdes à l'élimination du mercure et rendent l'organisme plus apte à concevoir l'action de la médication spécifique.

Prescrire, aux syphilitiques qui se mercurialisent, un ou deux bains chauds chaque semaine, avant de se mettre au lit. En surveiller soigneusement l'emploi chez ceux qui sont prédisposés aux syncopes, chez ceux qui sont atteints d'une affection du système circulatoire.

Bains de vapeur. — Les bains russes ou turcs activent encore davantage l'élimination du mercure, à cause de la diaphorèse abondante qu'ils déterminent.

Sont indiqués chez les syphilitiques prédisposés à l'hydrargyrisme ou atteints d'hydrargyrisme (stomatite mercurielle, etc.).

Sont mieux supportés que les bains chauds.

Hydrothérapie chaude. — Active l'excrétion et permet de donner des doses de mercure considérables qui ne seraient pas tolérées avec des douches froides (traitement pratiqué à Aix-la-Chapelle, à Uriage, à Aix-en-Savoie).

Bains froids. — *Bains de mer.* — Exercent, quelquefois en très peu de temps, une action tonique sur l'économie, qu'ils remettent à point pour lui permettre de bénéficier du traitement mercuriel. Cette action est puissamment aidée par le changement d'air et d'habitudes auquel les malades sont soumis.

Ne doivent être prescrits qu'avec prudence chez les sujets nerveux, mal équilibrés ou menacés du côté des voies respiratoires.

Sont indiqués chez les syphilitiques que l'infection a débilités ou cachectisés, chez les individus affaiblis, particulièrement chez les enfants malingres atteints de syphilis héréditaire ou acquise, et dans les cas de vieilles syphilis qui demeurent insensibles à l'action du mercure.

Hydrothérapie froide. — Exerce une action reconstituante et facilite l'absorption du mercure.

Est indiquée :

1° Dans la syphilis primitive et dans la syphilis secondaire, lorsqu'il existe de l'anémie, de la faiblesse générale ou une trop grande excitation nerveuse;

2° Chez les sujets qui présentent, à n'importe quelle période de la syphilis, des symptômes de cachexie;

3° Dans la période avancée de la syphilis, principalement lorsque le cerveau, la moelle épinière, les nerfs, les organes des sens deviennent le siège de lésions spécifiques, ou présentent des troubles fonctionnels qui proviennent directement de la syphilis ou ne sont occasionnés que par elle.

I. — *Bains médicamenteux.*

a) *Bains mercuriels* (page 36).

b) *Bains arsenicaux.*

Sont indiqués contre les vieilles syphilides sèches squameuses, papuleuses, papulo-tuberculeuses, qui s'éternisent malgré la médication mercurielle, parce que l'influence de la diathèse herpétique, dartreuse, s'ajoute à l'influence de la diathèse syphilitique.

Exercent non seulement une action tonique et reconstituante sur l'économie, mais une action directe et topique sur ces sortes de syphilides.

Prescrire l'usage des bains de la Bourboule, ou des bains arsenicaux que l'on obtient en faisant dissoudre 2, 3 et jusqu'à 8 grammes d'arséniate de soude dans un grand bain, sans baignoire spéciale.

c) *Bains de mer chauds.* — Ajouter 3 à 4 kilogrammes de sel marin à l'eau du bain;

Ou :

Prescrire le bain de mer artificiel :

Sel gris......................................	8 kil.
Sulfate de soude........................	4 »
Chlorure de magnésium................	3 »
— de calcium................	700 gr.

pour un grand bain.

d) *Bains sulfureux.* — Sont indiqués dans le cas de déterminations rhumatismales que suscite quelquefois la syphilis du côté des muscles ou des articulations, ou lorsque l'organisme, surmené et épuisé par le traitement mercuriel, a besoin d'être stimulé.

Ne doivent être prescrits que dans la phase avancée de la syphilis, et lorsque les poussées syphilitiques se raréfient et sont séparées par des intervalles de plus en plus considérables.

Prescrire :

Le bain de Barèges du Codex :

Monosulfure de sodium cristallisé	ãa 60 gr.
Chlorure de sodium sec.....	
Carbonate de soude sec.................	30 »

pour un grand bain ;

Ou :

Sulfure de sodium....................	ãa 310 gr.
Solution saline gélatineuse du Codex ...	

faire dissoudre dans 8 ou 10 litres d'eau, et ajouter à l'eau du bain ;

Ou :

Trisulfure de potassium solide....	100 gr.
Gélatine concassée.............	250 »

pour un grand bain.

II. — *Eaux minérales.* — Leur action se borne en général à : 1° relever l'état général du syphilitique, lui donner une force de résistance, de réaction salutaire, qui lui permette de se défendre, avec le secours des spécifiques, contre les assauts réitérés de la maladie, d'en réparer les

désordres et d'en prévenir les atteintes ultérieures; 2° modifier les états constitutionnels
suscités ou aggravés par la syphilis : chloro-
anémie, scrofule, arthritisme, herpétisme, neurasthénie, etc.

Parmi celles qui favorisent l'action du mercure sur la syphilis, viennent en première ligne
les *eaux sulfureuses*.

Elles sont insuffisantes, *à elles seules*, à guérir
les manifestations de la syphilis. Au contraire,
elles provoquent une excitation générale qui a
pour résultat de réveiller la maladie, si elle est
latente, d'exaspérer ses manifestations, si elle est
en activité. Aussi sont-elles contre-indiquées,
soit comme traitement d'épreuve, soit comme
méthode curative de la syphilis, quelle que soit
la période de la maladie, et surtout durant les
2 ou 3 premières années.

Mais, si les eaux sulfureuses ne vont pas attaquer directement le principe virulent, elles permettent à la médication spécifique de le faire :
1° en imprimant à l'organisme une secousse
énergique, une suractivité de fonctionnement,
grâce auxquelles l'action curative du mercure se
développe beaucoup mieux qu'auparavant, soit
aux mêmes doses, soit à des doses plus élevées,
et sans qu'il en résulte aucun dommage, aucun
signe d'hydrargyrisme, puisque leur therma-
lité facilite l'élimination du mercure; 2° en plaçant le malade dans des conditions hygiéniques

favorables (exercice au grand air, renoncement
aux mauvaises habitudes hygiéniques, distrac-
tions, repos intellectuel).

Les cures balnéaires sulfureuses mixtes ne
doivent, en principe, être prescrites que dans la
syphilis arrivée à une période extrême de son
processus : 1° soit lorsqu'il existe un état cachectique, sans localisation précise, dû à la syphilis
uniquement, et réfractaire à la médication spécifique; 2° dans les syphilis à récidives incessantes,
rebelles à la médication spécifique; 3° chez les
syphilitiques qui ont été hypermercurialisés et
qui sont malades de ce fait.

Cependant, il est des cas où, quand il est
nécessaire de développer l'activité mercurielle,
on doit prescrire des cures balnéaires sulfureuses
à des syphilitiques arrivés seulement à la première ou à la deuxième année de leur syphilis.

On enverra alors :

à *Luchon*, les malades atteints de syphilis
moyennement sévère, depuis les cas d'atonie
très marquée jusqu'à ceux où il existe de l'irritation nerveuse, comme au début du tabès;

à *Barèges*, les malades atteints d'une syphilis
sévère, surtout s'ils sont en même temps scrofulo-tuberculeux;

à *Ax* (Ariège), les malades atteints de syphilis
moyennement grave, surtout s'ils sont en même
temps rhumatisants;

à *Cauterets*, les malades atteints de syphilis

moyennement grave, particulièrement dans le cas d'affection des voies aériennes;

à *Uriage*, les syphilitiques atteints de syphilis moyennement grave, surtout s'ils sont en même temps scrofuleux, herpétiques, dartreux (FERRAS).

Si on veut prévenir ou guérir l'hydrargyrisme, on peut encore envoyer les malades :

à *Balaruc*, à *Bourbonne* (eaux chlorurées-sodiques);

à *Aix-en-Savoie* (sulfurées-calciques);

à *Challes* (sulfurées-sodiques);

à *Gazost* (sulfurées sodiques et bromo-iodurées);

à *La Motte* (Isère) (chlorurées-sodiques);

à *Saint-Honoré* (sulfurées-arsénicales) (JULLIEN).

Les cures balnéaires simples sont une excellente médication adjuvante lorsqu'il existe une affection constitutionnelle associée à la syphilis.

On peut envoyer :

à *Salins* (Jura), le syphilitique scrofuleux;

à *Bussang*, à *Saint-Alban*, à *Orezza*, à *Charbonnières*, le syphilitique anémique;

à *Néris*, à *Luxeuil*, à *Plombières*, à *Baynères-de-Bigorre*, à *Lamalou*, le syphilitique névropathique;

à *La Bourboule*, le syphilitique herpétique;

à *Vichy*, à *Villel*, à *Contréxeville*, le syphilitique arthritique;

à *Aix-en-Savoie*, le syphilitique rhumatisant.

DIRECTION GÉNÉRALE
DU TRAITEMENT DE LA SYPHILIS

En instituant le traitement de la syphilis, on doit se proposer non seulement d'atténuer et de guérir les accidents en activité (accident initial ou manifestations survenues ultérieurement dans le cours de l'infection), mais encore d'éteindre définitivement l'infection latente et de supprimer pour l'avenir tout accident nouveau.

Il ne suffit donc pas de traiter une manifestation locale; il faut, en dehors de toute manifestation syphilitique, poursuivre le traitement suivant une certaine méthode.

Du moment où le traitement doit être institué :

Trois cas peuvent se présenter :

Le malade est porteur d'un chancre.

Le malade présente un accident syphilitique soit secondaire, soit tertiaire.

Le malade a eu un chancre, qui n'a été suivi d'aucun accident.

I. — Le malade est porteur d'un chancre.

a) S'il n'existe aucun doute sur la nature syphilitique du chancre :

Instituer aussitôt le traitement spécifique.

Un traitement précoce rend en général la syphilis facilement accessible à la médication, peu redoutable dans ses manifestations éloignées; il exerce une action préventive sur les manifestations de la période secondaire qu'il rend bénignes, superficielles, moins rebelles, moins sujettes aux récidives; tandis qu'un traitement tardif rend en général la syphilis bien plus rebelle aux agents thérapeutiques, plus chargée d'accidents, plus féconde en rechutes, en somme moins curable et plus dangereuse.

b) Si le malade est porteur d'un chancre dont le diagnostic reste douteux :

S'abstenir d'instituer tout traitement spécifique, jusqu'au moment où les accidents secondaires viendront mettre un terme à l'incertitude;

Faire comprendre au malade qu'il faut attendre un certain temps pour savoir au juste ce que deviendra le chancre.

De deux choses l'une : ou le chancre est syphilitique, ou il ne l'est pas.

S'il est syphilitique, les accidents secondaires se produiront au bout de quelques semaines, et l'on sera à temps de prescrire un traitement nécessaire, indispensable. Ce retard dans l'institution de la médication spécifique n'altérera pas sensiblement la santé du malade, puisque, malgré le traitement établi dès l'origine, des manifestations secondaires se montrent presque toujours.

Si le chancre n'est pas syphilitique, l'absence

de toute manifestation secondaire durant les 3 ou 4 premiers mois lèvera tout doute sur la nature même du chancre, permettra au médecin d'assurer au malade l'immunité absolue pour le présent et pour l'avenir, et évitera d'infliger au malade un traitement non seulement inutile, mais qui serait de nature à embarrasser le médecin et le malade. En effet, si le chancre n'est pas syphilitique, il ne sera suivi d'aucun accident secondaire, et si, dans le doute, le traitement spécifique a été institué, on sera embarrassé pour dire si l'absence d'accidents doit être attribuée à un chancre faussement présumé syphilitique ou à l'action prophylactique du mercure, pour savoir si le traitement doit être continué, ou interrompu, ou ajourné indéfiniment, et pour autoriser ou déconseiller un mariage plus ou moins prochain. (A. FOURNIER.)

II. — Le malade est porteur d'une manifestation syphilitique secondaire ou tertiaire :

Demander au malade s'il a déjà suivi un traitement, quel mode de traitement, et s'il l'a bien toléré, et prescrire aussitôt un traitement s'il n'en a déjà fait, ou une nouvelle cure médicamenteuse en l'adaptant au degré de tolérance du malade et à la nature et à la gravité de l'accident à combattre.

III. — Le malade a eu un chancre, autrefois, qui n'a été suivi que de manifestations secondaires courtes, bénignes.

Si le malade demande s'il doit reprendre le traitement ou se considérer comme guéri :

Prescrire la reprise du traitement et agir comme si l'infection syphilitique ne restait pas à l'état virtuel, afin de prévenir l'apparition d'accidents ultérieurs, par prudence pour l'entourage du malade et pour sa race. N'autoriser le mariage que quatre ans après l'accident primitif.

IV. — Le malade a eu un chancre il y a un an environ, pour lequel il a suivi deux ou trois cures médicamenteuses et qui n'a été suivi d'aucun accident constitutionnel.

a) Si le malade a eu un chancre sur la nature syphilitique duquel aucun doute n'a pu exister :

Agir comme il vient d'être dit.

b) Si le malade a eu un chancre douteux, et s'il désire savoir quelle conduite il doit tenir et s'il peut songer au mariage :

Rechercher si on ne découvre pas chez lui un vestige, ancien ou récent, d'une infection généralisée, une trace de syphilis primitive, telle que : une cicatrice caractéristique, une induration ganglionnaire persistante ; et, si on ne constate rien de semblable :

Lui conseiller d'attendre et de ne pas reprendre le traitement, et d'ajourner la question du mariage après la troisième année qui aura suivi le chancre. Si, à cette époque, aucun accident n'est apparu, on est autorisé à considérer son chancre comme n'ayant pas été syphilitique.

De quelle façon on doit poursuivre le traitement.

Le traitement doit être énergique, intermittent, prolongé. (A. FOURNIER.)

I. — Le traitement devra comprendre une série de traitements ou de *cures*, mercurielles d'abord, iodurées plus tard, échelonnées au cours des premières années de la syphilis, et séparées les unes des autres par des stades de repos.

a) Les *cures* seront rapprochées dans le cours de la première année de la syphilis, et espacées dans une phase plus avancée, d'autant plus espacées qu'on s'éloignera du début de l'infection.

Elles doivent toujours avoir une énergie suffisante. En d'autres termes, elles seront prescrites à des doses véritablement thérapeutiques, susceptibles d'exercer sur la maladie une action véritablement efficace et visant non seulement les manifestations de la maladie, mais encore l'infection latente.

Une médication énergique est seule capable d'arrêter les progrès de la syphilis, vouée, dans la grande majorité des cas, à une aggravation continue, si elle n'est pas traitée convenablement ; seule, elle permet de protéger le malade contre le réveil de manifestations tardives, viscérales ou autres, et contre la transmission héréditaire.

Des doses faibles, bien souvent, fatiguent le malade inutilement. Il est donc préférable de prescrire une cure active, après laquelle le malade se reposera.

b) Les *stades de repos*, qui séparent les intervalles des cures médicamenteuses, permettent au malade de ménager ses fonctions digestives, d'éliminer le mercure accumulé, de se déshabituer en quelque sorte du traitement, qui pourra être repris avec plus de chances de succès, alors qu'il sera permis de croire que le malade a perdu l'accoutumance et qu'il est par conséquent redevenu impressionnable au médicament.

Un traitement continué sans interruption déterminerait : 1° des accidents de dyspepsie, de gastralgie, d'entéralgie, de diarrhée, bref d'intoxication gastro-intestinale ; 2° de l'accoutumance, qui amoindrit et finit par annihiler les effets thérapeutiques du mercure, de telle sorte que, s'il surgissait de nouveaux accidents syphilitiques, il serait impuissant à les combattre.

Les stades de repos permettent donc au mercure et à l'iodure de conserver toute leur puissance thérapeutique pendant toute la durée de leur administration et de prolonger sans inconvénients leur usage pendant un temps indéfini.

Ils seront de plus en plus espacés à mesure qu'on s'éloignera de la période initiale de la maladie.

Durée des cures médicamenteuses.

La durée d'une cure médicamenteuse est, en moyenne, de quatre à six semaines (espace de temps pendant lequel le malade peut supporter le remède sans trop de fatigue pour l'estomac et n'a pas à craindre des phénomènes d'accoutumance).

Cette durée variera suivant les indications fournies :

1° Par l'accoutumance du malade.

L'accoutumance au mercure n'est pas la même chez tous les individus. Chez les uns, le mercure détermine rapidement des effets curatifs et souvent toxiques. Chez d'autres, il reste quelquefois des semaines, des mois, sans produire aucun effet. Chez les premiers, il ne faut pas pousser la médication avec trop d'énergie ; chez les seconds, il est indispensable, pour obtenir une action curative, d'arriver vite aux fortes doses et de fragmenter souvent la médication par quelques jours de repos.

2° Par la succession des accidents eux-mêmes. La succession des poussées syphilitiques, la durée de ces poussées et la durée des intervalles qui les séparent, doivent guider le médecin dans la succession et l'intermittence des diverses cures partielles qu'il devra prescrire.

La durée des cures partielles devra donc être prolongée dans un cas, ou bien pourra être abrégée dans un autre.

En général, la durée des cures partielles doit toujours dépasser la durée des manifestations que celles-ci sont destinées à combattre. (MAURIAC.)

Sauf indications particulières, la durée d'une cure mercurielle doit être :

De quatre à six semaines (deux mois au maximum), si l'on emploie la méthode par ingestion;

De trois semaines, si l'on emploie la méthode des frictions (21 frictions consécutives), ou de six à huit semaines, si l'on fait une deuxième série de frictions ;

De trente à quarante jours, si l'on emploie la méthode des injections solubles (soit 30 à 40 injections consécutives de sublimé, par exemple, à un centigramme chacune);

De quarante-cinq à soixante jours, si l'on emploie la méthode des injections insolubles, soit six ou huit injections de 5 à 10 centigrammes de calomel chacune, pratiquées tous les quinze jours, tous les huit ou dix jours au maximum.

La durée d'une cure mercurielle peut être prolongée deux mois (par ingestion ou par frictions) dans la première année de la syphilis, et s'il s'agit d'une manifestation grave à combattre (sauf le cas d'hydrargyrie de la bouche, ou des voies digestives, ou de la peau). Elle peut être prescrite pendant un mois seulement si elle ne vise aucun symptôme, et si elle est dirigée uniquement contre l'infection latente, dans les troisième et quatrième années de la syphilis.

La durée d'une *cure iodurée* est en moyenne de quatre à six semaines, à la dose de 2 à 3 grammes par jour.

Durée des stades de repos.

Cette durée variera :

1° Selon la période de la syphilis.

On intercalera entre les deux ou trois premières cures mercurielles des stades de repos de un mois à six semaines ; plus tard, des stades de repos de deux à trois mois ; enfin, à une phase plus avancée de la maladie, des stades de repos de quatre, cinq et six mois.

2° Selon la méthode de mercurialisation employée :

a) Entre les cures mercurielles par ingestion, les stades de repos pourront être d'un mois dans la première année, de deux mois dans la deuxième année, de deux et trois mois dans les troisième et quatrième années de la syphilis.

b) Entre les cures mercurielles par les frictions, les stades de repos pourront être d'un mois à six semaines dans la première année, de six semaines à deux mois dans la deuxième année, de deux mois dans les troisième et quatrième années de la syphilis.

c) Entre les cures mercurielles par les injections, les stades de repos pourront être de six semaines à deux mois dans la première année, de deux mois dans la deuxième année, de deux à trois mois dans les troisième et quatrième années de la syphilis.

Mais l'évaluation de ces stades de repos ne saurait être qu'approximativement fixée, car il est rare qu'une syphilis soit soumise exclusivement soit à la mercurialisation par les frictions, soit à la mercurialisation par les injections.

3° Suivant l'intensité insolite de la maladie, la fréquence et le caractère des récidives, qui nécessiteront des cures médicamenteuses prolongées, plus rapprochées. — Il est, dans certaines syphilis, des manifestations tertiaires qui réclament et qui disparaissent avec un traitement énergique, mais qui récidivent rapidement, quoi qu'on puisse faire. (A. FOURNIER.)

4° Suivant l'apparition inattendue de certaines manifestations qui nécessitent la reprise d'un traitement énergique :

a) L'invasion inopinée de symptômes d'ordre secondaire dans une période chronologiquement tertiaire (une syphilide palmaire, par exemple), survenant au cours de la cinquième, sixième, septième, huitième année de la syphilis ;

b) L'apparition brusque d'un accident grave, à n'importe quelle époque de la maladie (gomme, ophtalmopathie) ;

c) L'éclosion de certaines affections qui apparaissent à une période éloignée de la maladie, en dépit des apparences bénignes de ses premières manifestations, et qu'on a dénommées *affections parasyphilitiques* (tabès, paralysie générale, neurasthénie, céphalée neurasthénique, épilepsie syphilitique, etc.).

II. — *Le traitement doit être prolongé, chronique, intermittent.*

La syphilis, étant une maladie infectieuse chronique, réclame un traitement chronique. Ce traitement doit donc être institué non seulement au moment des manifestations de la maladie, mais encore en l'absence de toute manifestation, en vue de diminuer le risque des récidives, de sauvegarder l'avenir, et dans la mesure du possible en l'espèce, de guérir. (A. FOURNIER.)

La nécessité d'un traitement prolongé s'impose :

1° Par le réveil d'accidents secondaires, même après quelques années de silence de la maladie, par la fréquence et les récidives d'accidents tardifs graves, que l'on observe non seulement chez des sujets qui n'ont suivi aucun traitement ou qui ont suivi un traitement insuffisant, mais aussi chez des sujets qui ont suivi un traitement énergique et de longue durée ;

2° Par la fréquence de la transmission de la syphilis des parents aux enfants.

Durée du traitement.

La durée du traitement ne saurait avoir rien de fixe ni d'absolu. Elle ne peut être déterminée systématiquement à l'avance, même approximativement, car, quand on institue un traitement dès l'origine de la maladie, il est difficile de prévoir, de fixer le nombre des cures médicamenteuses qui seront nécessaires, les époques et la durée soit des reprises du traitement, soit de ses interruptions, de dire qu'on fera suivre le trailement durant tels mois, puis durant tels autres pendant la première année, pendant les deuxième, troisième et quatrième années de la syphilis.

La durée du traitement varie selon l'intensité de la maladie, la fréquence et le caractère de ses poussées, l'intervalle qui les sépare, leur aptitude à guérir ou à résister au traitement.

Il est, en effet, certaines syphilis qui disparaissent rapidement, grâce à un traitement d'intensité moyenne, et qui ne reparaissent plus ; tandis qu'il en est d'autres, au contraire, qui ont été traitées énergiquement et qui reparaissent à des intervalles rapprochés, avec une facilité et une fréquence désespérantes, récidivant parfois toujours sur le même organe et chaque fois avec la même gravité.

A. — Dans les cas de syphilis bénigne ou moyenne, à manifestations superficielles et circonscrites, qui ne se reproduisent pas au delà d'un an ou dix-huit mois, qui s'épuisent ou semblent s'épuiser à la fin de la période secondaire, la durée moyenne du traitement peut ne pas dépasser trois ou quatre ans.

Voici, d'une façon générale, comment il doit être conduit :

I. — Chez l'homme adulte.

Première année.

1° Dans la phase initiale :

Prescrire un traitement assez énergique :

10 centigrammes de protoiodure de mercure

par jour (si l'on emploie la méthode par ingestion), et même davantage, 12, 15 centigrammes,
s'il est bien toléré ; poursuivre ce traitement
sans interruption durant six semaines (à moins
qu'il ne survienne des signes d'hydrargyrisme
du côté de la bouche ou des voies digestives);

Cesser le traitement une dizaine de jours environ avant l'époque présumée de l'apparition des
accidents secondaires, pour qu'il puisse agir ensuite contre eux avec une nouvelle vigueur.

Ou bien faire six injections de 5 à 10 centigrammes de calomel chacune tous les 10 ou
15 jours. (JULLIEN.)

Si le chancre s'accompagne d'une ulcération
étendue, d'une induration ou d'une adénopathie volumineuses, associer au mercure l'iodure
de potassium (2 à 4 grammes par jour).

2° Dès que les accidents secondaires apparaissent :

Prescrire une nouvelle cure mercurielle d'un
mois à six semaines ; prescrire des doses moyennes (10 centigrammes de protoiodure), si les manifestations cutanées sont bénignes, superficielles, s'il ne survient que quelques plaques
muqueuses ; des doses énergiques (12, 15, 20
centigrammes), si l'on se trouve en face de papules, de plaques cutanées, de pustules ou de
tubercules ulcéro-serpigineux ; employer même,
dans ce dernier cas, les frictions ou les injections
mercurielles.

Prescrire simultanément de l'iodure de potassium si les syphilides sont papuleuses, confluentes, ulcéreuses, ou s'il survient de la céphalée (à des doses moyennes ou fortes, suivant le degré de gravité de la manifestation à combattre).

Interrompre le traitement dès que les éléments éruptifs seront flétris ou effacés.

Prescrire un repos de deux mois.

3° Au bout de ce stade de repos, prescrire une nouvelle cure mercurielle de six semaines, suivie encore de deux mois de repos;

4° Enfin prescrire une quatrième cure mercurielle de six semaines, suivie encore de deux mois de repos.

En somme, prescrire quatre cures mercurielles de six semaines chacune durant la première année.

Durant les stades de repos, on pourra, selon les indications, prescrire des toniques (arsenic ou iodure de fer).

Deuxième année.

Prescrire trois cures mercurielles semblables à celles de la première année, alternées avec deux cures iodurées de six semaines chaque, séparées chacune par un mois de repos environ.

Troisième année.

Prescrire deux cures mercurielles alternées avec quatre cures iodurées, six semaines chaque, avec, dans l'intervalle, un repos de six semaines environ.

Quatrième année.

Prescrire une cure mercurielle et trois cures
iodurées séparées par des stades de repos de six
semaines.

Durant les deux dernières années, la syphilis
reste silencieuse, le plus souvent. On prescrira le
mercure à des doses moindres, mais toujours à
des doses efficaces, en dépit de l'apparence
bénigne du début de la syphilis.

B. — Dans les syphilis où, durant le cours de la
première et de la deuxième année, il apparaît à
chaque instant des plaques muqueuses, des poussées papulo-squameuses, et où ces récidives
s'étendent à la troisième année, en se circonscri-
vant et en prenant le caractère tuberculeux, la
durée du traitement doit dépasser ses limites
ordinaires, être prolongée jusqu'à la cinquième
ou sixième année.

C. — Dans les syphilis où les accidents sont
rebelles, réfractaires au traitement, et où des récidives inattendues, des manifestations tertiaires
d'un caractère menaçant pour des organes importants surgissent durant le cours des quatrième, cinquième ou sixième années de la syphilis, la durée du traitement devra être de 5, 6,
7 ans et même parfois davantage ; car il y a des
syphilis réfractaires qui commandent pour ainsi
dire un traitement perpétuel.

Dans ces syphilis à manifestations rebelles ou
récidivantes, non seulement le traitement devra

être prolongé suivant la fréquence des récidives, mais encore la méthode de mercurialisation sera adaptée à la nature et à l'intensité des manifestations. S'il s'agit de conjurer un accident grave, on aura recours de préférence aux frictions ou aux injections.

Le danger disparu, il est préférable de revenir à la méthode par ingestion dans l'intervalle des manifestations.

L'usage trop répété du mercure peut déterminer l'accoutumance : on fera bien alors de profiter des stades de repos pour prescrire des toniques, une saison aux eaux minérales, le changement d'air, etc.

D. — Il sera prudent de prescrire, pendant les premières années qui auront suivi la disparition de toute manifestation syphilitique, une à deux cures iodurées, parce qu'on n'est jamais certain qu'il n'existe pas une lésion profonde à l'état latent, ou qu'il ne puisse survenir inopinément une manifestation quelconque.

II. — Chez la femme adulte :

A. — Prescrire dans son ensemble le même traitement que chez l'homme adulte, en diminuant seulement les doses des médicaments.

Se rappeler la tendance plus grande de la femme au ptyalisme, et surveiller attentivement l'état de sa bouche durant le traitement mercuriel.

B. — Durant les époques cataméniales,

a) Si le flux menstruel est normal : continuer le traitement spécifique ;

b) Si le flux menstruel a de la tendance à devenir trop abondant : suspendre le traitement, surtout l'iodure (qui exerce une action hyperémiante sur toutes les muqueuses);

c) Profiter des époques menstruelles pour prescrire les stades de repos.

C. — Pendant la grossesse :

Ne pas craindre de prescrire un traitement très énergique (qui est du reste bien toléré) dans l'intérêt de la mère et de l'enfant ;

Ménager les voies digestives qui seront parfois altérées, et employer les frictions suivant les indications particulières ;

Surveiller le fonctionnement des reins, surtout vers la fin de la grossesse, et suspendre le traitement dès qu'on constatera dans l'urine la moindre trace d'albumine.

D. — Pendant l'allaitement :

(Voir plus loin la mercurialisation de la femme qui nourrit.)

III. — Chez les vieillards, à partir de 50 à 55 ans:

Prescrire un traitement moins énergique que chez les adultes, et le diriger avec beaucoup de circonspection ;

N'employer les méthodes intensives que dans les cas tout à fait urgents ;

Surveiller avec soin la bouche et les voies digestives;

Prescrire les frictions, si les voies digestives sont altérées dans leur bon fonctionnement. Se souvenir que le ptyalisme est moins à redouter chez les sujets édentés que chez ceux qui ont une mauvaise dentition;

Surveiller le fonctionnement des reins, pour voir si rien ne s'oppose à l'élimination du mercure et de l'iodure.

S'attacher particulièrement au traitement auxiliaire, surtout s'il existe un peu de cachexie, et prescrire les toniques, les reconstituants, une bonne hygiène, les thermes sulfureux ou autres, le changement d'air, etc., qui contribuent puissamment au succès des spécifiques et prennent une part presque aussi grande qu'eux à la guérison. (MAURIAC.)

IV. — Chez les enfants :

(Voir plus loin le traitement de l'*hérédo-syphilis*.)

EXAMEN DU MALADE AVANT D'INSTITUER LE TRAITEMENT MERCURIEL

Inspecter avec le plus grand soin l'état de la dentition.

Si les dents sont saines, instituer le traitement immédiatement.

« Si la bouche n'est pas soignée ou mal soignée, s'il existe des dents cariées ou ébréchées, si les gencives sont enflammées, ramollies, couvertes

de tartre : différer le traitement, et adresser le
malade à un bon dentiste qui lui soignera la
bouche, lui extraira ses chicots, lui obturera les
dents cariées, nettoiera celles qui sont encroû-
tées de tartre, et le renverra huit ou quinze
jours plus tard en état de tolérer le traitement
spécifique, qu'il n'aurait certes pas toléré sans
l'ensemble de ces soins préalables ». (A. FOURNIER.)

Étudier le tempérament et la constitution du
malade, ses tendances morbides, ses affinités dia-
thésiques, ses antécédents héréditaires ; rechercher les infections qui auraient déjà porté atteinte
à la résistance de son organisme ; s'assurer s'il
n'est pas sous l'influence d'accès de fièvre intermittente, de chlorose, d'anémie, etc. ;

Rechercher si le malade est arthritique, lymphatique, alcoolisé, tuberculeux, neurasthénique ;
ausculter les poumons ; rechercher l'état des
réflexes patellaires.

Cet examen permettra d'établir le pronostic de
la maladie, et servira de guide pour la direction
du traitement ; « car l'arthritique, le lymphatique,
l'alcoolisé, le tuberculeux, le neurasthénique ne
sont pas égaux devant l'infection syphilitique.
Chacun d'eux réagira d'une manière différente ;
chacun d'eux répondra suivant l'état de son organisme, suivant son tempérament et ses affinités
pathologiques : celui-ci en faisant des arthropathies, celui-là des déterminations ganglionnaires,
tel autre une localisation syphilitique sur le foie,

tel autre une lésion rénale; chez l'un, on voit la syphilis aboutir à des accidents pulmonaires; chez l'autre, au tabès ou à la paralysie générale. » (QUEYRAT.)

Examiner les viscères qu'une moindre résistance originelle ou acquise prédispose aux accidents de la maladie.

Étudier attentivement l'état des fonctions de l'estomac et de l'intestin, le fonctionnement du foie, des reins; s'assurer que l'urine ne contient pas d'albumine.

Si le malade présente un accident secondaire ou tertiaire, lui demander s'il a déjà suivi un traitement et la façon dont il a été influencé en bien ou en mal par celui-ci.

« Entrer dans la vie du malade, dans sa vie sociale, familiale, professionnelle, financière; savoir son régime, le menu de ses repas, l'emploi de son temps, de ses nuits surtout : si celles-ci ne sont pas consacrées à des travaux intellectuels excessifs, au jeu, aux excès alcooliques ou vénériens; s'efforcer de deviner ses défauts et ses vices, ses passions, qui, sans influence défavorable sur son organisme à l'état normal, peuvent, du moment où il est malade, devenir nuisibles ou neutraliser le traitement; être initié à ses soucis, à ses préoccupations, à ses tendances, au but qu'il poursuit; connaître comment et où il répare ses forces, où et jusqu'à quel point il risque de les épuiser; savoir s'il se livre à des travaux pénibles, fatigants, si les arts, la littérature sont pour lui une simple distraction ou une passion absorbante; découvrir, en le faisant causer, s'il a des chagrins de famille, des procès, s'il n'est pas sous le coup de déceptions : enquête indispensable à toutes périodes, puisqu'elle permet au médecin de remplir ici l'indication maîtresse : maintenir les forces de l'organisme au niveau nécessaire, rendre et donner à la constitution assez de ton, à la nutrition assez d'active régularité, pour lutter contre l'action déprimante de l'infection. » (DIDAY.)

Si le malade est porteur d'une manifestation syphilitique localisée et rebelle, rechercher si une irritation locale n'est pas la cause de sa production répétée ou de sa persistance : — telles les syphilides palmaires rebelles que l'on observe chez ceux qui manient d'une façon constante ou habituelle un outil dur et irrégulier (menuisiers et forgerons, etc.), — telles les plaques ulcéreuses, les onyxis des orteils, les crevasses interdigitales que l'on observe chez ceux qui marchent beaucoup (facteurs), — telles les plaques muqueuses buccales qui sont entretenues par l'usage immodéré du tabac ou par le contact répété de boissons alcooliques (dégustateurs, négociants en vins), etc., etc.

Précautions à prendre durant le traitement.

A. Précautions concernant le malade.

Examiner souvent l'état de le bouche, afin de suspendre le traitement mercuriel au premier signe de stomatite.

Recommander une hygiène buccale rigoureuse :

a) Nettoyer la bouche après chaque repas à l'aide d'un lavage antiseptique à l'eau boriquée à 4 %.

Enlever après chaque repas à l'aide d'un cure-dent les parcelles alimentaires qui auront pu s'interposer entre les interstices dentaires, et dont la fermentation peut provoquer ou aider au développement d'une gingivite sous l'influence du traitement mercuriel.

b) Se brosser les dents matin et soir avec un savon, ou une pâte ou une poudre dentifrices ou un élixir dentifrice.

Poudres :

Chlorate de potasse pulvérisé.............	20 gr.
Salol.................................	1 »

ou :

Poudre de savon.......................	20 gr.
Chlorate de potasse pulvérisé...........	20 »
Salol................................	1 »

ou :

Acide borique pulvérisé................	10 gr.
Poudre de ratanhia....................	5 »
— de quinquina rouge	10 »

Elixirs :

Acide benzoïque........................	1 gr. 50
— thymique....................	0 gr. 05
Teinture d'eucalyptus...............	5 gr.
Eau..............................	500 »

(GALIPPE.)

ou :

Acide phénique cristallisé.............	2 gr. 50
Teinture d'iode.....................	5 gr.
Essence de citron...................	1 gr. 50
— de menthe.............	1 gr. 50
Eau..............................	500 gr.

c) Traiter toutes les excoriations buccales ou linguales.

Surveiller attentivement l'état des fonctions digestives, le fonctionnement du foie, afin de suspendre ou de changer le mode de mercurialisation.

Vérifier l'état de la peau pour savoir si, le cas échéant, les frictions mercurielles peuvent être prescrites.

Faire de temps à autre l'examen de l'urine, afin de s'assurer de l'absence de l'albumine et de l'élimination du mercure par les reins, en vue de prévenir des accidents toxiques plus ou moins graves, si cette élimination était insuffisante.

B. Précautions concernant le médecin.

Avoir grand soin, si on a quelque plaie au doigt (coupure, piqûre, écorchure), de la protéger avec du collodion, une baudruche ou un doigt de gant, quand on aura à examiner une manifestation syphilitique suintante.

Prendre garde, quand on pratique une injection de mercure, de se piquer le doigt avec l'aiguille encore humide de la lymphe du syphilitique.

Faire attention, quand on examine la gorge d'un syphilitique et qu'on cautérise ses plaques muqueuses, qu'il ne projette pas, dans un mouvement d'expuition, des mucosités dans les yeux, sur les lèvres, dans les narines.

Prendre les plus grandes précautions pour éviter de devenir un intermédiaire de contage et de transporter l'infection syphilitique d'un malade à un autre; pratiquer, avant et après chaque examen, une antisepsie soigneuse des mains et la stérilisation rigoureuse des instruments.

Conseils à donner au malade durant le traitement.

Faire comprendre au malade qu'il doit s'abstenir de tout rapport sexuel tant qu'il est porteur d'une ulcération ou d'une plaque muqueuse à la verge, et même quinze ou vingt jours après leur disparition.

Le prévenir que, tant qu'il aura des plaques muqueuses buccales ou labiales, il sera un danger pour son entourage qu'il risque de contagionner;

le mettre en garde contre la possibilité de la contagion familiale ; lui recommander de s'interdire
toute promiscuité avec ceux qui l'entourent, de
n'embrasser personne, d'avoir des ustensiles de
table (verre, tasse, fourchette, cuiller, couteau)
exclusivement réservés à son usage personnel et
immergés soigneusement dans l'eau bouillante
après chaque repas, de ne prêter à personne ses
objets de toilette, son rasoir, ses objets de bureau
(porte-plume, crayon, couteau à papier), sa pipe,
l'instrument de musique à vent dont il peut faire
usage, etc., etc.

Indiquer au malade le régime qu'il doit
suivre :

A. — En cours de traitement :

a) « Si son régime est bon, si c'est le régime
« de famille », qui est tonique sans être excitant
ni excessif, n'y rien changer ; recommander
seulement la régularité dans les heures des
repas.

b) Si le régime est insuffisant ou défectueux,
le modifier dans un sens convenable; prescrire
une nourriture substantielle, des toniques, des
reconstituants.

c) Si le régime est excessif, diminuer la quantité
des aliments et des boissons, la ramener à un
taux hygiénique, en faire un choix approprié au
tempérament du malade; interdire un régime
trop succulent, les grands repas, les excès de
table et surtout les excès alcooliques; prescrire,

le cas échéant, quelques purgatifs de temps en temps.

d) Défendre, durant le cours d'une cure mercurielle, les substances ou boissons susceptibles de déterminer la diarrhée : crudités, fruits en excès, glaces, boissons glacées.

e) Permettre le vin rouge coupé avec de l'eau, le thé, le café à doses moyennes, la bière en petite quantité, exceptionnellement un petit verre de liqueur dans les circonstances où l'on ne saurait se dérober à une invitation.

f) Au moment des poussées cutanées, interdire, surtout chez les arthritiques et les dartreux, les coquillages, les poissons de mer, les fraises, la charcuterie, les viandes faisandées, les fromages fermentés. » (A. FOURNIER.)

B. — Après le traitement, permettre un régime plus large, mais toujours exempt d'excès.

Recommander une hygiène convenable, non seulement pendant les mois où le malade est en traitement, mais encore sa vie durant; interdire le surmenage intellectuel, le surmenage physique, en vue d'éviter nombre d'accidents secondaires et de prévenir des accidents tertiaires graves, particulièrement les accidents cérébro-spinaux, contre lesquels toute thérapeutique reste impuissante après leur apparition (1).

_____

(1) Voir mon livre sur *l'Hygiène dans la Syphilis*, 2ᵉ édition, 1900. Librairie Pinet, à Marseille.

Au malade qui mène une vie sédentaire, qui séjourne habituellement dans un air vicié (bureaucrate, employé), recommander l'exercice musculaire modéré, les promenades au grand air le plus souvent possible; l'engager à employer le dimanche à faire une course à la campagne au lieu de se promener de brasserie en brasserie.

Interdire l'usage du tabac durant tout le cours de la période secondaire, parce qu'il est susceptible de provoquer et d'entretenir des plaques muqueuses buccales, une glossite scléreuse; le tolérer plus tard, mais toujours à doses modérées, dans le but d'éviter toute excitation cérébrale.

Recommander d'éviter les variations brusques de température, de se surveiller aux changements de saisons; d'éviter, comme tous les autres malades et même comme les gens bien portants, les lieux humides (ouvriers glaciers, puisatiers, creuseurs de tunnel, etc., etc.), les climats malsains par leur *excessive température*, les milieux où les fièvres paludéennes sont endémiques, qui seraient de nature à provoquer la dysenterie, une affection du foie, et à modifier la santé générale en provoquant l'anémie et en troublant les fonctions digestives.

Au névropathe, que ses prédispositions héréditaires ou acquises, ses tendances personnelles permettent de considérer comme un prédestiné

aux manifestations nerveuses, directes ou indi-
rectes de la syphilis, prescrire d'emblée et dès
les premiers temps de son infection :

1° De se soustraire, dans la mesure du possible, à toutes les causes capables de créer chez
lui des stimulations morbides du système nerveux, telles que : excès vénériens, excès alcooliques, travaux de l'esprit exigeant une tension
d'esprit assidue, fatigues, veillées prolongées,
turbulences de la vie mondaine, émotions de jeu
ou de bourse, les dissipations morales, les préoccupations, les soucis, les luttes, les déceptions
qu'entraînent les espérances déçues, les exercices
de corps trop violents (gymnastique, vélocipédie),
en raison des raptus congestifs qu'une fatigue
immodérée peut déterminer sur le cerveau ou sur
la moelle ;

2° L'hydrothérapie, non seulement au cours
du traitement, mais au delà, après le traitement,
et cela pendant de longues années. (A. FOUR-
NIER.)

« Au malade qui est accablé par la terreur
que lui inspire sa maladie, dont l'apparition le
désole, le bouleverse, le désespère ; qui croit
sa santé à jamais perdue ; qui vit dans la
crainte incessante de voir apparaître à chaque
instant, dans le présent et l'avenir, des accidents plus graves les uns que les autres ; qui se
juge désormais exclu du mariage ; qui redoute,
s'il se marie, de n'engendrer que des enfants

cacochymes, scrofuleux, rachitiques; qui presse le médecin de questions concernant la nature de son mal, ses suites, sa durée, sa curabilité surtout :

A ce malade le médecin doit répondre : — que la situation n'est pas telle qu'il se l'imagine, et qu'il a tort de l'exagérer, — que la syphilis est sans doute une viciation du sang, mais que, comme tant d'autres maladies, elle est extrêmement guérissable à la condition qu'on s'en occupe et qu'on la traite, — qu'il est extrêmement probable que, chez lui, comme chez tant d'autres, la syphilis n'aura aucune gravité, — qu'il surviendra des poussées successives, mais que c'est là le cours de la maladie, et non un accident imprévu, — qu'un bon traitement fera rapidement justice de ces premières poussées, qui s'éloigneront et s'atténueront de plus en plus après les premiers mois, — qu'au bout d'un an, et même moins, la syphilis ne fera que le taquiner par quelques récidives de plaques muqueuses, — que les lésions syphilitiques envahissent rarement des régions à découvert, que la syphilis ne dérangera en rien son train de vie habituel, pourvu qu'il évite tout excès pouvant compromettre sa santé générale, qu'elle ne l'empêchera pas de paraître en public, d'exercer sa profession, de remplir ses obligations sociales, — que les cas de syphilis graves sont très rares et ne se rencontrent que chez ceux qui ont négligé le traitement ou méconnu les règles de l'hygiène, — qu'après avoir eu la syphilis, il sera aussi bien portant qu'avant, — qu'il lui est indispensable de suivre un traitement de trois ans au minimum, et qu'après ce laps de temps, il pourra se marier avec la certitude à peu près complète d'avoir des enfants sains et solides. » (A. FOURNIER.)

Au syphilitique atteint d'accidents tertiaires rebelles ou récidivants, ne pas se contenter de lui conseiller des mesures d'hygiène temporaire, telles que l'hydrothérapie, une saison à la campagne, un voyage dans le Midi, mais lui faire comprendre qu'il doit rompre pour longtemps (et parfois presque sans espoir de retour) avec ses habitudes, séjourner sous un climat différent, habiter la campagne, y devenir agriculteur au besoin, s'y imposer une occupation réelle, sérieuse, un peu absorbante, qu'il ne dépende pas de lui de ne remplir qu'à ses heures, qu'avec mollesse, de quitter à son gré. (DIDAY.)

Si le syphilitique est marié, lui défendre les coïts fécondants, non seulement pendant le temps où sa syphilis est en plein développement, mais encore pendant quatre à cinq ans; le prévenir que si, malgré ce conseil, il fécondait sa femme, qui est saine, il devra, sous le premier prétexte venu, la soumettre au traitement spécifique en le déguisant sous un nom quelconque, et lors même qu'elle présenterait les apparences de la santé la plus florissante; sinon qu'il s'exposerait à procréer un enfant qui ne viendrait pas à terme, ou qui naîtrait porteur d'accidents syphilitiques, ou qui, venu au monde avec les apparences de la santé, présenterait ultérieurement des manifestations syphilitiques.

Si le syphilitique est célibataire, le prévenir qu'il n'est autorisé à se marier que dans les conditions suivantes :

1° Il ne se mariera pas avant la fin de la quatrième année, à partir du moment où le chancre syphilitique s'est manifesté;

2° Il aura suivi un traitement suffisant et régulier;

3° Il n'aura pas présenté de manifestation syphilitique pendant la quatrième année;

4° Il suivra un traitement mixte préventif pendant les trois ou quatre mois qui précéderont son mariage.

5° Il fera des cures espacées pendant les premières années de son mariage. (BALZER.)

Conseils à donner au syphilitique après le traitement.

« Au malade qui, après avoir suivi ponctuellement le traitement qui lui a été prescrit, et qui vient demander s'il est guéri, radicalement guéri, et s'il est désormais à l'abri de tout accident syphilitique, le médecin doit répondre : — qu'il a toutes chances pour ne plus redouter dans le présent et dans l'avenir de nouveaux accidents, — qu'il ne doit jamais oublier cependant qu'il a été syphilitique, et que, quoi qu'il ait été fait, quel que soit le nombre d'années écoulées sans qu'il se soit produit d'accident, il peut survenir inopinément, bien que ce soit chose très rare, de nouvelles manifestations syphilitiques, — que, dans la prévision du retour possible de ces accidents, il devra, s'il lui survenait une affection quelconque du larynx, des poumons, du système nerveux, des os, des yeux, du foie, des reins, etc., avertir son médecin traitant qu'il a eu la syphilis, — que ce renseignement sera très probablement inutile au médecin, mais que, cependant, telle circonstance peut se présenter où il pourrait avoir pour lui une importance majeure, capitale, et duquel peut dépendre sa guérison, sa vie. » (A. FOURNIER.)

Prévenir le syphilitique marié et père de famille que son ancienne maladie peut intervenir dans les affections dont souffriront ses enfants, — que des accidents syphilitiques ne peuvent se manifester chez eux qu'à une période avancée de leur existence, — qu'il sera de son devoir de mettre leur médecin ordinaire au courant de la tare héréditaire qui peut les atteindre, — qu'il fera bien de faire suivre à ses enfants, en dehors de toute manifestation syphilitique, des traitements iodurés de temps à autre, parce qu'on ne sait jamais s'ils préparent ou commencent une syphilis héréditaire dont il y a tout intérêt à arrêter le développement dès le début. (Du CASTEL.)

TRAITEMENT
DU CHANCRE SYPHILITIQUE

I. — TRAITEMENT SPÉCIFIQUE
ou TRAITEMENT GÉNÉRAL

Prescrire le traitement spécifique ou traitement interne aussitôt que possible après l'apparition du chancre, ou au moins dès que sa nature syphilitique aura été reconnue et diagnostiquée, non seulement pour guérir plus vite la lésion initiale, mais encore pour atténuer les accidents secondaires, les retarder, et, dans quelques cas heureux, incontestables aujourd'hui, prévenir l'infection, en réalisant une véritable abortion. (JULLIEN.)

A. — Que le chancre soit érythémateux ou papuleux, que l'érosion soit superficielle ou plus évidée, qu'il soit papyracé ou à sclérose plus épaisse mais non exagérée, que la sécrétion soit plus ou moins abondante :

Prescrire le mercure seul :

a) soit par ingestion stomacale : protoiodure à

doses moyennes (10 centigrammes par jour), ou sublimé ;

b) soit en frictions.

B. — Si le chancre est *papulo-tuberculeux* (avec induration considérable l'emportant sur l'ulcération) ;

S'il est *tuberculo-gommeux* (avec une induration considérable qui se ramollit, se vide, et se convertit en une cavité ampullaire entourée d'une coque cartilagineuse) ;

S'il est *ulcéro-phagédénique* (avec une ulcération étendue d'emblée qui prédomine sur l'induration et la détruit) :

Prescrire le *traitement mixte*.

a) Le mercure :

soit par ingestion stomacale (protoiodure à doses plus élevées(15 à 20 centigrammes par jour);

soit par frictions;

soit par injections hypodermiques, qui constituent un traitement intensif indiqué dans le but d'éteindre, dès le début du chancre, la virulence de la syphilis (injections massives de calomel ou d'huile grise, ou, si elles sont contre-indiquées, injections quotidiennes ou fréquentes de sublimé, de benzoate, de succinimide, de cyanure de mercure) ;

b) L'iodure de potassium (3 à 4 grammes par jour).

C. — « Suspendre le traitement interne 8 à 10 jours environ avant le terme de la deuxième incubation, c'est-à-dire avant l'époque présumée des accidents généralisés (roséole), afin de laisser reposer l'organisme, éviter l'accoutumance, et raviver l'action continue du spécifique qui va devenir si nécessaire contre la syphilis définitivement constituée. » (MAURIAC.)

II. — TRAITEMENT EXTERNE ou LOCAL

Ce traitement varie selon le *siège* du chancre (*chancre génital* ou *extra-génital*), et selon les *complications* qui viennent modifier sa marche naturelle.

Le traitement dont la description va suivre est applicable à tout chancre, qu'il soit érythémateux, nain éphémère, papuleux, papulo-érosif, induré, proéminent ou bombé, végétant, et n'étant accompagné d'aucune complication. Le *traitement des complications* sera exposé plus loin.

Avant tout, nous devons signaler *ce qu'il faut éviter* dans le traitement de tout chancre, qu'il soit génital ou extra-génital. C'est :

1° L'excision du chancre en vue de faire avorter l'infection syphilitique, — méthode complètement inefficace, puisque, quand le chancre se développe, l'organisme est déjà tout entier infecté;

2° Tout exercice fatigant pouvant exciter le chancre, toute irritation mécanique, telle que celle qu'amène le frottement des vêtements, surtout à la suite de marches prolongées, de la danse, de courses à bicyclette, etc. ;

3° Les topiques irritants et nuisibles: alun, sulfate de cuivre, pierre divine, perchlorure de fer, acide phénique, alcool camphré, etc.

4° L'usage de certains pansements qui jouissent encore parfois d'une certaine faveur dans les classes populaires : cendre de pipe, poudre de chasse, tabac, urine, etc.;

5° Les cautérisations précoces avec le nitrate d'argent ou tout autre caustique, cautérisations n'ayant aucune influence sur l'évolution fatale de la syphilis, plutôt nuisibles, en ce qu'elles ne servent qu'à exciter le chancre, à l'enflammer, à augmenter son induration, ce qui peut parfois mettre le praticien dans l'embarras lors du diagnostic à porter sur un chancre à son début, enfin pouvant influer défavorablement sur le développement de l'adénopathie.

TRAITEMENT LOCAL DES CHANCRES GÉNITAUX

Avant tout, interdire les rapports sexuels. Il n'est pas inutile de recommander la continence aux malades atteints d'un chancre génital, nombre d'entre eux, surtout les femmes, ne s'imaginant pas que la petite lésion dont ils sont porteurs soit susceptible de transmettre une affection grave. (A. FOURNIER.)

Chancres génitaux chez l'homme

Chancres du gland; — de la rainure glando-préputiale; — du frein et fossettes du frein; — du prépuce.

I. — Entretenir le chancre dans le plus grand état de propreté.

Lotions quotidiennes répétées, notamment après chaque émission d'urine, avant chaque pansement, avec de l'eau boriquée tiède (40 gr. d'acide borique pour 1 litre d'eau).

Bains locaux tièdes, matin et soir, d'une durée de 10 à 15 minutes, avec de l'eau boriquée tiède, ou de l'eau de guimauve boriquée tiède.

Bains généraux tièdes, tous les 3 ou 4 jours, et même plus fréquemment, si le chancre présente quelque tendance à s'enflammer.

II. — Panser le chancre trois fois par jour, notamment après les émissions d'urine.

A. — Lotionner d'abord le chancre, ainsi qu'il vient d'être dit, avec de l'eau boriquée tiède, ou à l'aide de l'eau oxygénée en pulvérisations.

Déterger doucement le chancre ; enlever avec précaution les squames et les croûtes, à l'aide d'un petit tampon d'ouate hydrophile imbibée d'eau boriquée tiède.

B. — Assécher le chancre en appuyant légèrement et à plusieurs reprises un petit tampon de coton hydrophile sec.

C. — Appliquer ensuite sur la lésion chancreuse des topiques modificateurs et antiseptiques, dans le but de favoriser et d'activer sa guérison.

1° Dans sa période d'augment et d'état :

a) Appliquer du coton hydrophile.

Soit enduit d'une pommade qui empêche la dessiccation du liquide sécrété et la formation des croûtes, et a l'avantage de ne pas adhérer au chancre et de se détacher, à chaque pansement, sans tirailler la plaie, sans la faire saigner, sans l'irriter.

Les pommades les plus usitées sont les suivantes :

Calomel.. 1 gr.
Cold-cream ou Vaseline pure............ 10 »

(A. FOURNIER. GAUCHER.)

ou :

Oxyde de zinc .... 2 à 3 gr.
Vaseline................................... 30 gr.

(A. FOURNIER.)

ou :

Vaseline boriquée........................... 25 gr.
Amidon.................................... 2 »
Calomel.................................... $\left\}\tilde{a}\tilde{a} 1 \right.$ »
Oxyde de zinc.............................

Applicable à tous les chancres érosifs. (MAURIAC.)

ou :

Onguent napolitain.

Appliquer l'onguent par frottement, matin et soir, et le maintenir en permanence à l'aide d'un peu de ouate hydrophile. Résultats favorables très prompts. (SIMONNET, JULLIEN.)

Vaseline....................................
Lanoline.................................... $\left\}\tilde{a}\tilde{a} 10 gr.\right.$
Iodoforme..................................

Applicable dans les cas de chancres tournant à

l'ulcération ou primitivement ecthymateux et un peu rongeants.

. De prescription difficile dans la clientèle privée, à cause de son insupportable odeur ; utilisé surtout dans les services des hôpitaux. (MAURIAC.)

Ou :

Aristol................................ ..	2 à 3 gr.
Vaseline	10 »

L'aristol est bien loin d'avoir l'efficacité de l'iodoforme. (MAURIAC.)

ou :

Europhène............................	0 gr. 50
Vaseline..............................	25 gr.

L'europhène (*iodhydrate d'isobutylorthocrésol*), employé à doses plus élevées, provoque de l'irritation de la peau et un érythème. (MAURIAC.)

b) Soit appliquer du coton hydrophile imbibé d'une solution antiseptique, et le renouveler toutes les 3 ou 4 heures :

Les solutions les plus usitées sont les suivantes :

Acide borique........................	4 gr.
Eau................................	100 »

ou :

Hydrate de chloral...................	1 à 3 gr.
Eau................................	100 gr.

ou :

Sublimé..............................	0 gr. 20
Eau................................	1000 gr.

Appliquer en permanence de la tarlatane sans apprêt et recouverte de gutta-percha laminée. Convient au pansement des chancres de n'importe quel siège, qui ont de la tendance à devenir ulcéreux et qui suppurent abondamment. (JULLIEN.)

Ou :

Vin aromatique du Codex.

ou :

Vin aromatique antiseptique :

Vin aromatique..........................	93 gr.
Glycérine...............................	5 »
Résorcine	4 »

(JULLIEN.)

2° Dans la période de réparation du chancre.

Remplacer les pommades et les pansements humides qui semblent alanguir la plaie, par des poudres isolantes.

a) Soit des poudres inertes, inoffensives :

Oxyde de zinc.

ou :

Sous-nitrate de bismuth.

ou :

Poudre de talc.

(A. FOURNIER.)

b) Soit des poudres antiseptiques :

Les plus usitées sont les suivantes :

Calomel.

Médicament insuffisant; ne l'employer que dans les chancres réellement reconnus pour être des chancres syphilitiques, parce que, appliqué sur les chancres autres que les chancres syphilitiques, il provoque souvent une induration artificielle de l'ulcération et peut être cause, dans le cas d'ulcérations douleuses, d'une erreur de diagnostic. (GAUCHER.)

Ou :

Iodoforme porphyrisé.

Ne peut pas toujours être employé dans la clientèle privée à cause de son odeur insupportable.

N'est pas du reste indispensable dans le pansement des chancres non compliqués. (A. FOURNIER.)

Convient surtout aux chancres qui tournent à l'ulcération ou qui sont primitivement ecthymateux et rongeants. (MAURIAC.)

Peut être désodorisé en ajoutant à 100 grammes d'iodoforme une des substances suivantes :

25 à 30 grammes de café pulvérisé.

ou :

10 grammes de coumarine.

ou :

10 grammes de vanilline.

ou :

5 grammes d'essence de menthe.

ou :

2 grammes d'essence de citron.

ou :

> 1 gramme de néroli.

ou :

> 1 gramme de benjoin.

Mais l'addition de ces substances ne masque qu'incomplètement l'odeur de l'iodoforme.

ou :

> Diiodoforme.

A une odeur moins forte que l'iodoforme.

ou :

> Aristol.

Inférieur à l'iodoforme.

ou :

> Iodol.

Inférieur à l'iodoforme.

ou :

> Airol.

Remplace le plus avantageusement l'iodoforme. (JULLIEN.)

ou :

> Europhène.

ou :

> Europhène............................ 10 gr.
> Borax.............................. 10 à 20 gr.
>
> (DE MOLÈNES.)

ou :

> Salol.

A l'inconvénient de ne pouvoir pas être obtenu en poudre assez fine pour ne pas irriter.

Peut rendre quelques services dans quelques cas légers de chancres ulcérés, quand on le mélange avec deux fois son poids de poudre inerte. (MAURIAC.)

ou :

Sozo-iodol.

Peut être utile dans quelques cas légers.

ou :

Traumatol.

ou :

Dermatol (*sous-gallate de bismuth*).

Quand le chancre a été saupoudré avec une de ces poudres, on applique par-dessus du coton hydrophile.

III. — Cautériser légèrement le chancre, tous les 3 ou 4 jours :

s'il a de la peine à se déterger;

si, à sa période ultime, il languit et présente une trop grande lenteur à se cicatriser;

si, au contraire, il bourgeonne avec exubérance.

Ce n'est que dans ces conditions bien spécifiées que les cautérisations au nitrate d'argent peuvent être pratiquées dans le traitement du chancre. (A. FOURNIER.) Ceci dit une fois pour toutes.

IV. — Maintenir le pansement en place.

Le coton hydrophile appliqué par-dessus la

substance modificatrice sera maintenu en place par le prépuce qui devra toujours être rabattu sur le gland. (A. FOURNIER.)

Si le prépuce ne pouvait être rabattu sur le gland, fixer le pansement à l'aide d'une petite compresse maintenue par quelques tours d'une bande étroite enroulée autour de la verge.

Chancre du fourreau.

a) Lotions détersives, antiseptiques.

b) Applications sur le chancre d'un disque ou de bandelettes de taffetas de Vigo.

Chancre des bourses.

Même traitement que celui des chancres cutanés (voir *Chancres extra-génitaux, Chancres du tronc et des membres*).

Maintenir le pansement en place à l'aide d'un suspensoir.

Chancre de la région pubienne.

Couper les poils très ras à l'aide de ciseaux.

Même traitement que celui des chancres cutanés (voir *Chancres extra-génitaux, Chancres du tronc et des membres*).

Chancre du méat uréthral.

1° Prévenir l'inflammation, qui survient fréquemment dans cette variété de chancre :

a) Bains généraux tous les 2 jours;

b) Bains locaux émollients, 2 à 3 fois par jour, d'une durée de 10 à 15 minutes ;

c) Lavages, injections avec de l'eau boriquée tiède, notamment après chaque émission d'urine ;

d) Boissons émollientes, diurétiques (graines de lin, lait, chiendent, queues de cerises) pour diluer l'urine et la rendre moins irritante ;

2° Appliquer sur le chancre matin et soir, notamment après chaque émission d'urine, un peu de coton hydrophile enduit de pommade au calomel (ou de pommade à l'iodoforme, si le malade l'accepte);

Selon les cas, prévenir l'atrésie du méat en introduisant dans le méat de petits cylindres de ouate comprimée enduits de pommade au calomel et renouvelés après chaque émission d'urine;

3° Maintenir le pansement en place : appliquer une couche de ouate sèche, la recouvrir d'une compresse dont le plein sera appliqué sur le sommet du gland et les extrémités rabattues sur et sous la verge, puis enroulées autour d'elle; finalement, fixer cette compresse par plusieurs tours d'un ruban dont les deux bouts iront se réunir sur la bande horizontale d'un suspensoir.

Ou bien maintenir le pansement en recouvrant la verge d'une espèce de doigtier en toile ou en toile gommée, maintenu par un cordon en caoutchouc très mince assujetti à un suspensoir.

4° Faire garder le lit au malade si le chancre a

de la tendance à s'enflammer, à se compliquer de phagédénisme.

5° Après la cicatrisation du chancre, faire disparaître l'atrésie du méat :

a) Soit par la dilatation progressive à l'aide de bougies graduées;

b) Soit, en cas d'insuccès, par le débridement du méat par le bistouri. (A. FOURNIER.)

Chancre intra-uréthral.

1° Combattre les phénomènes inflammatoires
Grands bains;
Bains locaux émollients;
Injections émollientes (boriquées).

Boissons émollientes, diurétiques, à la dose de un litre par jour, dans le but de diluer l'urine et de la rendre le moins irritante possible pour le chancre.

2° Panser le chancre en introduisant dans le canal soit une mèche ou un petit cylindre de coton hydrophile enduit de pommade au calomel, soit un crayon à l'iodoforme. (GAUCHER.)

Si l'introduction de ces corps étrangers dans le canal paraissait plutôt irriter qu'améliorer le chancre, ce qui se produit presque constamment, suspendre tout traitement local et se borner à combattre les phénomènes inflammatoires.

Chancres génitaux chez la femme.

Chancres des parties génitales externes (grandes

et petites lèvres, fourchette, clitoris et son capuchon, méat urinaire).

1° Entretenir le chancre dans le plus grand état de propreté, et combattre l'inflammation :

Grands bains,

Bains de siège émollients,

Lotions tièdes boriquées.

2° Panser le chancre :

Appliquer un tampon de coton hydrophile,

a) Soit enduit d'une pommade antiseptique (à l'acide borique, au calomel, à l'aristol, à l'europhène, à l'iodoforme, s'il est possible), ou d'onguent napolitain ;

b) Soit imprégné d'une poudre antiseptique (calomel, iodoforme, salol, aristol, europhène).

3° Maintenir le pansement en place : appliquer une couche assez épaisse de coton hydrophile, la recouvrir d'une compresse que l'on maintient à l'aide d'un bandage en T.

Chancres des parties génitales internes (col utérin).

1° Injections boriquées tièdes, matin et soir.

2° Après les injections à l'aide du spéculum, placer sur le chancre un tampon de ouate hydrophile enduite d'onguent napolitain (JULLIEN), ou imprégnée d'une poudre asséchante, oxyde de zinc, sous-nitrate de bismuth, talc (A. FOURNIER), ou d'une poudre antiseptique iodoformée (GAUCHER).

Ou bien saupoudrer le chancre à l'aide d'un

insufflateur, et appliquer par-dessus un tampon de ouate hydrophile.

3° Si le chancre tarde à se cicatriser, le toucher légèrement, tous les 3 ou 4 jours, avec le crayon de nitrate d'argent ou avec un pinceau imbibé de teinture d'iode.

Chancres extra-génitaux.

I. — Chancres des lèvres.

1° Interdire le tabac, les boissons alcooliques, et tous les aliments susceptibles d'irriter la lésion.

2° Proscrire les cautérisations irritantes au nitrate d'argent, excepté lorsque le chancre reste opiniâtrément couenneux, pseudo-membraneux, ou lorsqu'il se cicatrise avec trop de lenteur, ou au contraire lorsqu'il bourgeonne avec exubérance : ne pratiquer alors les cautérisations que tous les quatre ou cinq jours.

I. — *Chancre labial extérieur* (affectant la peau ou la semi-muqueuse).

1° Avant chaque pansement, faire des lavages boriqués, des fomentations émollientes.

2° Panser matin et soir :

A. — Dans la forme bénigne :

Soit avec un morceau de baudruche gommée ou de papier buvard rose, taillé sur les dimensions du chancre, et dont une des faces sera enduite de pommade au calomel ;

Soit avec de petites bandelettes (de 5 ou 6 millimètres de largeur) de taffetas de Vigo entrecroisées ou imbriquées ;

Soit avec un petit morceau de taffetas souple de Vigo ou de taffetas rose de Cavaillès.

B. — Dans la forme ulcéreuse ou à tendance phagédénique :

Saupoudrer le chancre avec de la poudre d'iodoforme et le recouvrir ensuite avec du taffetas de Vigo ;

ou :

Appliquer matin et soir un peu de vaseline iodoformée :

Iodoforme........................	3 gr.
Vaseline.........................	10 »

et recouvrir ensuite avec du taffetas de Vigo ;
ou :

Appliquer simplement du taffetas emplastique iodoformé.

C. — Dans la forme inflammatoire, éréthique :

Appliquer au début matin et soir une pommade faiblement iodoformée :

Iodoforme........................	1 gr.
Vaseline.........................	10 »

et recouvrir de sparadrap souple ; quand la tolérance de l'iodoforme sera établie, appliquer une pommade plus forte :

Iodoforme........................	2 à 3 gr.
Vaseline.........................	10 gr.

Dans les phases ultimes de la lésion :

Saupoudrer avec de l'iodoforme ;

ou :

Appliquer du taffetas emplastique iodoformé. (FOURNIER.)

D. — Appliquer sur le chancre une des pommades ou une des poudres sus-indiquées ; recouvrir ensuite avec un peu de ouate hydrophile, et maintenir le tout au moyen d'un morceau de baudruche gommée, qui adhère tout autour sur les téguments. (JULLIEN.)

Si le chancre est douloureux :

Frictionner le soir la partie cutanée voisine du chancre avec :

Onguent napolitain......................	20 gr.
Extrait thébaïque	1 »

(MAURIAC.)

II. — Chancre labial interne ou muqueux.

Recommander une hygiène sévère de la bouche et des dents ;

Prescrire des bains de bouche (8 à 10 fois par jour) avec une décoction émolliente, légèrement boriquée, ou avec de l'eau de Vichy ;

Toucher le chancre plusieurs fois par jour avec un pinceau d'aquarelle trempé dans :

Borate de soude......................	4 gr.
Glycérine	15 »

Si le chancre est douloureux : badigeonnages avec une solution de chlorhydrate de cocaïne à 1 gr. pour 25.

Chancres de la cavité buccale (de la langue, des gencives, du palais, de la voûte palatine, des piliers, de la muqueuse génienne, de l'amygdale).

1° Éviter le tabac.

2° Éviter les boissons et aliments irritants. User d'une alimentation liquide ou demi-liquide n'exigeant aucun effort de mastication et de déglutition : lait, potages, soupes, jus de viande, purées, crèmes, etc.

3° Dans la période d'augment et d'état :

Gargarismes émollients ou plutôt bains de bouche tièdes, fréquents et prolongés :

Tête de pavot concassée................	n° 1
Graine de lin......................	5 gr.
Eau...........................	200 »
Sirop diacode.....................	40 »
Borate de soude....................	5 »

Pulvérisations émollientes tièdes, renouvelées deux ou trois fois dans les 24 heures.

4° Dans une période plus avancée :

Gargarismes :

Tête de pavot concassée................	n° 1
Décoction de guimauve................	200 gr.
Sirop diacode.....................	40 »
Acide borique	5 »
Chlorate de potasse.................	5 »

Attouchements 2 ou 3 fois par jour avec un collutoire boraté :

Borate de soude....................	10 gr.
Glycérine pure....................	30 »

Contre la douleur :

Pastilles au chlorhydrate de cocaïne;

ou :

Gargarismes :

Feuilles de coca....................	2 gr.
Décoction de guimauve..............	200 »
Chlorhydrate de cocaïne.............	0.10 à 0.30
Miel rosat.........................	20 gr.

ou :

Liqueur de Van Swieten.............	ãã 50 gr.
Sirop thébaïque....................	
Eau d'orge........................	150 »

Gargarisme recommandé par le Dr Jullien.

5° S'il est besoin de modifier la surface du chancre :

Attouchements quotidiens avec la teinture d'iode;

ou :

avec une solution de nitrate d'argent à 1/5; ou avec :

Éther sulfurique.....................	ãã 40 gr.
Alcool.............................	
Iodoforme.........................	à saturation.

ou :

Cautérisations avec le nitrate d'argent tous les quatre ou cinq jours.

6° En cas de complication gangréneuse :

N'administrer le mercure qu'avec prud   ,
pour ne pas ajouter les effets de la salivatio.
symptômes déjà si pénibles du chancre;

Donner l'iodure de potassium à 2, 3 grammes par jour, et davantage, s'il est nécessaire ;

Recommander au malade de ne pas avaler sa salive;

Calmer la douleur avec les moyens indiqués plus haut et auxquels on peut ajouter :

Applications fréquentes d'un tampon de coton imbibé d'une solution de cocaïne à 1/50 ou à 1/25.

Injections hypodermiques de morphine.

Déterger les surfaces malades, les badigeonner deux ou trois fois par jour avec :

Chloroforme .... 10 gr.
Iodoforme .... à saturation.

Toucher le chancre phagédénique de la langue avec le thermo-cautère. (MAURIAC.)

Frictions sur les ganglions volumineux avec l'onguent napolitain.

III. — Chancre du nez.

A. - Traitement de la période d'état et d'augment.

I. — Chancre des narines (de la sous-cloison, du segment externe de la narine, des commissures narinaires).

1° Enlever les croûtes, à l'aide d'onctions de vaseline ou de cataplasmes de fécule.

2° Avant chaque pansement, bains locaux ou lotions pratiquées matin et soir avec une décoction de guimauve boriquée.

3° Pansement occlusif, matin et soir, à l'aide de petites bandelettes (de 4 à 5 millimètres de largeur) de taffetas de Vigo (taffetas rose, mince et souple), imbriquées ou entrecroisées, et retroussées dans le vestibule nasal jusqu'à une certaine hauteur.

4° Si les bandelettes de Vigo sont difficiles à appliquer, ou si elles sont détachées par les sécrétions nasales, panser le chancre comme celui de la pituitaire.

II. — Chancre de la pituitaire (face interne de l'aile du nez, cloison).

1° Lavages matin et soir avec une décoction de guimauve boriquée, pratiqués soit à la seringue, soit à l'irrigateur.

2° Pansement, trois ou quatre fois par jour :
Soit avec une pommade :

Calomel............................	1 gr.
Vaseline...........................	10 »

ou :

Iodoforme..........................	1 à 3 gr.
Vaseline...........................	10 gr.

Cette dernière pommade est souvent acceptée difficilement par la malade à cause de son odeur.

Soit avec des insufflations de poudres sèches (calomel, salol, iodoforme —s'il est accepté par le malade), que l'on recouvre d'un petit tampon de coton hydrophile enduit ou non de vaseline.

B. — Traitement à une période plus avancée :

1° Appliquer ou insuffler simplement des poudres absolument inertes (oxyde de zinc, sous-nitrate de bismuth, talc).

2° S'il est nécessaire de modifier la surface du chancre, toucher légèrement à la teinture d'iode ou au crayon de nitrate d'argent.

IV. — Chancres de l'œil

1. — *Chancres externes (paupière, bord ciliaire).*

1° Lotions matin et soir, avant le pansement, avec de l'eau boriquée.

2° Pansement :

A. — Du chancre de la paupière :

Pansement occlusif, matin et soir, avec des bandelettes de taffetas de Vigo, au besoin immobilisées à l'aide d'un tampon de coton appliqué sur l'œil fermé et recouvert d'un bandeau.

B. — Du chancre du bord ciliaire

L'application des bandelettes de taffetas de Vigo étant difficile ou impossible, appliquer un petit tampon de ouate hydrophile enduit d'une pommade :

Calomel...........................   1 gr.
Vaseline ....   10 »

ou :

Sous-nitrate de bismuth..............   4 gr.
Vaseline.............................   10 »

ou :

    Iodoforme............................... 1 à 3 gr.
    Vaseline............................... 10 gr.

2. — *Chancres internes (conjonctive, angles de l'œil).*

1° Éviter les cautérisations au nitrate d'argent.

2° Éviter les insufflations de poudres qui, jouant le rôle de corps étrangers, deviennent une cause d'irritation violente pour l'œil.

3° Éviter les insufflations de poudres mercurielles (calomel) ou les applications de pommades mercurielles (au calomel, à l'oxyde jaune), lorsqu'on administre en même temps de l'iodure de potassium à l'intérieur, parce que ce dernier, s'éliminant par les larmes, décomposerait les sels mercuriels et produirait du biiodure d'hydrargyre très irritant pour la muqueuse oculaire.

4° Se borner à des bains locaux (dans une œillère), à des fomentations, à des lotions tièdes ou chaudes, fréquemment répétées, avec une solution de camomille ou de guimauve boriquée, à des interpositions de substances grasses, en vue d'éviter des adhérences.

5° *Traitement des complications (blépharite, blépharo-conjonctivite, kératite, iritis).*

Prescrire à l'intérieur du mercure et de l'iodure de potassium.

Si l'on veut une médication plus rapide et plus énergique, faire faire des frictions mercurielles ou des injections mercurielles.

Pratiquer autour de l'orbite des frictions avec :

Onguent mercuriel .... ⎱
Extrait de belladone.................... ⎰ āā 10 gr.
Camphre............................... ⎰

(DESMARRES.)

Selon les cas, appliquer des sangsues sur les tempes.

Instiller entre les paupières, une fois par jour, de 1 à 5 gouttes de la solution :

Sulfate neutre d'atropine.............. 0 gr. 02
Eau distillée........................... 10 »

S'il survient un chémosis accentué, y pratiquer quelques scarifications superficielles, qui ont pour résultat d'évacuer l'œdème sous-conjonctival, de diminuer la pression de l'œil et de prévenir par là les lésions de la cornée par ischémie.

Détruire les adhérences vicieuses dès qu'elles menaceraient de se produire.

V. — **Chancres de la face; — de l'oreille; — du cuir chevelu; — du cou; — du tronc; — des membres.**

Le traitement du chancre de ces diverses régions est celui de tous les chancres cutanés.

A. — Traitement de la période d'augment et d'état :

1° Éviter tout pansement avec des agents irritants (par exemple : sublimé, sulfate de cuivre, acide pyrogallique, acide phénique, etc.).

2° Éviter les cautérisations au nitrate d'argent.

3° Enlever les croûtes qui pourraient exister ; faire des lotions, avant chaque pansement, avec de l'eau de guimauve ou de l'eau boriquée. Selon les cas, grands bains tempérants, d'une demi-heure à trois quarts d'heure, tous les deux ou trois jours.

4° Pansement occlusif du chancre, matin et soir, ou trois fois par jour s'il suppure abondamment, avec de petites bandelettes de taffetas de Vigo, entrecroisées et imbriquées à la façon des tuiles d'un toit (et non avec un seul placard de toile emplastique qui gode et ne réalise pas l'occlusion). Choisir un taffetas en soie fine, souple et de fabrication récente, qui facilite ses propriétés adhésives. Immobiliser le pansement à l'aide d'une compresse maintenue soit par quelques tours de bande, soit, suivant la situation du chancre, par un bandage de corps.

Si le taffetas de Vigo est irritant, le remplacer par le taffetas à l'iodoforme, à l'oxyde de zinc, au salol, ou même par le sparadrap simple.

B. — Traitement à une période plus avancée.

1° Ne pas prolonger l'occlusion par les bandelettes de Vigo, lorsque le chancre commence à se réparer et à se cicatriser, dans la crainte de ramollir les tissus et de ralentir le travail de cicatrisation. Les remplacer par le pansement suivant :

a) Lotionner, matin et soir, avant le pansement, avec :

soit de l'eau boriquée,

soit du vin aromatique étendu d'eau,

soit de la liqueur de Labarraque (hypochlorite de soude liquide) étendue de son cinquième d'eau.

b) Assécher la plaie.

c) La saupoudrer d'une poudre porphyrisée (oxyde de zinc, sous-nitrate de bismuth, calomel, talc).

d) La recouvrir d'une couche de ouate immobilisée par quelques tours de bande.

2° Si le chancre se cicatrise trop lentement, ou s'il est exubérant, le toucher avec le crayon de nitrate d'argent tous les trois ou quatre jours. (A. FOURNIER.)

VI. — Chancres du sein.

Le traitement du chancre mammaire est celui de tous les chancres cutanés (page 193) :

1° Ne tolérer l'allaitement, chez une femme atteinte d'un chancre mammaire, qu'en faveur d'un nourrisson en puissance de syphilis.

2° Avant chaque tétée :

a) Lotionner soigneusement le sein avec de l'eau de guimauve ou de l'eau boriquée tiède; le débarrasser complètement de tout vestige des substances qui ont été employées pour le pansement après la tétée;

b) Préserver le chancre de l'irritation causée par la succion :

Enduire le sein d'un corps gras inoffensif pour l'enfant (vaseline pure, glycérine); employer le bout de sein artificiel, s'il est praticable.

3° Après chaque tétée :

a) Lotionner soigneusement avec de l'eau boriquée tiède;

b) Appliquer un pansement propre à hâter la cicatrisation du chancre (page 173);

c) Si le chancre est douloureux, diminuer sa sensibilité :

Appliquer un peu de la pommade :

Vaseline boriquée....................... 50 gr.
Chlorhydrate de cocaïne............... 1 »

ou lotionner avec :

Hydrate de chloral.................... 2 gr.
Eau distillée......................... 100 »

d) Si le chancre bourgeonne ou devient végétant, le cautériser avec le crayon de nitrate d'argent tous les trois ou quatre jours. (A. Fournier.)

VII. — Chancres des doigts.

A. — *Chancres d'apparence bénigne.*

1° Panser trois fois par jour :

. Avec de la ouate hydrophile enduite d'une pommade au calomel,

ou avec des bandelettes de taffetas de Vigo.

2° Immobiliser le pansement par un doigtier.

B. — *Chancres panards.*

1° Condamner au repos absolu le doigt et la main;

Tenir le bras en écharpe d'une façon permanente.

2° Combattre l'inflammation et la douleur :

a) Éviter les lotions irritantes au sublimé, à l'acide phénique;

b) Prendre deux à trois bains locaux par jour, de vingt à trente minutes de durée, dans une décoction de guimauve et de pavot;

c) Panser, après chaque bain, avec de la ouate hydrophile enduite de pommade à l'iodoforme :

Iodoforme.........................	1 à 3 gr.
Vaseline..........................	10 gr.

d) Si l'ongle paraît entretenir l'irritation, la douleur, l'ulcération, l'extraire sans tarder ;

e) S'il survient de la lymphangite :

Bains,

Cataplasmes émollients,

Onctions avec l'onguent napolitain.

f) S'il survient une nécrose de la phalangette :

L'extraire sans tarder (MAURIAC).

C. — *Chancres fongueux.*

Cautérisations au nitrate d'argent et, si elles se montraient insuffisantes, cautérisations avec le thermo-cautère.

VIII. — Chancres des régions anale, péri-anale et rectale.

A. — *Chancre péri-anal.*

Le traitement est le même que celui de tous les chancres cutanés (page 193).

B. — *Chancre anal.*

1° Éviter la constipation ;

N'aller à la selle qu'à la suite d'un grand lavement huileux.

2° Avant chaque selle :

Onctions sur l'anus avec de la vaseline boriquée, afin de protéger la surface du chancre contre le contact irritant des matières fécales.

3° Après chaque selle :

a) Lotions avec de l'eau boriquée;

b) Aussitôt après, pansement :

Si le chancre est tout à fait extérieur, appliquer de la ouate hydrophile enduite d'une pommade :

Calomel............................	1 gr.
Vaseline	10 »

ou :

Iodoforme	1 à 2 gr.
Vaseline...........................	10 gr.

ou simplement, si ces dernières pommades sont irritantes, avec de la vaseline seule.

Ou :

Vaseline...........................	50 gr.
Chlorhydrate de cocaïne.............	1 »

ou :

Cérat de Gallien......................	50 gr.
Extrait d'opium......................	0 gr. 50

Si le chancre est interne, dans le canal même de l'anus :

Introduire dans l'anus une mèche de la grosseur d'un porte-plume ordinaire, enduite préalablement d'une des pommades citées plus haut.

4° Après l'application des topiques, recouvrir d'une nouvelle couche de ouate et d'une compresse maintenue par un bandage en T.

5° Avant le pansement :

Un bain de siège matin et soir dans une décoction de guimauve additionnée de liqueur de Van Swieten ;

Un grand bain tous les deux ou trois jours.

C. — *Chancre rectal.*

Même traitement que celui du chancre anal interne.

Lavements fréquents avec une décoction de guimauve ou de l'eau boriquée, en vue d'exonérer l'intestin, d'éviter la distension de l'ampoule rectale et la stagnation irritante des matières au contact du chancre.

Faire suivre ces lavements d'irrigations très chaudes avec un ou plusieurs litres de la solution :

Hydrate de chloral..................	10 gr.
Eau chaude........................	1 litre.

irrigations portées dans le rectum à l'aide d'une

sonde à double courant en vue d'éviter la distension souvent douloureuse de l'intestin. (CAM-
PENON.)

Introduire ensuite une mèche enduite de pommade à l'iodoforme ou un suppositoire à l'iodoforme :

> Iodoforme..............................   1 gr. 20
> Beurre de cacao........................   30 gr.

pour six suppositoires;
ou :

> Iodoforme..............................   0 gr. 20
> Extrait de jusquiame...................   0 gr. 06
> Beurre de cacao........................   3 gr.

> (A. FOURNIER.)

ou :

> Onguent napolitain.....................   1 gr.

ou :

> Iodoforme..............................   1 gr.
> Beurre de cacao........................   2 »
> Paraffine..............................   0 gr. 50
> avec ou sans chlorhydrate de cocaïne:..   0 gr. 02

> (MAURIAC.)

S'il existe des rhagades ou des fissures très
douloureuses,

Badigeonnages plusieurs fois par jour avec un
pinceau imbibé de :

> Chlorhydrate de cocaïne................   1 gr.
> Eau distillée ....   50 »

TRAITEMENT DES COMPLICATIONS DU CHANCRE

Chancre compliqué d'inflammation.

(Rougeur diffuse péri-chancrique, avec sécrétion abondante d'un pus épais et ichoreux.)

1° Diète légère. Repos, voire repos au lit.

2° Grands bains simples, ou grands bains de son, tièdes, répétés tous les jours, de 1 heure de durée au minimum et, dans les cas sérieux, de 1 à 3 heures, et de 35 à 36°.

Bains de verge matin et soir, d'une durée de 15 à 20 minutes, dans un verre rempli d'une décoction de guimauve tiède.

3° Tenir la verge enveloppée de tarlatane pliée en plusieurs doubles et constamment imbibée d'eau de guimauve ou d'eau bouillie.

Chez la femme, fomentations du même genre appliquées en permanence sur la vulve.

4° Panser le chancre à l'aide du topique le moins irritant, le plus anodin possible :

Ouate hydrophile enduite de cold-cream,
ou imbibée d'eau bouillie,
ou d'une décoction de guimauve,
ou d'une décoction de pavot,
ou d'une solution opiacée : ·····

Eau de laitue .... 200 gr.
Extrait d'opium .... 4 »

ou bien cataplasmes de fécule arrosés avec de l'eau boriquée.

5° Éviter les cautérisations violentes et intempestives.

6° Éviter les excès de tous genres, vénériens ou alcooliques, les fatigues excessives, etc.

Chancre compliqué de douleur.

A. — Si la douleur, parfois très violente, est le résultat de l'inflammation du chancre,

même traitement que ci-dessus :

Cataplasmes émollients additionnés de laudanum de Sydenham.

B. — Si la douleur ne peut être être rapportée à aucune cause apparente, songer à la possibilité de la compression d'un filet nerveux par le néoplasme.

a) Pour les chancres accessibles aux pansements :

ajouter la cocaïne à l'une des pommades précédemment indiquées, par exemple :

Calomel......................................	ãa 1 gr.
Oxyde de zinc..............................	
Chlorhydrate de cocaïne.................	0 gr. 50
Vaseline boriquée.........................	15 gr.

ou recouvrir le chancre avec un tampon de ouate hydrophile imbibée de la solution :

Chlorhydrate de cocaïne.................	1 gr.
Eau distillée................................	50 »

b) Pour les chancres ne se prêtant pas aux pansements (le chancre de la langue, par exemple) :

Faire prendre à l'intérieur 1 gramme d'antipyrine par jour.

C. — Contre l'insomnie et l'éréthisme nerveux suscités par la douleur :

Faire prendre à l'intérieur 3 grammes de bromure de potassium par jour :

Bromure de potassium................ 20 gr.
Eau.............................. 300 »

A prendre une grande cuillerée le soir dans du lait ou dans un lavement de lait.

Ou :

Sirop de bromure de potassium.......... 300 gr.

A prendre trois grandes cuillerées par jour.

(DUJARDIN-BEAUMETZ.)

D. — Contre l'état de faiblesse et l'amaigrissement général résultant de l'insomnie :

Prescrire des toniques et des reconstituants

(MAURIAC.)

Complications du chancre particulières à l'homme.

Chancre compliqué de phimosis.

1° Contre le phimosis :

a) Repos.

b) Bains généraux;
Bains locaux émollients ;
Fomentations émollientes ;
Cataplasmes émollients.

2° Contre le chancre :

A. — Si le chancre ne peut pas absolument être mis à découvert :

Se borner à débarrasser la cavité glando-préputiale du pus sécrété par le chancre, à modifier
la surface du chancre à l'aide d'injections sous-
préputiales antiseptiques tièdes :

> Eau boriquée.

ou :

> Hydrate de chloral....................   1 à 3 gr.
> Eau.............................   100 gr.

ou :

> Permanganate de potasse..............   0 gr. 25
> Eau............................. 1000 gr.

ou :

> Résorcine......................   10 gr.
> Eau......................... 1000 »

ou :

> Nitrate d'argent cristallisé...........   1 à 2 gr.
> Eau distillée....................   200 gr.

(GAUCHER.)

Ces injections sont faites à l'aide d'une longue
sonde en caoutchouc rouge (n° 14 ou 15) qui a l'a-
vantage d'être facilement introduite sous le prépuce, d'être portée sur tous les points où il paraît
utile de la diriger, jusque dans l'arrière-fond de la
cavité préputiale.

Au lieu d'injections, on peut faire de grands
lavages avec 1 ou 2 litres des mêmes solutions à
l'aide d'un appareil à double courant semblable à
celui dont on se sert pour les lavages vésicaux,
et terminé par une canule en verre assez effilée
pour pouvoir être introduite sous le prépuce.

B. — Si le chancre peut être mis à découvert :

a) Appliquer le pansement prescrit pour tout, chancre génital en général (page 173).

b) Prévenir le malade qu'il ne devra découvrir le chancre qu'autant qu'il n'y ait vraiment pas de danger de retour impossible du prépuce sur le gland, car un chancre sous-phimosique présente un danger moins sérieux qu'un chancre compliqué de paraphimosis. (A. FOURNIER.)

Chancre compliqué de balano-posthite.

A. — *Balano-posthite légère, moyenne, subaiguë.*

1° Calmer l'inflammation :

a) Bains généraux.

b) Bains locaux tièdes émollients.

c) Fomentations émollientes.

d) Cataplasmes émollients.

2° Assurer la propreté et l'antisepsie de la cavité préputiale :

a) Faire d'abord, 2 à 3 fois dans les 24 heures, des injections sous-préputiales avec de l'eau boriquée ou de l'eau bouillie tiède, dans le but d'enlever la sécrétion purulente retenue dans le sac préputial, et les renouveler jusqu'à ce que le liquide de reflux sorte aussi limpide que lorsqu'il y a été introduit; ou des grands lavages comme pour le chancre compliqué de phimosis.

b) Faire immédiatement après des injections antiseptiques et modificatrices :

Nitrate d'argent........................ 2 gr.
Eau distillée............................ 100 »

ou :

> Nitrate d'argent cristallisé............. 1 gr.
> Eau distillée...................... 100 »

pour les cas légers ;

ou :

> Nitrate d'argent cristallisé............. 0 gr. 50
> Eau distillée..,.................... 100 gr.

lorsque la balano-posthite est en voie de décrois-
sance.

c) Faire consécutivement aux injections de
nitrate d'argent des injections d'eau boriquée ou
d'eau bouillie tiède, pour éviter toute stagnation
irritante sous le prépuce.

3° Quand le chancre peut être mis à découvert :

Le panser suivant le mode commun, avec interposition d'une couche de ouate sèche entre les
surfaces muqueuses du gland et du prépuce.

B. — *Balano-posthites graves*, avec imminence de
gangrène ou même avec gangrène déjà accomplie :

1° Pratiquer sans tarder le débridement du prépuce : faire à l'aide d'une sonde cannelée, sur la
cannelure de laquelle on fait glisser des ciseaux
ou un bistouri, une grande incision sur la ligne
médiane supérieure, qui comprenne toute la longueur du prépuce, c'est-à-dire qui s'étende depuis
le limbe jusqu'au fond du sillon balano-préputial.

2° Aussitôt après :

a) Lavage des surfaces mises à nu, à l'aide de
solutions antiseptiques.

b) Arrêter les petites hémorrhagies, s'il s'en produit.

c) Assécher les surfaces.

d) Panser le chancre avec de l'iodoforme ou du traumatol, par exemple.

e) Saupoudrer d'iodoforme les surfaces malades.

f) Envelopper la verge dans de la gaze iodoformée ou traumatolée, et la maintenir à l'aide d'un bandage approprié. (A. Fournier.)

Chancre compliqué de paraphimosis.

A. — Si le paraphimosis est de production récente (2, 3 ou 4 jours) :

1° Tenter sa réduction :

a) Bains, fomentations.

b) Mouchetures multiples à l'aide d'une aiguille flambée.

c) Malaxation du bourrelet œdémateux.

2° Panser le chancre comme un chancre sousphimosique.

B. — Si la réduction du paraphimosis est impossible : attendre, autant que possible, que des modifications spontanées se produisent, et dans le cas contraire :

1° Débrider l'étranglement :

a) Faire, au bistouri, sur la ligne médiane supérieure, une incision profonde, prolongée à 1 ou 2 centimètres en avant et en arrière de l'étranglement suivant les cas.

2° Faire un pansement antiseptique.

3° Favoriser le dégorgement par une compression douce et progressive en entourant la verge, au niveau du paraphimosis, d'une bande de caoutchouc large de 3 travers de doigt. (MAURIAC.)

Chancre compliqué de gangrène.

1° Rechercher la cause : balano-posthite, phimosis, paraphimosis, et agir chirurgicalement suivant les cas.

a) Repos absolu.

2° *b*) Grands bains prolongés, de 2 à 3 heures de durée, maintenus à température douce et égale (35° à 36° environ), répétés tous les jours d'abord, puis tous les deux jours, enfin, à mesure que les accidents s'amendent, tous les trois jours, et d'une durée de 1 heure seulement;

c) Bains locaux émollients et mieux bains dans une solution de bichlorure à 0,20 p. 1000, d'une durée de vingt minutes, avant chaque pansement.

3° Panser les parties atteintes :

a) Déterger à l'aide de lavages antiseptiques (boriqués, phéniqués, chloralés, au permanganate de potasse).

b) Saupoudrer d'iodoforme, et compléter le pansement comme d'usage.

4° Ne pas toucher au sphacèle ;

Tout au plus en exciser les parties les plus superficielles, celles où toute vie est radicalement éteinte;

Bien se garder d'exercer sur lui des tractions, de chercher à l'arracher de peur de provoquer la rupture d'un pédicule vasculaire, qui pourrait provoquer une petite hémorrhagie.

5° Si le processus gangréneux détermine des symptômes généraux ataxo-adynamiques (fièvre continue ou rémittente, sueurs abondantes, prostration, délire) : prescrire du sulfate de quinine à la dose de 60 à 80 centigrammes quotidiennement. (MAURIAC.)

Chancre compliqué de phagédénisme.

I. — *Traitement général.*

L'indication capitale consiste à combattre la diathèse.

1° Prescrire des injections mercurielles intramusculaires, de calomel de préférence.

2° Ajouter l'iodure de potassium à la dose de 2, 3, 4 et 5 grammes par jour.

II. — *Traitement local.*

1° Éviter tout caustique (nitrate d'argent, nitrate acide de mercure, fer rouge), tout irritant, toute tentative de médication substitutive qui n'est indiquée que dans les cas très exceptionnels où le chancre est mixte. (MAURIAC.)

2° Prescrire un repos absolu.

3° Bains généraux prolongés. Bains locaux. (A. FOURNIER).

4° Déterger la plaie avec un liquide antiseptique (avec l'eau oxygénée notamment).

4° La panser :

A. — *Phagédénisme gangréneux* (faiblement éréthique, plus tolérant) :

a) Saupoudrer deux fois par jour avec l'iodoforme.

b) Compléter le pansement comme d'usage.

B. — *Phagédénisme rouge inflammatoire* (plus irri-
table, moins tolérant).

a) Employer d'abord l'iodoforme à petites
doses et associé à un corps gras :

Iodoforme............................	1 gr.
Axonge ou Lanoline..................	10 »

b) Plus tard, saupoudrer avec l'iodoforme.

C. — Si le chancre phagédénique semble
excité, irrité, enflammé par l'emploi de l'iodoforme :

a) Renoncer à tout topique actif; appliquer un
peu de ouate imbibée d'eau de laitue, d'eau bouillie,
ou de ouate enduite d'axonge fraîche ou de cold-
cream, et attendre.

b) Plus tard, revenir à l'iodoforme, et, si déci-
dément celui-ci ne peut pas absolument être
toléré, le remplacer, après sédation des phénomènes inflammatoires, par des badigeonnages
avec la teinture d'iode, d'abord plus ou moins
additionnée d'eau, puis employée à l'état pur.
(A. FOURNIER.)

Chancre compliqué d'hémorrhagie.

A. — Hémorrhagies en nappe, provenant d'érosions chancreuses très congestionnées ou ecchymotiques.

S'arrêtent d'elles-mêmes ;

Ne présentent aucun danger, quelque persistantes qu'elles soient.

B. — Hémorrhagies dans le cours des balano-posthites chancreuses compliquées de gangrène.

1° Débrider largement le prépuce, opération indiquée déjà du reste par l'existence de la balano-posthite en imminence de gangrène ou accompagnée de gangrène.

2° Déterger la surface de la muqueuse de tous les détritus ichoreux qui la recouvrent.

3° Chercher sous le sphacèle, si l'hémorrhagie continue, le point où elle se produit, et la combattre :

Soit par l'application de petits tampons de ouate imbibée d'eau boriquée froide ;

Soit par l'application de petits morceaux d'amadou ;

Soit, enfin, par la cautérisation au crayon de nitrate d'argent, par le perchlorure de fer, ou même par le thermo-cautère ou le galvano-cautère. (MAURIAC.)

Chancre compliqué de blennorrhagie.

1° Si le malade est soumis à la médication iodurée :

Supprimer l'iodure jusqu'à la guérison de la blennorrhagie, l'iodure irritant la muqueuse de l'urèthre aussi bien que les autres muqueuses.

2° Si le chancre ne siège pas sur le méat, modifier le traitement spécial au chancre suivant le mode de traitement appliqué à la blennorrhagie :

A. — Si la blennorrhagie est traitée par la méthode dite des grands lavages de l'urèthre :

Continuer la médication mercurielle.

B. — Si la blennorrhagie est traitée d'abord d'après la méthode antiphlogistique (bains, boissons émollientes, diurétiques), puis par les balsamiques et les injections :

Suspendre la médication mercurielle interne au moment où l'on administre les balsamiques, non pas qu'il y ait incompatibilité entre elle et les balsamiques, mais parce que le tube digestif ne s'accommoderait peut-être pas de tant de remèdes donnés à la fois (MAURIAC), ou prescrire des injections mercurielles sous-cutanées.

3° Si le chancre siège sur le méat : n'intervenir, pour arrêter l'écoulement, qu'après la cicatrisation du chancre.

Chancre accompagné de lymphangite.

(Chez l'homme : sur la région dorsale de la verge, dans la rainure glando-préputiale; chez la femme : dans la région génito-crurale; plus ra-

rement au niveau du mont de Vénus; — au
membre supérieur, si le chancre siège à la main.)

1° Repos;

2° Bains généraux;

3° Cataplasmes émollients;

4° Onctions mercurielles, excepté sur les parties recouvertes de poils.

Chancre mixte.

1° Instituer le traitement mercuriel pour combattre le virus syphilitique.

2° Instituer une médication topique énergique
en vue de détruire sur place le virus chancrelleux
contre lequel les spécifiques à l'intérieur n'ont
aucune efficacité :

Imbiber l'ulcération, pendant quelques minutes,
d'une solution de chlorure de zinc à saturation,
qui a le grand avantage de respecter les parties
protégées par l'épithélium et l'épiderme, et de
n'attaquer que le foyer du mal.

Chancre accompagné d'adénopathie.

I. — *Adénopathie d'un petit volume.* — Expec-
tation, aidée de l'hygiène : repos, abstention de
toute fatigue, de marches forcées, de bicyclette,
de l'équitation, de la danse, etc.

II. — *Adénopathie d'un certain volume, mais tor-
pide.*

A. — Hygiène *ut suprà.*

B. — Résolutifs :

Bains répétés, surtout bains salés; compression méthodique avec des bandelettes d'amadou et des compresses maintenues par une bande de caoutchouc. (A. FOURNIER.)

Onctions matin et soir avec de l'onguent napolitain sur les adénopathies cervicales, épitrochléennes. Les éviter sur les adénopathies siégeant dans les régions garnies de poils (aine, aisselle).

Application de rondelles d'emplâtre de Vigo hydrargyrisé laissées à demeure.

Prescrire de l'iodure de potassium à l'intérieur.

C. — Révulsifs :

Teinture d'iode.

Pointes de feu.

Vésicatoires volants.

III. — *Adénopathie à tendance phlegmoneuse.*

A. — Résolutifs :

Repos.

Bains répétés.

Cataplasmes émollients.

B. — Ouvrir les collections purulentes, mais sans se hâter, car elles se résolvent souvent elles-mêmes.

IV. — *Adénopathie arrivée à suppuration.*

A. — Si adénite simple suppurée (bubon suppuré) :

Traiter cette adénite comme une adénite lymphatique :

a) Évacuer la collection purulente à l'aide d'une simple incision.

b) Recouvrir d'un pansement antiseptique.

B. — Si seulement péri-adénite (collection purulente entourant le ganglion induré resté intact) :

Empêcher la suppuration de se perpétuer indéfiniment :

a) Ouvrir la collection purulente.

b) Énucléer, aussitôt après, la tumeur ganglionnaire.

C. — Si bubon suppuré résultant d'un chancre mixte (bubon chancrello-syphilitique ou syphilo-chancreux, suivant que le processus a débuté par un bubon chancreux ou par une adénopathie syphilitique) :

1° Si le foyer chancrelleux est petit :

Cautériser tous les 4 ou 5 jours avec une solution de chlorure de zinc à saturation.

2° Si le foyer chancrelleux est étendu :

a) Saupoudrer fréquemment avec de l'iodoforme ou de l'aristol; faire de l'ipsilénisation iodoformée (1).

b) Maintenir constamment des cataplasmes émollients (fécule) arrosés d'eau boriquée.

D. — Si bubon suppuré par suite de dégénérescence strumeuse (bubon syphilo-strumeux,

---

(1) L'ipsilénisation iodoformée (ou salolée) consiste à projeter avec force, à l'aide d'un appareil spécial, la poudre antiseptique sur la surface d'une plaie à laquelle elle adhère intimement, grâce à la puissance du jet. C'est un moyen précieux, héroïque, pour venir à bout des plaies infectées ou des foyers de suppuration chronique. (JULLIEN.)

avec abcès multiples, trajets fistuleux, cavités anfractueuses et fongoïdes) :

1° Traitement spécifique :

Instituer la médication mixte, avec prédominance de l'iodure sur le mercure.

2° Traitement local :

a) Ouverture des abcès multiples.

b) Injections de teinture d'iode dans les cloaques.

c) Cautérisations profondes avec le crayon de nitrate d'argent.

d) Grattage des fongosités.

e) Compression continue et profonde soit à l'aide de pansements compressifs, soit par l'application d'un sachet contenant 1 à 2 kilogrammes de plomb de chasse.

f) Enfin, ablation totale de la tumeur.

3° Traitement général :

Alimentation reconstituante;

Huile de foie de morue;

Toniques, amers;

Bains sulfureux, bains salés, bains de mer, bains de Salies-de-Béarn, séjour à la campagne. (MAURIAC.)

Chancre accompagné d'œdème dur

(prenant parfois les proportions de l'éléphantiasis).

Cataplasmes de fécule;

Lotions émollientes;

Onctions adoucissantes;

Onctions mercurielles, excepté sur les parties recouvertes de poils. (MAURIAC.)

Massage. (JULLIEN.)

Reliquats de la syphilis primitive.

I. — *Indurations posthumes* (*grandes infiltrations scléro-gommeuses* lentes à se résoudre) :

a) Éviter toute cautérisation, qui pourrait provoquer au sein du néoplasme une fonte nécrobiotique.

b) Employer, pour rassurer et satisfaire le malade, une des méthodes thérapeutiques suivantes :

Pansements, trois fois par jour, avec la pommade :

Emplâtre de Vigo hydrargyrisé......... $\Big\{$ ãa 15 gr.
Onguent napolitain.....................

ajouter, en cas de douleur provoquée par la compression des filets nerveux :

Extrait thébaïque.......................   1 gr.

Applications de rondelles d'emplâtre de Vigo renouvelées tous les deux jours.

Badigeonnages quotidiens avec de la teinture d'iode.

c) Faire prendre à l'intérieur de l'iodure de potassium en même temps que du mercure.

II. —*Cicatrices pigmentaires consécutives au chancre* (constituées par un tissu blanc nacré, entouré d'une zone pigmentaire plus ou moins accentuée) :

Difficiles à faire disparaître.

Rien à tenter contre la partie blanche de la macule.

Essayer d'affaiblir la coloration de la zone pigmentaire par des applications d'emplâtre de Vigo hydrargyrisé. (MAURIAC.)

Complications du chancre chez la femme.

Vulvite (rougeur, chaleur, endolorissement, tuméfaction de la région périchancreuse).

a) Repos.

b) Lotions, fomentations, d'abord émollientes, boriquées, puis, plus tard, astringentes.

c) Grands bains, quotidiens au besoin.

d) Pansements méthodiques du chancre (page 182).

Œdème vulvaire (tuméfaction considérable des grandes et des petites lèvres).

Même traitement que pour la *vulvite*.

Sclérème vulvaire (tuméfaction de la grande lèvre accompagnée de rénitence, d'induration particulière).

Infiltration scléreuse assez persistante.

a) Bains répétés et prolongés.

b) Poudres isolantes.

c) Pansements ouatés.

d) Plus tard, badigeonnages à la teinture d'iode. (A. FOURNIER.)

Massage. (JULLIEN.)

SYPHILIS SECONDAIRE

INDICATIONS GÉNÉRALES
DU TRAITEMENT
DE LA PÉRIODE SECONDAIRE

I

Traitement spécifique ou traitement général.

I. — MERCURE.

A. — Indications du traitement mercuriel :
Toutes les manifestations de la période secondaire de la syphilis, sans exception, et particulièrement toutes les éruptions généralisées, qu'elles soient érythémateuses ou papuleuses.

B. — Direction du traitement mercuriel :
Prescrire le mercure par périodes intermittentes coupées par des intervalles de repos.

Attaquer les premières manifestations de la

syphilis généralisée par une période de traitement mercuriel longtemps prolongée (six semaines à deux mois s'il est possible).

Reprendre immédiatement le mercure s'il survenait de nouveaux accidents pendant les périodes de repos.

C. — Choix à faire parmi les divers modes d'administration du mercure :

a) Ingestion stomacale.

Méthode indiquée chez tous ceux qui ne peuvent être soumis aux injections mercurielles.

Prescrire le protoiodure ou le sublimé. Préférer le protoiodure dans la plupart des cas et principalement dans ceux où les syphilides sont superficielles, généralisées, érythémateuses ou modérément papuleuses.

Préférer le sublimé (en raison de son action plus profonde et plus prolongée) dans les papulodermies plates, nummulaires, psoriasiformes, agglomérées en plaques.

Prescrire le mercure à des doses variables suivant les cas : aux doses ordinaires, dans le cas de syphilides érythémateuses; à des doses plus élevées (12 à 15 centigrammes de protoiodure au lieu de 10 centigrammes, 3 à 4 centigrammes de sublimé au lieu de 2 centigrammes), dans les cas de syphilides papuleuses et papulo-squameuses.

Renoncer à la méthode par ingestion stomacale dans les cas suivants :

Manifestations tenaces et réfractaires au protoiodure et au sublimé ;

Manifestations graves survenues dans un organe important (cerveau, moelle, œil, etc.);

Intolérance gastrique de la part du malade.

b) Bains de sublimé :

Sont utiles dans les roséoles maculeuses très accentuées et dans les papulodermies confluentes qui se résolvent lentement.

c) Frictions mercurielles :

Trouvent leur opportunité dans un grand nombre de papulodermies.

d) Injections mercurielles :

Indiquées non seulement dans tous les cas qui réclament une médication prompte et énergique (accidents oculaires, par exemple), et contre toutes les manifestations secondaires rebelles ou récidivantes, mais encore chez tous les malades qui peuvent se soumettre à ce mode de traitement.

II. — IODURE DE POTASSIUM,

A. — L'iodure, inutile, en général, dans la période secondaire contre les accidents la plupart du temps bénins, doit cependant être prescrit, en même temps que le mercure, dans certains cas bien déterminés survenant durant cette période :

1° Au début de la période secondaire, dans les cas suivants :

a) Céphalée,

b) Névralgies secondaires, douleurs névralgiformes à localisations vagues et qui sont si communes (chez la femme spécialement) durant les premiers mois de l'infection.

c) Manifestations secondaires du système locomoteur (ostéalgies, arthralgies, douleurs ostéocopes, périostites) ;

d) Manifestations secondaires du système musculaire (myosalgies, myopathies) ;

e) Ophtalmies secondaires (iritis, choroidite, névrite optique) ;

f) Épididymite secondaire.

2° Durant le cours de la période secondaire : dans toutes les manifestations d'ordre tertiaire par leur siège et par leur processus qui devancent l'époque habituelle de leur apparition et s'installent d'emblée en pleine période secondaire :

Les syphilides cutanées malignes précoces,

Le sarcocèle syphilitique,

Les déterminations viscérales précoces affectant le foie, les reins, les centres nerveux, etc.

B. — En l'absence de tout accident syphilitique, l'iodure de potassium doit être toujours prescrit à la fin de la période secondaire, c'est-à-dire vers le milieu de la deuxième année, par cures alternées avec les cures mercurielles, par mesure de prudence, pour compléter le traitement spécifique.

C. — Dans tous les cas où le mercure est contre-indiqué (intolérance idiosyncrasique, état préalable de débilitation, cachexie d'ordre quelconque, etc.), l'iodure de potassium doit être prescrit seul, à l'exclusion obligée du mercure, dès le début et durant toute la période secondaire, par cures séparées par des intervalles de repos.

II

Traitement auxiliaire.

Surveiller et traiter tous les états constitutionnels autres que la syphilis, qui la précèdent, l'accompagnent ou la suivent et qui sont susceptibles d'aggraver ses accidents et d'entraver sa guérison. (*Voir page* 122.)

III

Traitement hygiénique. (*Voir page* 160.)

TRAITEMENT DES MANIFESTATIONS SECONDAIRES DE LA SYPHILIS

FIÈVRE SYPHILITIQUE

A. — *Fièvre à forme intermittente, vespérine ou nocturne.*

1° Prescrire le mercure.

2° Lui associer l'iodure de potassium, en raison surtout de son influence particulièrement active sur des symptômes qui accompagnent fréquemment la fièvre, tels que céphalalgie, douleurs musculaires.

3° Prescrire en même temps les fébrifuges ordinaires (sulfate de quinine, bromhydrate de quinine, antipyrine, etc.), tout en se souvenant que leur action, parfois efficace, est incertaine, infidèle, peu puissante, parfois nulle, et ne saurait être comparée à celle de la médication spécifique.

B. — *Fièvre continue ou atypique; typhose syphilitique.*

1° Prescrire le mercure, en se souvenant que son action est moins énergique et plus lente que dans la fièvre syphilitique à forme intermittente; le prescrire à doses plus élevées que dans la forme intermittente; le prescrire sous forme de frictions ou d'injections sous-cutanées, s'il est nécessaire d'agir rigoureusement, ou s'il n'est pas toléré par l'estomac.

2° Associer au mercure l'iodure de potassium, qui est l'adjuvant nécessaire du mercure dans toutes les manifestations graves de la syphilis.

3° Employer les antithermiques ordinaires, l'eau froide en lotions ou en bains. (GAUCHER.)

SYPHILIDES CUTANÉES SECONDAIRES

I. — Syphilides érythémateuses. Roséole.

Traitement interne.

A. — *Traitement spécifique.*

Prescrire toujours (sauf contre-indication spéciale) le mercure qui est le spécifique par excellence des syphilides cutanées secondaires :

a) Par ingestion, contre les éruptions rubéoliques à formes bénignes ;

b) Par injections, contre les éruptions rubéoliques à formes confluentes, généralisées, ou localisées sur les parties découvertes (face), et contre celles qui s'accompagnent de troubles constitutionnels, d'un abaissement marqué dans le niveau de la santé générale.

b) Inutile de prescrire l'iodure de potassium, qui n'exerce sur ces syphilides qu'une action des plus restreintes.

Traitement hygiénique.

Eviter l'ingestion de boissons alcooliques et fermentées, de substances médicamenteuses qui provoquent sur la peau une excitation spéciale (résineux, copahu, cubèbe), de substances alimentaires qui se comportent comme de véritables toxiques de l'appareil tégumentaire (mollusques, huîtres, moules, crustacés, poissons de mer, charcuterie, conserves, viandes faisandées, fromages fermentés).

Traitement externe.

A. — Eviter les excitations de la peau qui peuvent être causées par les bains de mer, les bains de vapeur, les frictions irritantes, l'électricité, les bains sulfureux surtout qui exaspèrent les syphilides cutanées ou provoquent leur apparition, par des vésicatoires (les syphilides devenant promptement confluentes à la surface des parties vésiquées).

B. — Contre les éruptions rubéoliques occupant des régions à l'abri du regard :

a) Dans les formes bénignes :

Grands bains simples; bains de son ; d'amidon ; alcalinisés.

b) Dans les formes confluentes, dans les cas où l'éruption se résout lentement :

Douches (dans le but d'activer la circulation);

Bains de sublimé (8 à 10 grammes de sublimé pour un grand bain);

Badigeonnages avec la traumaticine au calomel :

Gutta-percha	10 gr.
Chloroforme.......................	40 »
Calomel..........................	15 à 25 gr.

Appliquer la traumaticine sur les lésions au moyen d'un pinceau : au bout d'un temps très court, les substances volatiles se sont évaporées, et il reste une couche grisâtre de médicament intimement adhérente à la peau. (JULLIEN.)

C. — Contre les éruptions rubéoliques localisées aux régions découvertes (face, mains); contre les taches rubéoliques (de configuration annulaire, circinée) groupées sur le front ou à la racine des cheveux; contre les plaques circinées dyschromateuses du menton et des joues; contre les taches qui persistent sur les mains et les poignets :

a) Se contenter des topiques les plus simples : un peu de vaseline saupoudrée de poudre d'amidon, blanche ou rosée, suivant les teints.

b) Appliquer au besoin un peu de la pommade :

Turbith...........................	2 à 3 gr.
Axonge...........................	30 gr.

tout en se souvenant que les topiques qui sont ou qui passent pour être actifs peuvent augmenter momentanément les rougeurs au lieu de les effacer.

Roséole à récidives multiples.

Prescrire, pendant et même après la disparition des accidents, une série de cures mercurielles, échelonnées avec intermittences au cours des deux ou trois dernières années consécutives à la dernière invasion de l'exanthème.

Prescrire le mercure, la plupart du temps à des doses moyennes, ou, dans le cas de roséoles obstinément récidivantes, à des doses énergiques, peu importe le mode d'administration du remède : ingestion, frictions, injections sous-cutanées. (A. Fournier.)

II. — Syphilides papuleuses et papulosquameuses.

Traitement interne.

A. — Contre les syphilides papuleuses ou papulo-squameuses à desquamation légère, à formes miliaire, conique, arrondie, plate, lichénoïde, nummulaire :

Prescrire le mercure par voie buccale, à doses élevées :

15 à 20 centigrammes de protoiodure par jour, ou 4 centigrammes de sublimé.

B. — Contre les syphilides papuleuses en nappe, agglomérées en larges placards saillants, squameux ; contre les syphilides papulosquameuses, psoriasiformes ; contre les syphilides papuleuses à placards humides, croûteux, ou corrodés par des érosions circinées :

a) Prescrire le mercure en frictions ou en injections sous-cutanées;

b) Associer au mercure l'iodure de potassium à la dose de 2 à 3 grammes par jour.

Traitement externe.

I. — *Syphilide papuleuse et papulo-squameuse à petites, moyennes et grandes papules disséminées.*

A. — Sur les régions à l'abri du regard :

a) Aider à la résorption au moyen de grands bains simples ou additionnés de :

Carbonate de soude....................	300 gr.
Sel ammoniac	60 »
Amidon	500 »

ou de grands bains tous les 3 jours, additionnés de :

Sublimé.............................	12 à 15 gr.

ou de :

Sublimé.............................	12 à 15 gr.
Glycérine...........................	500 gr.
Teinture de lavande	20 »

b) Badigeonnages avec la treumaticine au calomel.

B. — Sur les parties découvertes (face, mains) : même traitement que celui de la syphilide papuleuse en nappe.

II. — *Syphilide papuleuse en nappe, localisée en larges placards* (grandes papules larges et

saillantes; grands groupes de papules avec diffusion néoplasique étendue sous-cutanée, *couronne
de Vénus, léontiasis* de la face).

A. — Calmer l'irritation cutanée; ramollir ou
détacher les squames; modérer le léger prurit
qui existe parfois :

a) Grands bains simples, ou amidonnés, ou
alcalinisés, répétés tous les deux jours.

b) Onctions matin et soir avec une pommade
inoffensive :

Cold-cream frais.

ou :

Glycérolé d'amidon.

ou :

Oxyde de zinc.....................	2 gr.
Vaseline..........................	30 »

ou :

Sous-nitrate de bismuth	5 gr.
Glycérine pure.....................	50 gr.

ou :

Sous-nitrate de bismuth..............	} āā 5 gr.
Oxyde de zinc......................	
Glycérolé d'amidon	60 »

B. — Modifier et exercer une action curative
sur les syphilides :

a) Grands bains au sublimé, ou au sel ammoniac (voir *Syphilide papuleuse disséminée*).

b) Onctions matin et soir avec l'une des pommades suivantes :

Calomel......................................	1 gr.
Vaseline.....................................	10 »

ou :

Tannin......................................	4 gr.
Calomel.....................................	2 »
Glycérolé d'amidon......................	40 »

(VAUCAIRE.)

ou :

Oxyde jaune de mercure..............	1 gr.
Vaseline.....................................	ãã 20 »
Lanoline.....................................	

(VAUCAIRE.)

ou :

Axonge benzoïnée......................	ãã 15 gr.
Vaseline boriquée.......................	
Oxyde de zinc............................	3 »
Précipité blanc	1 »

(MAURIAC.)

ou :

Vaseline	30 gr.
Oxyde de zinc............................	3 »
Précipité blanc...........................	1 »
Huile de bouleau	X gouttes

ou :

Onguent napolitain.

Pétrir, malaxer, tous les jours, durant une demi-heure, à l'aide des doigts enduits d'onguent napolitain, les papules larges et saillantes, les groupes de papules rebelles au traitement interne et aux topiques ordinaires, les placards cutanées, les couronnes de Vénus épaisses et larges, papuleuses, papulo-squameuses, dermiques et hypodermiques, les léontiasis de la face. (BALZER.)

c) Appliquer un des emplâtres suivants :

Emplâtre de Vigo hydrargyrisé.

ou :

Emplâtre au calomel de Quinquaud.

ou :

Emplâtre rouge de Vidal.

ou :

Emplâtre hydrargyrique de Unna.

d) Pratiquer l'*ipsilénisation* avec l'*ipsilène* iodoformé ou traumatolé.

L'ipsilène est un liquide volatil à base de chlorure d'éthyle. Il est projeté avec force à l'aide d'un appareil spécial (de BUCHET) sur une région, et y dépose sous forme d'une couche régulière l'antiseptique dont il est chargé. (JULLIEN.)

e) Contre les grands placards cutanés reposant sur de vastes suffusions néoplasiques diffuses, les léontiasis, les hypertrophies spécifiques des joues, les labiopathies de la lèvre supérieure et de la lèvre inférieure, les éléphantiasis génitaux :

Faire tous les deux ou trois jours à leur surface des cautérisations superficielles avec le thermo-cautère (ignipuncture).

f) Contre les crêtes hypertrophiées et sclérosées

de la muqueuse, des plis cutanés; contre les très grosses saillies papuleuses de la peau, les hyperplasies végétantes :

Appliquer à leur surface des raies de feu avec le thermo-cautère. (MAURIAC.)

g) Contre les plaques circinées dyschromateuses, bistres, café au lait, qui maculent quelquefois le pourtour de la bouche, le menton, la lèvre supérieure; contre les rubans papulo-squameux des joues, du bord des lèvres, du menton :

1° Frictionner assez vigoureusement, deux fois par jour, durant deux minutes, avec :

Biiodure d'hydrargyre................ 0 gr. 80
Vaseline pure...................... 30 gr.

2° Si, après deux frictions, à douze heures d'intervalle, la peau n'est pas devenue rouge et sensible, faire des frictions avec :

Biiodure d'hydrargyre................ 0.80 à 1gr30
Vaseline pure .... 30 gr.

et continuer les frictions une fois par jour jusqu'à ce que l'irritation se produise. (DIDAY.)

3° Une fois l'irritation obtenue, cesser les frictions durant cinq à six jours.

4° Si, après cinq ou six jours de repos, l'irritation provoquée par les frictions ayant complètement disparu, la lésion n'est pas tout à fait effacée :

a) Le jour, faire des lotions fréquentes avec un peu de coton imbibé de :

Sublimé..............................
Sel ammoniac.......................... $\Big\}$ aa 0 gr. 10
Emulsion d'amandes amères ....   200 gr.

b) Le soir, appliquer du sparadrap de Vigo.

c) Le lendemain matin, enlever le sparadrap de Vigo, enlever les vestiges de la masse emplastique à l'aide d'un peu de coton imbibé d'huile d'olive, savonner, sécher, et recommencer les lotions.

4° On peut encore faire des badigeonnages avec la traumaticine au calomel. (JULLIEN.)

III. — *Syphilide papuleuse des plis cutanés.*

A. — Fissures, ulcérations linéaires, effilées, rhagades dans les sillons cutanés (*sillon mentonnier, sillon auriculo-temporal, pli interfessier, plis digitaux, pli génito-crural, commissures labiales*).

1° Détacher les croûtes :

a) Appliquer des cataplasmes de fécule d'amidon froids, arrosés avec de l'eau boriquée, ou avec de la liqueur de Van Swieten.

b) Ou appliquer simplement durant quelques heures des bandelettes de taffetas de Vigo.

2° Les croûtes tombées, cautériser deux ou trois fois, à quatre ou cinq jours d'intervalle, les rhagades avec :

a) Soit le crayon de nitrate d'argent taillé en pointe ;

b) Soit une pointe d'allumette en bois très légèrement imbibée de nitrate acide de mercure ou d'une solution de chlorure de zinc à saturation.

3° Assécher l'ulcération avec un petit tampon de coton hydrophile.

4° Recouvrir ensuite d'un disque ou de bandelettes de taffetas de Vigo renouvelées toutes les quarante-huit heures.

IV. — *Syphilide papuleuse végétante, papilliforme, verrucoïde, en choux-fleurs (sillon naso-jugal, sillon mentonnier, commissures labiales).*

1° Lotions :

a) Soit avec de l'eau boriquée,

b) Soit avec la liqueur de Van Swieten.

2° Onctions matin et soir avec une des pommades suivantes :

ou :

Pommade au calomel.

ou :

Pommade au turbith.

ou :

Pommade au précipité blanc.

3° Cautérisations :

a) Soit avec un crayon de nitrate d'argent taillé en pointe.

b) Soit avec une pointe d'allumette en bois légèrement imbibée soit de nitrate acide de mercure, soit d'une solution de chlorure de zinc à saturation.

V. — *Syphilide papulo-squameuse psoriasiforme.* Psoriasis syphilitique palmaire et plantaire.

A. — *Psoriasis érythémateux* (simples taches ou macules) :

Même traitement que celui de la *syphilide papulo-squameuse en nappe* (page 229).

B. — *Psoriasis squameux :*

a) Interdire aux malades de manier des corps durs et lourds, ce qui est une des causes occasion-nelles les plus fréquentes de cette affection (meuniers, cordonniers, cochers, chapeliers, repasseuses, etc.); de gratter ou d'arracher les squames avec des ongles : recommander à ceux qui ne pourraient pas s'en abstenir, de porter des gants de fil, ou de pétrir dans la main un peu de :

Mastic de vitrier...................... 30 gr.
Sublimé............................. 0 gr. 50

(DIDAY.)

b) Le soir, faire une friction avec une des pommades :

Onguent napolitain.

ou :

Pommade au calomel.

ou :

Pommade au goudron.................. 30 gr.
Calomel............................ 2 »

(MAURIAC.)

Appliquer par-dessus la pommade une couche

de ouate hydrophile recouverte de taffetas gommé, et maintenir le tout à l'aide d'une bande; ou, la friction une fois faite, porter un gant de caoutchouc large et souple; ou, en remplacement des frictions avec une pommade mercurielle, appliquer un disque de taffetas souple de Vigo renouvelé toutes les 48 heures.

c) Le lendemain matin, savonner avec de l'eau chaude et du savon au goudron, afin d'enlever la pommade; prendre ensuite un manuluve ou un pédiluve dans de l'eau tiède pure ou dans de l'eau tiède amidonnée ou alcalinisée; sécher, et faire une friction avec de la glycérine, friction qui pourra être répétée plusieurs fois durant la journée afin d'empêcher le fendillement des régions squameuses.

d) Si la pulpe des doigts est recouverte de squames épaisses :

Même traitement que ci-dessus.

On peut encore mélanger de la masse emplastique de Vigo avec de l'huile d'olive jusqu'à consistance de bouillie, la mettre dans les doigts d'un gant en caoutchouc ou dans un doigtier en caoutchouc simple, et y introduire les doigts. (A. FOURNIER.)

C. — *Psoriasis calleux, corné, kératodermique :*

a) Ramollir et décaper les parties calleuses :

Soit par le râclage;

Soit à l'aide de cataplasmes;

Soit à l'aide de frictions avec le savon mou

de potasse ou avec une pommade mercurielle;

Soit à l'aide de l'application d'un emplâtre mercuriel.

Taffetas souple de Vigo.

ou :

Emplâtre au calomel de Quinquaud.

ou :

Emplâtre rouge de Vidal.

Soit à l'aide de manuluves ou de pédiluves avec de l'eau tiède;

Soit à l'aide de douches locales de vapeur, ou de fumigations obtenues en faisant exposer les mains du malade au-dessus d'une cuvette remplie d'eau bouillante.

b) Même traitement que celui du *psoriasis squameux*, auquel il convient d'ajouter :

Applications du collodion suivant :

Collodion riciné........................ 30 gr.
Acide salicylique....................... 2 »

(MAURIAC.)

ou :

Acide salicylique .... 1 gr. 20
Chlorhydrate de cocaïne............... 0 gr. 25
Collodion riciné....................... 30 gr.

ou Frictions avec :

Acide salicylique...................... 1 gr. 20
Ichtyol............................... 2 gr.
Cold-cream............................ 30 »

Lorsque, sous l'influence de la pommade ou du

collodion salicylés, le psoriasis palmaire a complètement disparu, on prescrit, pour en prévenir la récidive, la préparation ci-dessous formulée :

Calomel à la vapeur	2 gr.
Cold-cream..........................	30 »

Avec cette pommade le malade se frotte les régions palmaires chaque soir, au coucher, en ayant soin de revêtir des gants pour la nuit.

(OHMAN DUMESNIL.)

ou :

Frictions avec :

Huile de cade vraie..................	} ãã 2 gr.
Onguent napolitain..................	
Vaseline...........................	30 »

(MAURIAC.)

ou avec :

Huile de cade vraie..................	10 gr.
Liqueur de Van Swieten..............	60 »
Glycérine	60 »

(MONIN.)

D. — *Psoriasis épais, confluent, érosif*, accompagné de papules végétantes, de fissures ou rhagades douloureuses des plis articulaires des doigts ou des orteils.

Traitement général.

a) Mercure :

Par voie buccale (préférer le sublimé au protoiodure) ;

Ou en frictions ;

Ou en injections sous-cutanées.

b) Associer l'iodure de potassium au mercure (les érosions fissuraires pouvant être considérées comme des lésions d'ordre tertiaire).

Traitement local.

a) Même traitement que celui du *psoriasis squameux corné*, traitement auquel on peut ajouter :

b) Faire, à la suite des manuluves ou des pédiluves, des fumigations locales :

Soit à l'aide de l'appareil de Balzer (page 276);

Soit en répandant un peu de poudre de cinabre sur la plaque chauffée au rouge sombre d'un fourneau de cuisine, et en faisant étendre audessus les mains du malade recouvertes de flanelle, afin de concentrer la vapeur qui se dégage et d'empêcher les inhalations mercurielles;

Soit en se servant d'une boîte ou d'un carton à chapeau percé d'une ouverture suffisante pour y laisser passer la main et au fond duquel se trouve placée une lampe à alcool surmontée d'une soucoupe contenant de 15 à 30 centigrammes de calomel qui se vaporise et se dépose sur les surfaces malades. (Hunter Wils.)

c) Cautériser les fissures tous les 2 ou 3 jours à l'aide d'une allumette en bois taillée en pointe et imbibée d'une solution de nitrate d'argent à 1/10; ou toucher les papules végétantes tous les 2 ou 3 jours à l'aide de la pointe d'une allumette en bois trempée dans du nitrate acide de mércure ou dans une solution de chlorure de zinc à saturation.

d) Appliquer ensuite à la surface des fissures :

Soit des bourdonnets de coton hydrophile imbibés d'eau boriquée ou enduits d'une pommade au turbith, soit de :

Sublimé................................	1 gr.
Teinture de tolu......................	30 »
Eau distillée de roses	500 »

Soit une couche de collodion :

Collodion riciné......................	30 gr.
Salicylate de soude...................	1 à 2 gr.

ou :

Collodion riciné......................	30 gr.
Icthyol	1 à 2 gr.

ou :

Collodion riciné......................	30 gr.
Iodoforme	1 à 2 gr.

Soit des bandelettes de taffetas souple de Vigo ou d'emplâtre rouge de Vidal (l'application de ces bandelettes imbriquées constitue un pansement se tenant bien et permettant aux malades de se servir un peu de leurs mains et de leurs pieds).

E. — *Psoriasis herpétiforme, eczématiforme* (chez les arthritiques) :

A. — *Traitement externe* :

Suivant les formes ou variétés du psoriasis indiquées ci-dessus).

B. — *Traitement interne :*

Ajouter l'arsenic au traitement mixte :

Arséniate de soude........................	0 gr. 10
Sirop de gentiane.........................	100 gr.
ou Sirop de quinquina..................,	100 »

2 à 3 cuillerées à soupe par jour ;
ou :

Liqueur de Donovan :

Iodure d'arsenic......................	0 gr. 20
Eau distillée.........................	200 gr.

Verser de 4 à 100 gouttes dans 90 grammes d'eau en augmentant de 1 à 2 gouttes par jour. A prendre en trois fois dans la journée.
Ou :

Arséniate de soude....................	0 gr. 10
Iodure de potassium..................	30 à 40 gr.
Eau distillée.........................	400 gr.

2 à 3 cuillerées à soupe par jour. (MAURIAC.)

Bains arsenicaux :

Soit artificiels (1 à 3 grammes d'arséniate de soude dans un grand bain) :

Soit naturels (une saison à la Bourboule).

VI. — *Syphilide lenticulaire de la pulpe digitale,*

Badigeonnages avec la teinture d'iode,

Applications de taffetas souple de Vigo.

Si la syphilide est *cornée* (sorte de cor donnant la sensation de disque de corne enchâssé profondément dans la peau) :

a) Bains locaux quotidiens chauds et prolongés.

b) Appliquer tous les deux jours une couche de collodion salicylé :

Acide salicylique........................	1 gr.
Extrait de cannabis indica...............	0 gr. 50
Alcool à 90°.............................	1 gr.
Ether à 62°..............................	2 gr. 50
Collodion élastique......................	5 gr.

ou de la pâte à la potasse caustique :

Potasse caustique.......................	3 gr. 50
Savon médicinal.........................	4 gr.
Chaux éteinte...........................	30 »
Alcool à 90°	q. s. p. pâte

(HAANN.)

c) Achever la guérison par l'application de taffetas souple de Vigo.

III. — Syphilides papulo-érosives.

(Voir *Plaques muqueuses de la peau*, page 288.)

IV. — Syphilides papulo-croûteuses.

1° *Syphilides acnéiformes...*

A. — A la face ;

Lotions matin et soir avec :

Coaltar saponiné Lebœuf,...............	{	ãã 1 cuille-
Liqueur de Van Swieten.................	}	rée à café
Eau chaude.............................		500 gr.

Toucher une fois par jour les boutons acnéiformes avec une boulette de coton enduite avec :

Naphtol β,.............................	2 gr.
Soufre précipité.......................	40 »
Glycérine pure........................	60 »

(MAURIAC.)

B. — Au cuir chevelu :

a) Tenir les cheveux coupés courts.

b) Le jour, lotions avec la liqueur de Van Swieten ;

c) Le soir, onctions avec une pommade au calomel ou au turbith.

2° *Syphilides impétigineuses.*

A. — Compléter le traitement antisyphilitique par un traitement auxiliaire :

a) Surveiller l'hygiène et le régime du malade ;

b) Prescrire à l'intérieur des toniques, des amers, de l'iodure de fer, de l'huile de foie de morue, du vin iodo-tannique, etc.

B. — Calmer l'inflammation et faire tomber les croûtes :

a) Pulvérisations tièdes avec de l'eau de camomille ou de l'eau de sureau, ou, s'il y a trop de suintement, avec de la décoction de racines d'aunée ou de feuilles de noyer légèrement boriquée (20 grammes d'acide borique pour un litre de décoction);

b) Applications de cataplasmes de fécule de pomme de terre refroidis et faits avec de l'eau boriquée;

c) Fumigations mercurielles, si possible.

(HEURTELOUP.)

d) Applications de compresses de tarlatane pliée en plusieurs doubles, imbibée des solutions indiquées ci-dessus, et recouvertes d'un tissu imperméable quelconque, taffetas gommé, toile caoutchoutée.

e) Onctions le soir, avec des pommades destinées à calmer l'irritation cutanée, à ramollir et à détacher les croûtes, à modérer le léger prurit qui existe parfois :

> Cold-cream frais.

ou :

> Oxyde de zinc....................... 2 gr.
> Vaseline .... 30 »

ou :

> Sous-nitrate de bismuth .... 3 gr.
> Vaseline............................ 30 »
> ou Glycérine........................ 30 »

Le matin, déterger les téguments par une lotion chaude savonneuse.

f) Couper la barbe et les cheveux courts, si les syphilides impétigineuses ocupent les régions pilaires.

C. — Panser les ulcérations, lorsque les croûtes sont tombées :

a) Soit avec des onctions renouvelées matin et soir et pratiquées avec l'une des pommades suivantes :

> Acide borique pulvérisé............... 3 gr.
> Vaseline............................ 30 »

ou :

> Acide borique pulvérisé .... 3 gr.
> Oxyde de zinc....................... 7 »
> Vaseline .... 30 »

ou :

Acide borique pulvérisé	3 gr.
Précipité blanc......................	1 »
Glycérolé d'amidon	30 »

ou :

Calomel.........................	1 à 2 gr.
Vaseline..........................	30 gr.

ou :

Précipité jaune	1 gr.
Vaseline	30 »

ou :

Onguent de Vigo	5 gr.
Acide borique......................	1 »
Vaseline	30 »

étendre cette pommade sur un linge fin et l'appliquer sous forme d'emplâtre sur l'ulcération.

(Besnier.)

ou :

Oxyde rouge de mercure.............	$\tilde{a}\tilde{a}$ 1 gr. 50
— de zinc....................	
Résorcine.......................	0 gr. 60
Vaseline	30 gr.

(Phillips.)

b) Soit à l'aide d'emplâtres renouvelés tous les jours :

Emplâtre de Vigo.

ou, si ce dernier est mal supporté :

Emplâtre rouge de Vidal.

ou :

Emplâtre adhésif de calomel.

d) Soit, lorsque le malade est cachectique, ou lorsque les ulcérations ont tendance à persister :

Badigeonnages des ulcérations avec un pinceau imbibé de :

Nitrate d'argent cristallisé.............   1 gr.
Eau distillée.........................   10   »

(BROCQ.)

Et saupoudrer (1) avec une des poudres :

Iodoforme.

ou :

Salol.

ou :

Dermatol.

ou :

Aristol.

ou :

Europhène.

V. — Syphilides ulcéreuses.

1° *Syphilide pustulo-ulcéreuse, ecthyma syphilitique.*
I. — *Traitement général.*
A. — Traitement spécifique mixte (page 116).

_____

(1) En général, le moment choisi pour traiter une ulcération à l'aide d'une poudre doit être basé sur l'état de cette ulcération. Il faut éviter avant tout que la poudre ne forme avec le pus un mortier dur, consistant. On doit attendre le moment où la plaie, sans être complètement sèche, ne sécrète plus de pus proprement dit, et où son suintement se rapproche d'un sérum plus ou moins clair.

B. — Traitement auxiliaire :

a) Surveiller l'hygiène alimentaire du malade et son régime alimentaire ; prescrire le repos (surtout si l'ecthyma siège sur les membres inférieurs), le séjour au grand air, une alimentation réparatrice.

b) Prescrire à l'intérieur des préparations toniques, ferrugineuses (amers, quinquina, iodure de fer, etc.).

II. — *Traitement externe.*

A. — A la période pustuleuse :

a) Se contenter de saupoudrer la lésion ecthymateuse avec :

Poudre d'amidon ou de riz................	20 gr.
— de talc ou oxyde de zinc........	20 »
Acide borique pulvérisé................	10 »

ou avec :

Poudre d'amidon....................	45 gr.
Salol............................	5 »

(GAUCHER.)

b) Recouvrir, quand c'est possible, d'une couche de ouate hydrophile maintenue par une bande.

B. — A la période pustulo-croûteuse :

a) Faire tomber les croûtes :

Grands bains et bains simples, bains d'amidon ;

Pulvérisations avec l'eau boriquée ;

Applications de toile caoutchoutée, de bandelettes imbriquées de taffetas de Vigo ;

Applications de compresses de tarlatane imbibée d'une solution de sublimé à 1/2000 ou à 1/3000, et recouvertes de taffetas gommé.

Applications de cataplasmes d'amidon ou de fécule faits avec de l'eau boriquée. « On prend 100 grammes de fécule, et on les délaye lentement dans 200 grammes d'eau boriquée ayant bouilli et à peine tiède ; quand la fécule est bien délayée, qu'il n'y a pas de grumeaux, on jette brusquement dans le récipient 800 grammes d'eau bouillante, on agite vivement, et au bout d'une ou deux minutes, on enlève du feu. La fécule gonfle et se prend en une gelée transparente que l'on étale immédiatement sur de la tarlatane lavée, en couches de 7 à 15 millimètres d'épaisseur.

« Se servir de ces cataplasmes quand ils sont à peine tièdes, presque froids ou tout à fait froids ; les changer toutes les deux ou trois heures. » (BROCQ.)

b) Panser l'ulcération mise à découvert :

Lotions, avant le pansement, avec une solution antiseptique :

Acide borique....................... 30 gr.
Eau .... 1000 »

ou :

Hydrate de chloral.................. 10 gr.
Eau............................... 1000 »

ou :

Acide phénique......................	10 gr.
Glycérine..........................	5 »
Eau...............................	950 »

ou :

Sublimé...........................	1 gr.
Acide tartrique....................	q. s.
Eau...............................	1000 gr.

ou :

Naphtol camphré...................	10 gr.
Eau...............................	100 »

ou :

Alcool camphré....................	10 gr.
Eau...............................	100 »

(QUINQUAUD.)

c) Panser les ulcérations :
Soit avec une pommade :

Emplâtre de Vigo..................	} ãã 30 gr.
Vaseline..........................	

ou :

Oxyde de zinc.....................	} ãã 25 gr.
Vaseline..........................	
Naphtol β.........................	2 à 3 gr.

ou :

Oxyde de zinc....................	} ãã 1 gr.
Calomel..........................	
Amidon...........................	3 »
Vaseline pure....................	26 »

(MAURIAC.)

ou :

Pommade au calomel.

ou :

Pommade au turbith.

ou :

Pommade au précipité rouge.

ou :

Pommade à l'iodoforme.

ou :

Pommade au dermatol.

ou :

Pommade au salol.

ou :.

Pommade à l'aristol.

ou :

Pommade à l'europhène.

Recouvrir ensuite d'une couche de ouate hydrophile maintenue par une compresse et quelques tours de bande.

Soit à l'aide d'une rondelle d'emplâtre :

Emplâtre de Vigo.

ou :

Emplâtre de Unna.

ou :

Emplâtre de Vidal.

ou :

Emplâtre de Quinquaud.

Soit à l'aide de fumigations mercurielles, quand cela est possible. (HEURTELOUP.)

Soit à l'aide de poudres sèches antiseptiques (iodol, iodoforme, salol, aristol, dermatol, sous-carbonate de fer).

d) Si l'ulcération ecthymateuse est atonique : la toucher avec la teinture d'iode ou avec une solution de nitrate d'argent à 1/20 ou à 1/10.

e) Si l'ulcération est profonde, atonique : la lotionner avec le vin aromatique, l'alcool camphré, l'eau oxygénée; la panser soit avec de l'on guent styrax pur ou mélangé à de l'iodoforme ou de l'aristol :

Onguent styrax...................... 30 gr.
Iodoforme .... 3 »
ou Aristol......................... 3 »

soit avec l'iodoforme pulvérisé, ou avec la poudre de sous-carbonate de fer. (BROCQ.)

f) Contre les pustules ecthymateuses ulcérées de la face :

Porter, au fond de l'ulcération, avec un porte-pinces, un petit tampon de coton imbibé de nitrate acide de mercure ou de chlorure de zinc à solution saturée ; appuyer pendant une minute ou deux jusqu'à ce que toute la surface ait blanchi et que l'on puisse y porter un autre petit tampon de coton nouvellement imbibé du caustique sans que le malade sente la brûlure.

Si, au bout de huit jours, l'escarre étant détachée, l'aspect de la plaie est encore couenneux, pultacé, renouveler la cautérisation.

2° *Syphilide ulcéreuse végétante, papillomateuse (frambœsia syphilitique)* des régions pileuses : cuir chevelu, aisselles, pubis.

Même traitement :

Tenir les poils coupés courts ;

Déterger les surfaces malades;

Les toucher avec la teinture d'iode, le nitrate d'argent, le nitrate acide de mercure, le chlorure de zinc en solution saturée.

VI. — Syphilide pigmentaire.

(Collier de Vénus et maculations consécutives aux éruptions syphilitiques.)

Sublimé.........................	0 gr. 20
Chlorhydrate d'ammoniaque.............	0 gr. 60
Eau de Cologne	10 gr.
Eau distillée.......................	10 »

Si cette lotion était trop irritante, on augmenterait la proportion d'eau distillée et d'eau de Cologne. Lotions une fois par jour. Si la dyschromie résiste, on enveloppera, pendant la nuit, le cou avec des compresses imbibées de cette solution. (MAURIAC.)

Ou appliquer le soir des bandelettes ou des rondelles d'emplâtre de Vigo hydrargygrisé, et ne les enlever que le lendemain matin.

N'en interrompre l'usage que s'il se développait de l'eczéma rubrum ou une autre irritation de la peau plus visible et plus désagréable que la syphilide pigmentaire du cou, qu'un peu d'artifice de toilette suffit à dissimuler. (MAURIAC.)

Ou frictionner tous les jours les taches pigmentaires avec :

Alcool..	100 gr.
Sublimé..	} ãã 1 »
Salol..	
Essence de bergamote....................	q. s. pour
ou Essence de géranium....................	parfumer

Laisser sécher sans essuyer.

Au bout de quelque temps, lorsque les macules sont un peu atténuées, les frotter légèrement avec :

Glycérine..	50 gr.
Eau de roses	50 »
Borax..	4 »
Liqueur de Van Swieten....................	20 »

et saupoudrer ensuite avec :

Poudre de talc....................................	
Oxyde de zinc....................................	} ãã 10 gr.
Camphre pulvérisé..............................	
Salol..	

(A. ROBIN.)

ou :

Frictionner, matin et soir, avec une solution de sublimé au 500ᵉ ou au 300ᵉ, si on peut la supporter ; puis appliquer, pendant la nuit, de l'emplâtre de Vigo, qu'on enlève le lendemain matin.

Si la rougeur des téguments est trop accusée, appliquer ensuite le fard suivant :

Vaseline................................ 10 gr.
Kaolin .... } ãã 4 gr.
Glycérine..............................
Carbonate de magnésie.................. } ãã 2 gr.
Oxyde de zinc..........................

(BROCQ.)

ou :

Appliquer durant 4 heures des compresses imbibées d'une solution de sublimé à 1/100; percer la phlyctène qui s'est formée et saupoudrer avec une poudre inerte. (KAPOSI.)

ou :

Frictionner d'abord avec du savon mou de potasse, puis appliquer parties égales de vaseline et d'onguent de Vigo durant la nuit.

Le lendemain enlever cette pommade par un savonnage à l'eau chaude, puis appliquer pour la journée le fard suivant :

Vaseline................................ 20 »
Carbonate de bismuth................... } ãã 5 gr.
Kaolin.................................

(BESNIER.)

ou :

Appliquer la préparation suivante pure ou coupée d'eau :

Eau distillée.......................... 250 gr.
Sublimé................................ 1 »
Sulfate de zinc........................ } ãã 2 gr.
Acétate de plomb.......................
Alcool .... q. s.

Agiter avant de s'en servir. (HARDY.)

ou :

Collodion	30 gr.
Sublimé	1 à 3 gr.

(LECLERC.)

ou :

Appliquer matin et soir un peu de la pommade :

Oxyde de zinc	0 gr. 20
Précipité blanc	0 gr. 10
Beurre de cacao	} $\tilde{a}\tilde{a}$ 10 gr.
Huile de ricin	
Essence de roses	X gouttes

ou :

Appliquer tous les soirs un peu de la pâte :

Eau distillée	} $\tilde{a}\tilde{a}$ 10 gr.
Dextrine	
Glycérine	15 »
Oxyde de zinc	10 »
Oxychlorure de bismuth	2 »
Sublimé	0 gr. 20

Faire cuire jusqu'à consistance de pâte.

ou :

Frictionner d'abord avec du savon mou de potasse, ou simplement avec de l'alcool, puis appliquer plusieurs couches de la préparation suivante :

Chloroforme	100 gr.
Acide chrysophanique	15 »

Quand ces couches ont séché, les recouvrir de traumaticine (gutta-percha dissoute dans le chloroforme).

Au bout de quelques jours, quand l'enduit se détache, faire une nouvelle application et ainsi de suite. (LELOIR.)

ou :

Collodion......................	40 gr.
Acide chrysophanique..............	1 à 4 gr.

ou :

Sulfophénate de zinc...............	4 gr.
Glycérine......................	60 »
Alcool à 90°....................	30 »
Eau de fleurs d'oranger............	40 »
Eau de rose....................	250 »

Appliquer matin et soir.

ou :

Lanoline camphrée................	40 gr.
Peroxyde d'hydrogène récent..........	15 »
Chlorure d'ammonium..............	5 »
Iodure d'ammonium...............	4 »

Onctions tous les soirs. (MAURIAC.)

ou encore :

Badigeonnages de teinture d'iode.

Accidents syphilitiques
siégeant sur les annexes des téguments.

ALOPÉCIE SYPHILITIQUE

L'alopécie consécutive aux syphilides ulcéreuses malignes précoces ou aux syphilides tuberculo-ulcéreuses tertiaires est irréparable.

L'alopécie qui se manifeste au début de la période secondaire, — qu'elle se produise sous la forme de clairières ou en aires pseudo-peladiques, — qu'elle atteigne le cuir chevelu, la barbe, les moustaches, les sourcils, les cils, guérit sans le secours d'un traitement local (à moins de circonstances exceptionnelles), lorsqu'elle n'est accompagnée d'aucune lésion spécifique du cuir chevelu ou qu'elle est accompagnée d'une syphilide résolutive (syphilide achéiforme, syphilide pityriasiforme ou furfuracée).

Il est bon néanmoins de prescrire une médication locale qui peut diminuer la durée de l'alopécie et qui, en tout cas, donne satisfaction au malade préoccupé de la chute de ses cheveux et ayant hâte de les voir repousser.

I. — *Traitement général.*

1° Traitement spécifique :

Le mercure suffit ordinairement.

Prescrire en outre de l'iodure (1 à 2 grammes par jour) pour peu qu'il y ait sur la peau ou sur les muqueuses des manifestations à tendance ulcéreuse. (MAURIAC.)

2° Traitement hygiénique :

Combattre, s'il en est besoin, le préjugé assez répandu qui consiste à croire que le mercure fait tomber les cheveux.

Chez les malades dont la constitution est débilitée par la syphilis ou une autre maladie, prescrire des toniques, du fer, de l'huile de foie de morue et une bonne hygiène.

II. — *Traitement local.*

1° Si le cuir chevelu est encrassé, faire un savonnage avec une décoction chaude de bois de Panama et de savon au goudron; passer ensuite de l'eau chaude seule, et sécher aussitôt à l'aide d'une serviette chauffée.

2° Chez l'homme, couper et tenir les cheveux courts, lorsque les conditions de la vie sociale ne s'y opposent pas.

3° Chez la femme, interdire toute coiffure pouvant exercer quelques tiraillements sur les cheveux.

4° Interdire l'usage du peigne fin, d'une brosse dure.

5° Faire usage de lotions ou de pommades excitantes du cuir chevelu : appliquer une pommade excitante le soir, et le matin faire une lotion après un savonnage du cuir chevelu. (On peut appliquer une lotion excitante à l'aide d'une brosse à brillantine.) Ou inversement, appliquer une pommade le matin, et une lotion le soir.

a) Lotions excitantes :

Teinture de cantharides	5	gr.
Chlorhydrate de quinine	2	»
Alcoolat de Fioraventi	40	»
— de romarin	60	»
ou Alcool camphré	60	»

pour lotions deux ou trois fois par semaine.

ou : (THIBIERGE.)

Alcoolat de Fioraventi	}	āā 100 gr.
— de lavande	}	

(BESNIER.)

ou :

Liqueur de Van Swieten...............	100 gr.
Eau de Cologne	50 »

(BALZER.)

ou :

Teinture de cantharides	10 gr.
— de romarin..............	20 »
— de jaborandi..............	20 »
Alcoolat de Fioraventi	50 »
Alcool camphré.....................	50 »
Rhum.............................	100 »

(BROCQ.)

ou :

Alcoolat de romarin..................	10 gr.
Teinture de Beaumé..................	10 »
— de cantharides..............	10 »
Liqueur de Fowler..................	10 »

(MAURIAC.)

ou :

Sublimé...........................	0 gr. 20
Hydrate de chloral..................	4 gr.
Résorcine..........................	2 »
Huile de ricin......................	1 »
Alcool à 90°.......................	200 »

(GAUCHER.)

b) Pommades excitantes

Moelle de bœuf.....................	30 gr.
Sulfate de quinine..................	0 gr. 50
Turbith minéral....................	0 gr. 50

et faire alterner l'application de cette pommade tous les deux jours avec la lotion :

Eau distillée.......................	300 gr.
Carbonate de soude.................	1 »
Borax.............................	1 »

(MAURIAC.)

ou :

Acide salicylique....................	0 gr. 60
Vaseline............................	30 gr.

(GAUCHER.)

ou :

Calomel............................	2 à 3 gr.
Vaseline...........................	30 gr.

(BALZER.)

ou :

Oxyde jaune de mercure..............	1 gr.
Vaseline	15 à 20 gr.

(BROCQ.)

c) S'il y a en même temps de la séborrhée, faire usage des préparations soufrées :

Soufre précipité....................	3 gr.
Vaseline...........................	30 »

(GAUCHER.)

ou :

Soufre précipité....................	5 gr.
Acide salicylique.	0 gr. 50
Lanoline...........................	} āā 15 gr.
Vaseline	

(BESNIER.)

ou :

Si les cheveux sont gras et n'ont pas besoin de pommades, on peut les rendre plus secs avec la poudre suivante qu'on applique le soir :

Acide salicylique...................	1 gr.
Poudre d'amidon	10 »

(BROCQ.)

Lorsque les cheveux ne sont pas coupés préalablement, ce qui arrive ordinairement chez les femmes, les effets du traitement sont beaucoup plus longs à se manifester.

ONYXIS ET PÉRIONYXIS

I. — *Onyxis.*

Guérit sous l'influence du traitement interne seul.

II. — *Périonyxis.*

A. — *Périonyxis sec, corné.*

Se contenter de protéger le doigt ou l'orteil contre les frottements qui peuvent l'irriter, en l'entourant de bandelettes de diachylon ou de bandelettes agglutinatives recouvertes par un doigtier en peau de gant ou en caoutchouc.

B. — *Périonyxis inflammatoire.*

a) Traitement antiphlogistique :

Cataplasmes émollients.

Bains locaux émollients.

Grands bains.

b) Condamner la partie malade au repos, surtout si le périonyxis siège au pied ;

La placer dans la situation la plus propre à favoriser la circulation et à empêcher la stagnation du sang dans les veines et les capillaires.

c) Quand l'inflammation s'est amendée, soustraire la partie malade aux causes d'irritation, en l'entourant de bandelettes de taffetas de Vigo recouvertes d'un doigtier.

C. — *Périonyxis ulcéreux.*

a) Condamner la partie malade au repos, surtout si la lésion siège au pied.

b) Calmer l'inflammation :

Fomentations émollientes.

Cataplasmes de fécule froids.

Bains locaux émollients, ou bains locaux prolongés dans une solution de sublimé tiède.

Grands bains.

c) Panser l'ulcération :

Soit en appliquant des bandelettes de taffetas de Vigo recouvertes d'un doigtier ;

Soit en appliquant de la pommade à l'iodoforme, ou de la poudre d'iodoforme ou d'aristol, quand l'inflammation s'est amendée.

Puis en complétant le pansement avec de la ouate hydrophile maintenue par une bande.

d) Si l'ulcération paraît languir :

Appliquer trois fois par jour un peu de coton imbibé d'une solution de nitrate d'argent au 30° (DIDAY);

Toucher l'ulcération avec la teinture d'iode ou le crayon de nitrate d'argent tous les deux ou trois jours, et compléter le pansement ainsi qu'il a été dit plus haut.

e) Si l'ulcération est recouverte de fongosités :

Cautériser avec le crayon de nitrate d'argent ou avec le chlorure de zinc.

Saupoudrer avec le nitrate de plomb en poudre. (DE AMICIS.)

Au besoin, exciser les tissus végétants et fongueux.

Puis, quand l'ulcération, réprimée et modifiée par les cautérisations, a repris bon aspect, la panser en la recouvrant de bandelettes de taffetas de Vigo ou de poudre d'iodoforme ou d'aristol.

f) Si l'ongle tarde à se détacher, si l'ulcération envahit la matrice de l'ongle, enlever ce dernier au plus vite soit à l'aide d'une pince, s'il est décollé sur une grande partie de son pourtour, soit en pratiquant l'opération de l'ongle incarné; — puis panser l'ulcération mise à découvert ainsi qu'il a été dit plus haut. (A. FOURNIER.)

SYPHILIDES MUQUEUSES

Syphilides muqueuses génitales chez la femme.

I. — Syphilides vulvaires.

a) Prévenir la malade qu'elle est susceptible, par les lésions dont elle est atteinte, de transmettre la syphilis, et lui interdire tout rapport sexuel.

b) Recommander le repos, si les plaques muqueuses ont déterminé une inflammation intense.

c) Recommander de grands soins de propreté :

Grands bains tièdes tous les deux ou trois jours, émollients ou mercuriels; bains de siège matin et soir, émollients ou mercuriels : ajouter au bain de siège 2 à 3 cuillerées à soupe de la mixture suivante :

Bichlorure de mercure....................	} ãa 15 gr.
Chlorure d'ammonium....................	
Alcoolé d'eucalyptus	500 gr.

(LUTAUD.)

Ablutions fréquentes avec une décoction de guimauve boriquée.

d) Si syphilides papuleuses :

Cautérisations tous les trois ou quatre jours avec le crayon de nitrate d'argent. (MAURIAC.)

e) Si syphilides ulcéreuses :

Panser 3 fois par jour avec un peu de ouate hydrophile imbibée d'une solution de nitrate d'argent au 100e ;

ou :

Si le contact permanent de la solution argentique paraît irriter l'ulcération, badigeonner matin et soir avec un pinceau d'aquarelle imbibé de cette même solution, et recouvrir de ouate hydrophile sèche interposée entre les grandes lèvres ;

ou :

Saupoudrer une ou deux fois par jour, suivant le degré de suppuration, avec de l'iodoforme ou de l'aristol, du diiodoforme, du dermatol, du traumatol, du calomel, seul ou additionné de lycopode.

Si l'iodoforme en poudre paraît irriter l'ulcération : appliquer un peu de la pommade à l'iodoforme à 1/10 ou au calomel à 1/10, et recouvrir de ouate hydrophile sèche.

Si la pommade mercurielle est mal supportée, pratiquer des lotions avec :

Hydrate de chloral......................	10 gr.
Teinture d'eucalyptus...................	20 »
Eau..................................	150 »

f) A la période terminale, quand les ulcérations bourgeonnent :

Cautériser avec le crayon de nitrate d'argent tous les trois ou quatre jours; supprimer les pommades et solutions; se contenter de saupoudrer deux ou trois fois par jour avec une poudre inerte (talc, oxyde de zinc, sous-nitrate de bismuth), et recouvrir de ouate hydrophile sèche. (A. FOURNIER.)

g) Si complications de folliculites vulvaires, d'œdème, d'induration scléreuse, d'éléphantiasis des grandes et des petites lèvres :

a) Repos.

b) Grands bains tièdes tous les deux jours.

c) Ablutions, injections vaginales émollientes fréquentes.

d) Applications de compresses imbibées de solutions résolutives.

e) Enfin, légers badigeonnages à la teinture d'iode.

II. — Syphilides vaginales et du col utérin.

a) Bains de siège fréquents, un spéculum pour bains étant introduit dans le vagin.

b) Injections vaginales fréquentes :

Soit avec de l'eau de guimauve boriquée.

Soit avec :

Sublimé..........................	0 gr. 25
Acide tartrique......................	1 gr.
Teinture de carmin...................	II gouttes

pour un paquet n° 20. Un paquet pour un litre d'eau.

c) Toucher légèrement avec un petit tampon de coton imbibé d'une solution faible de nitrate d'argent.

Ensuite, insuffler du salol ou de l'oxyde de zinc, et appliquer de la gaze salolée ou iodoformée (surtout si les ulcérations sont nombreuses et suppurent abondamment).

ou :

Appliquer un gros spéculum; faire ensuite pénétrer dans son intérieur un spéculum Fergusson bien garni d'une poudre antiseptique et d'un tampon de coton hydrophile; retirer ce dernier spéculum en laissant son contenu dans le vagin, et enfin retirer le premier spéculum (manœuvre facile et pratique). (JULLIEN.)

Syphilides muqueuses génitales chez l'homme.
Syphilides glando-préputiales.

Interdire tout rapport sexuel.

A. — Si le malade peut découvrir le gland :

a) Grands bains tous les deux ou trois jours.

Bains de siège tous les jours.

Bains locaux émollients (décoction de guimauve boriquée) matin et soir.

Lotions astringentes.

b) Cautérisations superficielles au nitrate d'argent tous les trois ou quatre jours.

c) Assèchement des surfaces après les lotions.

d) Puis saupoudrer avec :

Oxyde de zinc.......................... } aa 10 gr.
Calomel................................ }

Ou avec une poudre inerte quelconque (talc, oxyde de zinc, sous-nitrate de bismuth).

f) Enfin, interposer une mince couche de ouate hydrophile entre le gland et le prépuce. (MAURIAC.)

B. — Si le malade ne peut découvrir le gland (phimosis, balano-posthite secondaire) :

a) Bains généraux plus ou moins répétés et plus ou moins prolongés suivant le degré de l'inflammation, au besoin bains quotidiens, de deux ou trois heures.

b) Bains locaux, dans une décoction tiède de guimauve, de 12 à 15 minutes de durée, deux ou trois fois par jour.

c) Compresses appliquées autour de la verge, et imbibées d'eau de guimauve boriquée, ou d'eau blanche.

d) Irrigations de la cavité glando-préputiale, pratiquées deux ou trois fois par jour, à l'aide d'une sonde de caoutchouc rouge (n° 14) introduite sous le prépuce et conduite jusqu'au niveau du cul-de-sac glando-préputial.

Irrigations d'abord détersives, avec de l'eau bouillie ou de l'eau boriquée, répétées jusqu'à ce que le liquide de retour sorte limpide de la cavité préputiale ; puis irrigations modificatrices, composées de un ou deux verres à bordeaux d'une solution de nitrate d'argent (1 à 2 grammes pour 100 suivant l'intensité des phénomènes inflammatoires.) (A. FOURNIER.)

Syphilides muqueuses des amygdales, de l'isthme du gosier.

I. — *Traitement interne.*

Est sans action sur les plaques muqueuses.

Doit être continué néanmoins, parce qu'il agit sur la diathèse syphilitique, et, par là-même, prévient le retour des plaques muqueuses.

Éviter la stomatite qui ne servirait qu'à exaspérer les lésions buccales.

II. — *Traitement hygiénique.*

a) Avertir le malade qu'il peut transmettre la syphilis par la salive, par les baisers, par les verres, les fourchettes, les cuillers, la pipe, les embouchures des instruments à vent, et tout objet ayant été en contact avec ses lèvres ;

b) Interdire absolument le tabac (cigares, cigarettes, pipe, chiques) ;

c) Interdire les liqueurs, les boissons alcooliques, le vin pur, les mets épicés, irritants, les aliments trop chauds ;

d) Entretenir les dents dans un état minutieux de propreté.

Faire nettoyer les dents, arracher les chicots et les dents gâtées, limer les bords aigus et tranchants des dents cassées, de peur qu'ils n'irritent les bords latéraux de la langue et n'y provoquent des plaques ulcéreuses.

Faire rincer la bouche non seulement matin et soir, mais encore après chaque repas; faire enlever, à l'aide d'un cure-dents, les parcelles d'aliments restées dans les interstices dentaires.

Faire brosser les dents matin et soir avec une brosse douce, saupoudrée d'une poudre dentifrice :

Poudre de charbon...................... $\Big\}$ ãã 10 gr.
  —   de quinquina......................

III. — *Traitement local.*

A. — Tant que la cavité buccale est irritée, enflammée :

Gargarismes émollients, ou mieux bains de bouche, répétés plusieurs fois dans la journée, et d'une durée de quelques minutes, avec :

du lait;

de la décoction d'orge ou de guimauve, coupée ou non avec du lait, additionnée ou non d'une décoction de pavot.

B. — Lorsque l'inflammation de la cavité buccale s'est amendée :

Gargarismes fréquents avec :

Chlorate de potasse..................	4 à 5 gr.
Eau......	1 gr. verre

ou :

Eau distillée......................	250 gr.
Chlorate de potasse.................	10 gr.
Sirop de mûres....................	60 »

(Les gargarismes au chlorate de potasse sont souvent douloureux sur les parties à vif.)

ou :

Eau distillée......................	250 gr.
Borate de soude...................	10 »
Miel rosat........................	60 »

(A. FOURNIER.)

En cas d'éréthisme douloureux de la cavité buccale, on peut ajouter à ces gargarismes 2 grammes de feuilles de coca pour 100.

ou :

Décoction de guimauve..............	940 gr.
Têtes de pavot concassées...........	n° 3
Acide borique.....................	} ãã 20 gr.
Chlorate de potasse................	
Borate de soude...................	

ou :

Eau d'orge.......................	500 gr.
Alun............................	7 »
Miel rosat.......................	} ãã 100 »
Sirop diacode....................	

ou :

Liqueur de Van Swieten.............	} ãã 50 gr.
Sirop d'opium....................	
Eau d'orge.......................	150 »

(JULLIEN.)

Badigeonner les plaques muqueuses plusieurs fois par jour avec un pinceau d'aquarelle imbibé soit du collutoire suivant :

Glycérine pure......................	30 gr.
Borate de soude	10 »

soit, si les plaques sont douloureuses, de la solution suivante :

Chlorhydrate de cocaïne..............	1 gr.
Eau distillée........................	20 »

ou de :

Chlorhydrate de cocaïne..............	1 gr.
Vaseline.............................	20 »

C. — Cautériser les plaques muqueuses :

a) Inutile d'employer des caustiques trop faibles (solution de nitrate d'argent, teinture d'iode, sulfate de cuivre);

Éviter les caustiques violents (chlorure de zinc, acide chlorhydrique ;

b) S'abstenir de cautérisations, s'il existe au-dessous ou autour des plaques une violente inflammation; auparavant, combattre cette dernière par la médication antiphlogistique (Voir plus haut).

c) « Si les plaques sont petites, récentes, les cautériser superficiellement, tous les trois ou quatre jours, avec le crayon de nitrate d'argent, sans empiéter sur les tissus sains environnants.

Se servir d'un crayon bien effilé du bout (par friction sur un linge mouillé), pas trop long, de peur qu'il ne se casse, solidement emmanché dans le porte-nitrate, pour éviter qu'il ne se détache.

Si les plaques sont très multiples, confluentes, d'une certaine étendue, s'étalant sur tout ou partie de l'isthme du gosier, les cautériser en plusieurs séances : un jour, un certain nombre de plaques seulement ; le lendemain, les autres plaques.

Si les plaques muqueuses, au lieu de rester érosives, tendaient à s'ulcérer ou étaient devenues ulcéreuses :

Continuer les cautérisations superficielles avec le nitrate d'argent, mais, en outre, administrer à l'intérieur de l'iodure de potassium en même temps que le mercure ». (A. FOURNIER.)

On peut encore pratiquer les cautérisations de la manière suivante :

1° Attouchement des plaques muqueuses (soit buccales, soit vulvaires) avec un pinceau trempé dans la solution :

Acide chromique......................	1 gr.
Eau...............................	50 »

2° Asséchement ;

3° Attouchement, aussitôt après, avec le crayon de nitrate d'argent, ou avec une solution aqueuse de nitrate d'argent à 1 pour 5 ou à 1 pour 10.

On obtient ainsi un vernis de couleur pourpre, rouge sang, dû à la production de chromate d'argent, doué d'une propriété antiseptique et caustique très efficace. (JULLIEN.)

d) Si, dans le cours d'une cautérisation des plaques gutturales, le crayon de nitrate d'argent venait à se casser ou à se détacher, tomber dans le pharynx et à être avalé par le malade, ne pas trop s'alarmer, car les chlorures de l'estomac le neutraliseront rapidement; venir en aide aux chlorures en faisant avaler aussitôt au malade un grand verre d'eau saturée de sel marin.

e) Si les plaques muqueuses sont anciennes, si elles ont résisté à divers traitements, si elles occupent des points très peu sensibles, si elles ne sont pas trop nombreuses ni confluentes, les cautériser avec le nitrate acide de mercure tous les cinq ou six jours, après avoir badigeonné les plaques avec une solution de cocaïne à 1 pour 20 ou à 1 pour 5.

Pratiquer ces cautérisations avec beaucoup d'attention et de prudence, car une goutte de nitrate acide de mercure tombée dans le pharynx ou le larynx pourrait déterminer un spasme et une angoisse respiratoire capables de déterminer mort.

Pour ces cautérisations au nitrate acide de mercure, ne pas se servir, comme porte-caustique, ni d'une baguette en verre ni d'un pinceau d'aquarelle, ni d'un tampon de ouate enroulé peu solidement autour d'une fine baguette de bois, car des gouttes de nitrate acide de mercure ou le tampon de ouate pourrait tomber dans le pharynx; se servir, soit de la vulgaire allumette en bois, taillée en pointe, trempée dans la solution de nitrate acide de mercure, et ne l'appliquer qu'au centre de la plaque à cautériser (la périphérie étant suffisamment touchée par l'étalement du liquide); soit d'un porte-caustique à pas de vis terminal, d'une tige métallique taillée en pas de vis à l'un de ses bouts, pas de vis qui fixe solidement par son arête en spirale le tampon de ouate que l'on enroule autour de lui; soit d'une pince à arrêt, une pince tire-balle, longue et légèrement courbée, entre les mors de laquelle on façonne à son gré le tampon petit ou gros: l'instrument étant préparé de la sorte, tremper le tampon dans le nitrate acide de mercure, puis l'exprimer légèrement dans un peu de ouate sèche, afin d'enlever l'excès de caustique qui pourrait couler sur la plaque, enfin, le promener tout doucement sur la surface à cautériser, en ayant bien soin de ne pas en dépasser les limites; puis, tout aussitôt, faire gargariser le malade avec un peu d'eau. » (A FOURNIER.)

D. — Contre la douleur qui suit la cautérisation, faire prendre un bain de bouche avec un des liquides suivants :

de l'eau froide ;

du lait froid ;

une décoction froide de guimauve et de pavot;

une infusion froide de feuilles de coca (2 grammes pour 200 grammes d'eau),

des boissons glacées que le malade conserve

dans sa bouche jusqu'à ce qu'elles ne soient plus froides, et qu'il renouvelle au fur et à mesure qu'elles se réchauffent;

faire sucer de petits fragments de glace, ou faire déguster une glace par petites gorgées.

E. — Lorsque des plaques anciennes et rebelles auront été modifiées par des cautérisations au nitrate acide de mercure, revenir aux cautérisations avec le crayon de nitrate d'argent pour achever la cicatrisation.

F. — Autre moyen de pansement des syphilides muqueuses :

Diriger sur la surface des plaques muqueuses des *fumigations de calomel* au moyen de l'appareil suivant :

Il consiste dans un tube de verre, du calibre de quatre à cinq millimètres et d'une longueur de trente centimètres. Ce tube, effilé à la lampe à alcool à l'une de ses extrémités où il se termine par un orifice de un à deux millimètres, porte à son autre extrémité un tube de caoutchouc, monté sur la soufflerie d'un thermo-cautère. En son milieu, il est renflé en boule. Ce renflement sert à emmagasiner le sel mercuriel et à le vaporiser par l'exposition au-dessus de la flamme d'une lampe à alcool.

Manuel opératoire :

Le malade est mis en position et assis devant le médecin. S'il s'agit d'un pansement sur la muqueuse bucco-pharyngienne, il maintient lui-même l'abaisse-langue que l'opérateur a mis en place.

L'opérateur charge préalablement le renflement du tube avec une dose de calomel. De la main gauche, il tient la soufflerie et la lampe à alcool; de la main droite, il saisit le tube et place le renflement au-dessus de la lampe de la flamme à alcool.

Des vapeurs blanchâtres remplissent le tube; c'est le moment de presser la poire de caoutchouc et de produire le courant d'air qui va conduire ces vapeurs sur la plaque où elles se condensent en un enduit blanchâtre.

Précautions à prendre : ne pas élever trop haut la température du calomel qui se décomposerait; nettoyer le tube de temps en temps; conseiller au malade, pour éviter la toux, de ne point faire d'inspirations profondes pendant la durée de la fumigation.

Avantages de ce pansement : N'est douloureux ni avant, ni après son application.

N'a pas les inconvénients du cinabre, dont les vapeurs sont chargées d'acide sulfureux, ni du sublimé, qui est extrêmement toxique. (BALZER.)

G. — Contre les angines pultacées qui accompagnent parfois les plaques muqueuses des amygdales :

a) Ne cautériser les plaques que lorsqu'elles reposeront sur des tissus sains, revenant à peu près à l'état normal ;

b) Prescrire des gargarismes émollients chloratés, boratés (Voir plus haut);

c) Ne pas se contenter des gargarismes, et toucher une ou deux fois par jour les plaques avec
un pinceau d'aquarelle trempé dans :

> Miel rosat .... $\Big\}$ ãã 10 gr.
> Borax................................

ou dans :

> Glycérine purifiée..................... 16 gr.
> Acide borique........................ 3 »

II. — Contre les grosses ulcérations pultacées,
qui se forment parfois, en pleine période secondaire, dans l'angle des deux piliers, au-dessus de
l'amygdale; contre toute tendance à l'ulcération;
contre toute ulcération formée sur les piliers, les
amygdales, le voile du palais :

a) Coiffer le doigt indicateur d'une gaze antiseptique, et porter ce doigt sur les régions
recouvertes de produits pultacés, enlever ces
produits à l'aide d'un frottement rude, jusqu'à ce
qu'on obtienne une plaie rouge, lisse, saignante.
(JULLIEN.)

b) Faire ensuite des badigeonnages détersifs
avec :

> Acide phénique..................... 2 gr. 50
> Alcool ou glycérine.................. 20 gr.
> Eau............................... 100 »

ou :

> Liqueur de Labarraque............... 50 gr.
> Eau........................... 200 à 250 »

ou :

Créosote........................	0 gr. 50
Eau.............................	200 gr.

(MAURIAC.)

c) Prescrire le traitement mixte.

I. — Contre les lésions pseudo-membraneuses siégeant sur l'isthme, sur les amygdales :

a) Chercher à détacher les fausses membranes, mais y renoncer s'il est nécessaire d'agir violemment.

b) Gargarismes, attouchements avec des liquides émollients, détersifs, antiseptiques, additionnés de cocaïne ou d'opium ; irrigations buccales répétées plusieurs fois par jour, chaque fois avec deux ou trois litres de liquide, à l'aide d'un appareil à irrigation semblable à celui dont on se sert pour les lavages de l'urèthre.

c) Quand les fausses membranes seront tombées, cautériser avec le crayon de nitrate d'argent les surfaces qu'elles recouvraient, si elles ne sont pas trop enflammées.

Syphilides muqueuses des lèvres, des joues, des gencives, de la voûte palatine.

Même traitement que celui indiqué pour les plaques muqueuses de l'isthme du gosier.

Lèvres. — Cautériser les plaques muqueuses de la face interne des lèvres avec le crayon de nitrate d'argent, mais en prenant la précaution, pour ne pas noircir les dents avec le nitrate d'argent, de préserver celles-ci, pendant et après la cautérisation, au moyen d'un petit tampon de ouate hydrophile.

Cautériser les rhagades médianes et commissurales des lèvres avec un crayon de nitrate d'argent effilé du bout ou avec une allumette en bois taillée en pointe et imbibée de nitrate acide de mercure. Si ces rhagades sont très douloureuses, les toucher, avant la cautérisation, avec une solution de cocaïne au 5e.

Contre le bourgeonnement papulo-granuleux qui se forme très souvent autour des plaques fissuraires situées à l'angle des lèvres :

Cautériser avec une allumette en bois taillée en pointe et imbibée d'une solution de chlorure de zinc à saturation.

Gencives, joues. — Contre les érosions, les plaques ulcéreuses des gencives, au niveau de la dernière molaire, et sur les parties adjacentes de la muqueuse des joues :

a) Éviter de cautériser avec le nitrate d'argent, qui noircira infailliblement les dernières molaires ;

b) Badigeonner les ulcérations tous les jours avec de la teinture d'iode ou mieux avec une allumette en bois taillée en pointe et imbibée d'une solution de chlorure de zinc à saturation.

c) Placer le soir, et garder pendant la nuit, un tampon de ouate hydrophile boriquée, pour isoler la muqueuse des joues des ulcérations gingivales.

Voûte palatine. — Se contenter de cautériser au nitrate d'argent les syphilides muqueuses (érosions diffuses, rubans érythémateux). (MAURIAC.)

Syphilides muqueuses pharyngienne et épiglottique (ayant envahi le tissu adénoïde de la base de la langue et celui qui est préépiglottique).

a) Douches nasales avec :

Eau boriquée.

ou :

Eau phéniquée.

ou :

Eau chloratée.

b) Badigeonner les parties atteintes, qu'elles aient des plaques muqueuses ou non, avec le porte-ouate laryngien imbibé de la solution suivante :

Glycérine neutre......................	50 gr.
Iodure de potassium..................	} ãã 0 gr. 25
Iode métallique	
Laudanum de Sydenham	3 gr.

c) Pulvérisations nasales, tous les jours ou tous les deux jours, avec :

Eau................................	450	gr.
Résorcine	3	»
Glycérine pure....................	50	»

d) Contre les symptômes auriculaires :

Cathétérisme de la trompe.

Insufflations iodées.

et, pour réprimer l'hypertrophie du tissu adénoïde :

Raclage de la cavité naso-pharyngienne.

Cautérisation galvanique. (Moure et Taulin.)

Syphilides muqueuses de la langue.

Mêmes indications générales que celles exposées à propos du traitement des *syphilides de l'isthme* (page 269).

Indications spéciales :

a) Éviter les caustiques violents et cautériser tous les quatre ou cinq jours avec le nitrate d'argent, excepté :

b) Si les plaques sont très végétantes, fongueuses ou très squameuses : les cautériser alors avec une allumette en bois taillée en pointe et imbibée de chlorure de zinc à saturation ou de nitrate acide de mercure.

c) Si les plaques sont ulcéreuses et reposent sur des tissus spécifiquement néoplasiques :

Instituer un traitement mercuriel énergique (frictions ou injections hypodermiques).

Administrer l'iodure de potassium en même temps que le mercure.

Syphilides leucoplasiformes ou parasyphilides leucoplasiformes de la bouche (taches d'un blanc laiteux, siégeant sur le plateau dorsal de la langue, sur les bords latéraux de la langue, sur la face interne des joues, taches très rebelles à tout traitement).

Mêmes indications que celles exposées à propos du traitement des *syphilides de l'isthme :*

Entretien soigneux des dents ;

Proscription de tout irritant local (tabac, alcools, mets épicés).

Bains de bouche ou gargarismes émollients très chauds ; collutoires boratés.

Cautérisations avec le nitrate d'argent, ou mieux avec le nitrate acide de mercure, cautérisations circonscrites exactement sur les taches et répétées fréquemment.

Traitement spécifique :

Administrer le mercure sous forme d'injections sous-cutanées (injections de calomel à 5 et à 10 centigrammes). (A. FOURNIER.)

Syphilides muqueuses du larynx (érythème, plaques muqueuses, papules, hyperplasie).

I. — *Traitement spécifique* :

A. — *Traitement mercuriel.*

Prescrire le mercure aux doses ordinaires (2 à 3 pilules de cinq centigrammes de protoiodure de mercure par jour) ;

Ne pas augmenter intempestivement les doses, dans l'espoir de hâter rapidement la cicatrisation des plaques muqueuses, parce que le mercure n'a sur elles qu'une action lente. Cependant, si la gêne de la respiration commandait une médication plus prompte et plus énergique :

Faire des frictions mercurielles sur la partie externe du cou, au niveau de l'organe malade (MAURIAC), ou administrer le mercure sous forme d'injections sous-cutanées (injections de calomel) (A. FOURNIER).

B. — *Traitement ioduré.*

Est inutile dans les cas de laryngopathies précoces et superficielles.

Pourrait même être quelquefois nuisible dans les formes érythémateuses et catarrhales, en raison de l'hyperémie sécrétoire qu'il détermine sur la muqueuse laryngée comme sur les autres muqueuses;

N'est indiqué que dans les cas où les lésions sont hyperplasiques ou ulcéreuses : instituer alors le traitement mixte.

II. — *Traitement hygiénique.*

Proscrire :

Le tabac ;

Le séjour dans une atmosphère chargée de fumée de tabac et de poussières ;

Les liqueurs alcooliques, les mets excitants et épicés ;

L'exposition au froid ;

Les efforts de voix, les excès de chant et de phonation, l'usage des instruments à vent.

Repos à la chambre, s'il en est besoin.

III. — *Traitement local.*

Traitement applicable à toutes les affections catarrhales du larynx :

a) Gargarismes émollients.

b) Pulvérisations chaudes, à l'aide d'un pulvérisateur à vapeur, et durant 6 à 8 minutes, huit à dix fois par jour si l'on se sert d'un liquide simplement émollient, matin et soir, si l'on se sert d'une solution médicamenteuse, soit avec de la liqueur de Labarraque additionnée de 4 à 5 fois son volume d'eau, soit avec 20 grammes de liqueur de Van Swieten. (SCHMELZER.)

Quand les plaques muqueuses sont douloureuses, on peut faire précéder les pulvérisations des solutions médicamenteuses de pulvérisations avec :

Chlorhydrate de cocaïne................ 1 gr.
Eau................................ 100 »

Quand on pratique des pulvérisations avec le sublimé, on doit avoir bien soin, dans ce cas, de ne pas administrer de l'iodure de potassium à l'intérieur, parce que, ce sel étant éliminé par la muqueuse laryngée, il se formerait du biiodure d'hydrargyre qui est très irritant et caustique.

c) Inhalations chaudes, quatre ou cinq fois par jour, et pendant cinq minutes chaque fois, avec une infusion de fleurs de tilleul, de camomille, de sureau, ou avec de l'eau de guimauve et de pavot (bol recouvert d'un entonnoir renversé).

d) Fumigations mercurielles au moyen de trochisques au cinabre :

Cinabre .... 8 gr.
Amidon........................ 18 »
Mucilage de gomme................ q. s.

Faire des trochisques de 15 centigrammes. On place un trochisque sur une plaque de fer rougie (pelle à feu, fourneau) et, à chaque dégagement de fumée blanche, le malade l'aspire d'un coup sec et net, par la bouche.

Ces fumigations doivent être pratiquées avec beaucoup de prudence.

e) Attouchements de la muqueuse laryngée, au moins deux fois par semaine, avec divers topiques légèrement astringents ou caustiques, portés sur les points malades, préalablement cocaïnisés suivant le cas, à l'aide d'une baleine courbée, guidée par le laryngoscope et munie d'une petite éponge imbibée d'une solution médicamenteuse :

Nitrate d'argent cristallisé..............   1 à 2 gr.
Eau distillée ....   10 gr.

ou :

Glycérine ....   30 gr.
Extrait thébaïque....................   0 gr. 10
Iode métallique.....................   } $\widetilde{aa}$ 1 gr.
Iodure de potassium ....   }

(ISAMBERT.)

ou :

Chlorure de zinc....................   1 gr.
Eau................................   50 »

ou :

Acide chromique....................   2 gr.
Eau................................   10 »

f) Ablation à la pince, s'il y a lieu, des végétations un peu pédiculisées.

g) Si sténose et menace de suffocation : tubage, trachéotomie.

Syphilides muqueuses
des narines et de la pituitaire.

a) Faire tomber les croûtes qui recouvrent les plaques :

Introduire dans les narines un tampon de ouate fréquemment imbibée d'eau boriquée ;

Appliquer sur le bord inférieur de la narine de petites bandelettes imbriquées de sparadrap de Vigo.

b) Lavages ou irrigations nasales avec l'eau boriquée ou la liqueur de Van Swieten tièdes.

c) Une fois les plaques mises à nu, les cautériser avec le crayon de nitrate d'argent.

d) Panser avec la pommade au calomel, à l'oxyde de zinc.

e) Contre les coryzas violents de la période secondaire, avec engorgement prononcé de la muqueuse du cornet moyen et du cornet inférieur :

Administrer, outre le mercure, l'iodure à la dose de 2 à 3 grammes par jour, afin d'empêcher le coryza de devenir ulcéreux.

Une ou deux fois par jour, irrigations nasales avec de l'eau tiède, additionnée d'une cuillerée à bouche de sel marin par litre, ou bien avec de l'eau boriquée, ou avec de la liqueur de Labarraque additionnée de 4 à 5 fois son volume d'eau ; faire renifler simplement ces liquides, ou les projeter dans les fosses nasales à l'aide d'une sonde ou du siphon de Weber. (Mauriac.)

Priser, trois fois par jour, une pincée de :

Lycopode............................... $\Big\}$ ãã 8 gr.
Calomel...............................

Syphilides muqueuses de la conjonctive.

Cautérisations tous les 4 ou 5 jours avec le crayon de nitrate d'argent, en ayant soin de lotionner ensuite à grande eau avec une solution de sel marin (une grande cuillerée de sel par litre d'eau).

Syphilides muqueuses papulo-érosives de la peau (plaques muqueuses cutanées).

Syphilides muqueuses de l'oreille.

I. — *Plaques muqueuses du pavillon et du sillon auriculo-mastoïdien.*

a) Déterger avec un liquide antiseptique ; lotionner avec la liqueur de Labarraque additionnée de 4 à 5 fois son volume d'eau.

b) Assécher les surfaces après les lotions.

c) Appliquer un tampon de ouate hydrophile enduite d'une pommade au calomel ou à l'aristol.

d) Cautériser légèrement au nitrate d'argent tous les 4 ou 5 jours.

II. — *Plaques muqueuses du conduit auditif externe.*

a) Débarrasser les plaques de leurs produits de sécrétion par des injections d'eau boriquée tiède ou par l'introduction dans le conduit audi-

tif de ouate imbibée fréquemment d'eau boriquée.

b) Enlever doucement les croûtes ramollies au
moyen d'un petit tampon de ouate fixé entre les
mors d'une pince.

c) Cautériser légèrement avec le crayon de
nitrate d'argent la plaque mise à nu (préalablement cocaïnée, s'il y a lieu).

d) Panser avec un tampon de ouate enduite de
pommade boriquée additionnée d'un peu de
calomel ou d'oxyde de zinc.

Syphilides muqueuses du tronc (aisselles, ombilic, sein).

I. — *Plaques muqueuses des aisselles, de l'ombilic.*

A. — Supprimer les pressions continuelles
exercées par les ceintures, bretelles, courroies,
bandages.

B. — Soins minutieux de propreté : grands
bains fréquemment répétés.

C. — Lotions, trois fois par jour, avec des
liquides adoucissants ou détersifs aseptiques :

Eau boriquée;

Vin aromatique;

Solution d'hydrate de chloral à 1/200.

Solution d'acide phénique à 1/100.

Liqueur de Labarraque coupée de 4 à 5 fois
son volume d'eau.

D. — Assèchement des surfaces malades après
les lotions.

E. — Cautérisations superficielles au nitrate d'argent tous les 4 ou 5 jours.

F. — Saupoudrer avec une poudre inerte, asséchante ou isolante (talc, oxyde de zinc, sous-nitrate de bismuth) ou modificatrice (calomel, aristol, iodoforme).

G. — Séparation des surfaces malades par l'interposition d'une couche de ouate hydrophile.

II. — *Plaques muqueuses du sein.*

Même traitement que ci-dessus.

A. — Interdire l'allaitement, même si l'enfant est syphilitique, à cause de l'irritation et des tiraillements que cause la succion, ou bien employer un bout de sein.

B. — S'il existe des rhagades, fissures, crevasses, sur les mamelons :

a) Les insensibiliser avec une solution de cocaïne, avant de les cautériser.

b) Les panser avec une pommade au calomel, au turbith, à l'aristol; ou les badigeonner, une ou deux fois par jour, avec de l'iodoforme dissous à saturation dans de l'éther et du chloroforme.

c) S'il existe des papules suintantes dans le pli thoraco-mammaire inférieur chez les femmes à mamelles volumineuses, lourdes et pendantes :

Après les pansements, séparer les surfaces malades par l'interposition d'une couche de ouate hydrophile.

**Syphilides muqueuses périgénitales (du scro-
tum, périvulvaires) et périanales.**

Même traitement que celui des *plaques muqueuses du tronc* (page 289).

S'il existe une syphilide papulo-hypertro-
phique excessive, de grosses masses végétantes :

Activer la résolution par quelques badigeonnages à la teinture d'iode, au besoin par quelques
pointes de feu appliquées superficiellement.
(A. FOURNIER.)

Fumigations de calomel à l'aide de l'appareil de
Balzer.

Maintenir les pansements à l'aide d'un bandage
en ⊤.

Contre les *condylomes* :

Saupoudrer trois fois par jour avec :

Calomel............................	6 gr.	
Acide borique......................	3 »	
— salicylique...................	1 »	

Syhilides muqueuses des orteils.

1. — Période inflammatoire :

a) Repos horizontal.

b) Grands bains prolongés, tous les deux jours
d'abord, puis tous les deux ou trois jours.

c) Cataplasmes de fécule de pommes de terre,
tièdes ou froids, arrosés d'eau boriquée.

d) Lotions détersives, trois fois par jour avec :

Vin aromatique.

ou :

> Liqueur de Labarraque................ 50 gr.
> Eau........................ 200 à 250 »

e) Assèchement de la surface après les lotions.

f) Saupoudrer avec une poudre inerte ou modificatrice.

g) Interposition de ouate hydrophile entre les orteils.

h) Si ulcérations fissuraires : pansements avec la pommade à l'iodoforme à 1/10.

i) Si ulcérations fongueuses, saignantes : cautérisations avec nitrate d'argent tous les deux ou trois jours.

j) Prescrire, en même temps que le mercure, l'iodure de potassium à la dose de 2 à 3 grammes par jour.

II. — Période de régression :

a) Pansements secs avec une poudre inerte (oxyde de zinc, talc) ou modificatrice (iodoforme).

b) Enfin, pansements par occlusion avec le taffetas de Vigo ou le taffetas iodoformé.

Adénopathies et lymphangites secondaires.

I. — Contre les adénopathies cervicales, épitrochléennes ou autres ayant acquis un certain développement ou tardant à disparaître :

a) Traitement mercuriel seul.

b) Onction matin et soir avec l'onguent napolitain ;

ou applications de rondelles d'emplâtre de Vigo hydrargyrisé laissées à demeure.

II. — Contre les lymphites diffuses compliquant parfois les plaques muqueuses cutanées génitales, ano-génitales :

a) Onctions mercurielles, excepté sur les parties recouvertes de poils, de peur de provoquer un eczéma rubrum.

b) Compression douce et continue au moyen d'une large bande de caoutchouc. (Mauriac.)

AFFECTIONS SECONDAIRES DU SYSTÈME OSSEUX

I. — Périostite. — Périostose.

Traitement mixte :

a) Iodure de potassium (3 à 4 grammes par jour).

ou :

Injections d'iodipine (page 110).

b) Traitement mercuriel énergique :

Traitement local :

Onctions avec l'onguent napolitain seul ou associé à l'extrait de belladone :

```
Onguent mercuriel double..............   30 gr.
Extrait de belladone..................    4  »
```

ou :

Applications de rondelles d'emplâtre de Vigo *cum mercurio*, renouvelées toutes les 48 heures.

II. — **Ostéalgies (céphalée osseuse, sternalgie, pleurodynie** due à une périostite costale (périchondrite).

A. — *Traitement interne* :
Traitement mixte.

B. — *Traitement local* :
a) Onctions mercurielles *in situ*; — rondelles d'emplâtre de Vigo *cum mercurio*.
b) Badigeonnages à la teinture d'iode.
c) Petits vésicatoires volants.
d) Topiques adoucissants.

III. — Accidents articulaires secondaires. Arthralgies.

A. — *Traitement interne* :
Traitement mixte.
B. — *Traitement local*. (Voir *Ostéalgies*.)

IV. — Hydarthroses.

a) *Traitement interne* :
Traitement mixte.
b) *Traitement local* :
Repos;
Compression ouatée;
Badigeonnages avec la teinture d'iode;
Vésicatoires volants;
Ponction aspiratrice en cas d'épanchement considérable.

V. — Arthropathies.

a) Traitement interne :
Traitement mixte (iodure à hautes doses).
b) Traitement local. (Voir *Ostéalgies.*)

Hydropisie simple des synoviales tendineuses.

a) Traitement interne :
Traitement mixte.
b) Traitement local. (Voir *Ostéalgies.*)
Ne jamais ouvrir les poches fluctuantes.

Synovites tendineuses.

b) Traitement interne :
Traitement mixte.
c) Traitement local :
Dans les cas aigus :
Calmer la douleur;
Frictions avec onguent mercuriel belladoné;
Cataplasmes laudanisés;
Bains fréquents et prolongés;
Fomentations émollientes;
Liniments narcotiques;
Badigeonnages au salicylate de méthyle;
Enveloppements ouatés.
Plus tard :
Favoriser ou activer la résorption :
Ventouses scarifiées, si l'inflammation locale
est trop vive;
Vésicatoires volants;
Badigeonnages avec la teinture d'iode.

Hygroma secondaire.

a) Traitement interne :
Traitement mixte.
b) Traitement local. (Voir *Synovites tendineuses.*)

Myosalgies secondaires.

a) Traitement interne :
Traitement mixte.
b) Traitement local :
Liniments narcotiques;
Chloroforme;
Sinapismes;
Badigeonnages à la teinture d'iode;
Vésicatoires volants;
Bains de vapeur généraux ou locaux.

Contractures musculaires secondaires.

a) Traitement général :
Traitement mixte, surtout ioduré.
b) Traitement local :
Onctions calmantes;
Liniment belladoné;
Liniment opiacé;
Liniment chloroformé;
Révulsifs cutanés :
Vésicatoires;
Ventouses;
Sinapismes;
Frictions sèches ou aromatiques;

Malaxations;

Douches de vapeur;

Pulvérisations d'éther;

Électricité.

Myosite.

a) Traitement interne :

Traitement mixte.

b) Traitement local :

Frictions avec pommades mercurielles et iodurées.

Topiques émollients, résolutifs;

Enveloppement ouaté.

ACCIDENTS SECONDAIRES DE L'ŒIL.

Kératite.

I. *Traitement interne* :

Traitement spécifique intense et prolongé :

a) D'abord traitement mixte, avec des doses fortes de mercure (injections mercurielles),

b) Plus tard, alterner le mercure et l'iodure.

II. — *Traitement local* :

a) Tenir l'œil à l'abri de toute excitation : lecture, lumière, etc.

b) Modérer l'éréthisme local et prévenir l'iritis :

Collyre à l'atropine.

c) Fomentations chaudes prolongées, durant 20 à 25 minutes, et répétées plusieurs fois par jour.

Douches de vapeur (avec l'appareil de Lourenço).

Iritis.

I. — *Traitement interne* :

Agir rapidement pour éviter les adhérences cristalloïdiennes, l'occlusion de la pupille.

A. — Le traitement mercuriel suffit ordinairement dans les iritis récentes, dépourvues de complications.

Prescrire un traitement mercuriel intensif :

a) Soit les frictions mercurielles ;

b) Soit, de préférence les injections mercurielles, et plus particulièrement les injections de calomel (page 59) ; les injections de benzoate de mercure :

Benzoate de mercure.....................	0 gr. 30
— d'ammonium..................	0 gr. 50
— de cocaïne...................	0.07 à 0.13
Eau distillée stérilisée.................	q. s. pour
	30 c. cubes

Injecter journellement 2 centigr. de sel ou 2 centimètres cubes de la solution. (GAUCHER.)

Ou :

injections de biiodure d'hydrargyre :

Huile d'olive stérilisée.................	30 c. cubes
Biiodure d'hydrargyre.................	0 gr. 12

Pratiquer chaque jour une injection d'un centimètre cube (soit quatre milligrammes de biiodure de mercure). (PANAS.)

Ou :

injections de cyanure de mercure :

Cyanure de mercure	0 gr. 20
Eau distillée.........................	20 gr.

Injecter de 1 à 2 c. c. par jour. (GALEZOWSKI.)

(Éviter les injections mercurielles sous-conjonctivales pour peu que l'iritis révèle un caractère inflammatoire.)

c) Continuer la médication mercurielle longtemps après la guérison, pour prévenir les récidives et les complications ultérieures; la continuer les années suivantes, en laissant au malade des périodes de repos et de désaccoutumance.

B. — Traitement mixte.

Contre les iritis graves : associer l'iodure de potassium au mercure.

II. — *Traitement local* :

a) Combattre les phénomènes inflammatoires.

Repos de la vue; proscrire la lecture, même pour l'œil sain.

Éviter le froid; garder le repos dans une chambre chaude.

Soustraire l'œil malade à l'action de la lumière, soit en appliquant sur l'œil un tampon sec de coton hydrophile maintenu par une bande, soit en plaçant un morceau de soie noire au-devant de l'œil, soit en portant des conserves de teinte fumée.

Fomentations émollientes ou boriquées chaudes

continues; appliquer sur l'œil des compresses
trempées dans de l'eau émolliente très chaude,
dans une infusion très chaude de belladone, de jus-
quiame, bien exprimées et renouvelées toutes
les cinq minutes; — des cataplasmes de fécule
légers et très chauds;

Purgatifs légers;

Appliquer, une ou deux fois, de trois à dix
sangsues à la tempe, du côté malade;

Pédiluves sinapisés.

b) Combattre la douleur, l'insomnie :

Préparations opiacées;

Antipyrine;

Injections de morphine (un demi-centigr.) à la
empe;

Bromure de potassium, chloral;

Frictions autour de l'orbite avec la pommade :

Onguent hydrargyrique................	10 gr.
Extrait de belladone..................	3 »

c) Dilater et maintenir la pupille dilatée, si
l'œil a sa tension normale, afin d'éviter la production de synéchies.

Instiller dans l'œil, deux à six fois dans les
24 heures, suivant le degré de rétrécissement de
la pupille et suivant l'effet obtenu, deux gouttes
du collyre suivant :

Sulfate neutre d'atropine...............	0 gr. 05
Eau distillée.........................	10 gr.

Si la pupille a peu de tendance à se dilater, employer l'atropine en solution huileuse, parce que l'action mydriatique est alors plus puissante et plus rapide.

Continuer les instillations jusqu'à ce que l'œil soit devenu blanc; ne les cesser que progressivement.

Contre les phénomènes toxiques généraux (vertiges, sécheresse de la gorge, nausées) résultant du collyre à l'atropine tombé dans la gorge par les voies lacrymales:

Mettre le doigt sur le sac lacrymal au moment des instillations, et instiller le collyre de préférence dans l'angle externe;

Engager le malade à cracher au même instant au lieu d'avaler sa salive;

Pratiquer une injection de morphine;

Prescrire des gargarismes au café noir;

Diminuer les doses du collyre à l'atropine;

Enfin, remplacer le collyre à l'atropine par le collyre suivant.

Eau..	5 gr.
Sulfate neutre de duboisine............	0 gr. 02

(TROUSSEAU.)

d) Si l'œil a sa tension intra-oculaire augmentée, s'il y a complication de cyclite:

Cesser le collyre à l'atropine;

Le remplacer par le collyre suivant qui resserre la pupille et détruit les synéchies:

Sulfate neutre d'érésine................	0 gr. 01
Eau distillée...........................	10 gr.

En instiller, une ou deux fois par jour, une goutte dans l'œil. (GALEZOWSKI.)

Ou :

Salicylate d'ésérine	0.01 à 0.05
Eau distillée	10 gr.

En instiller, une ou deux fois par jour, II à III gouttes dans l'œil, quand l'iritis est en résolution et franchement sorti de l'état aigu. (MAURIAC.)

Ou :

Nitrate neutre de pilocarpine	0 gr. 15
Eau distillée	10 gr.

En instiller, deux fois par jour, I goutte dans l'œil. (GALEZOWSKI.)

Sangsues à la tempe ;

Ventouses de Horteloup, dont l'effet thérapeutique est inférieur à celui des sangsues ;

Paracentèse de la cornée (opération souvent dangereuse parce que l'iris peut venir s'enclaver entre les lèvres de la plaie, et qui ne doit être tentée que par une main familiarisée avec la chirurgie oculaire).

e) S'il persiste, comme reliquat de l'inflammation, de petites synéchies rebelles, continuer longtemps le collyre d'atropine ou mieux le mélange d'atropine et de cocaïne :

Sulfate neutre d'atropine	$\widetilde{a}a$ 0 gr. 05
Chlorhydrate de cocaïne	
Eau distillée	10 gr.

Cesser l'usage de ce collyre à la moindre menace d'hypertonie. (TERRIEN.)

Si la résolution est lente à se faire :

Appliquer successivement de petits vésicatoires autour de l'orbite, et les panser avec :

Onguent napolitain.................... $\left\{ \tilde{a}\tilde{a} \text{ 15 gr.} \right.$
Vaseline............................

(MAURIAC.)

Syphilis secondaire de l'oreille.

I. — *Trompe d'Eustache.*

A. — *Traitement mixte.*

B. — *Traitement local.*

a) Traiter d'abord les plaques muqueuses des amygdales, des piliers.

b) Pratiquer ensuite le cathétérisme de la trompe, afin de prévenir le rétrécissement.

II. — *Oreille moyenne* (otite moyenne purulente).

a) Calmer la douleur par des injections de morphine.

b) Instituer une antisepsie rigoureuse des premières voies respiratoires :

Cautérisations des plaques gutturales au nitrate d'argent ;

Gargarismes émollients très fréquemment répétés ;

Suppression de toute cause susceptible d'irriter une muqueuse déjà enflammée (tabac, alcool).

c) Si le tympan est perforé, élargir la perforation, si elle n'est pas suffisante pour permettre le libre écoulement du pus.

d) S'il n'y a pas de perforation du tympan, pratiquer la paracentèse du tympan; instiller auparavant dans le conduit auditif une solution de cocaïne à 10 ou 15 %.

Aussitôt après la paracentèse:

1° Faire passer une douche d'air par insufflation avec la poire de Politzer, pour évacuer absolument la caisse et refouler dans le conduit auditif tout le liquide qu'elle contient.

2° Pratiquer alors le lavage du conduit auditif à l'aide d'une injection d'eau tiède, préalablement stérilisée par l'ébullition;

Renouveler ces lavages (toujours précédés d'une douche d'air) plusieurs fois par jour dans les premiers jours, puis en diminuer le nombre proportionnellement à l'abondance de la suppuration.

3° Dans l'intervalle de ces lavages, bourrer le conduit auditif avec de la gaze iodoformée ou salolée.

4° Faire garder la chambre pendant toute la durée du traitement.

5° Administrer la quinine, en cas d'élévation de la température.

III. — *Oreille interne.*

A. — *Traitement général :*

Traitement mixte.

a) Injections mercurielles.

b) Iodure à hautes doses.

B. — *Traitement local :*

Courants électriques continus. (HERMET.)

C. — Injections sous-cutanées de chlorhydrate de pilocarpine :

Chlorhydrate de pilocarpine............	3 gr. 50
Eau distillée stérilisée.................	50 gr.

Injecter V gouttes par jour. (POLITZER.)

Syphilis secondaire du foie.

S'assurer que l'ictère n'est pas le résultat d'un embarras gastro-hépatique vulgaire produit par les médicaments, ni d'une intoxication mercurielle.

A. — Si l'ictère provient de ces causes :

Cesser l'administration du mercure.

B. — Si l'ictère est le résultat d'une lésion hépatique produite par la syphilis elle-même :

Instituer le traitement mixte :

a) Pilules de sublimé ou injections sous-cutanées de sels solubles.

b) Iodure de potassium. (GAUCHER.)

Syphilis secondaire du rein (albuminurie).

I. — Prescrire le régime lacté absolu.

II. — Prescrire le traitement spécifique mixte :

A. — Prescrire le mercure à bonne dose, à dose proportionnée à la gravité des accidents, sans s'occuper des troubles apportés à la perméabilité du filtre rénal.

Si la méthode stomacale est mal supportée (intolérance gastrique, vomissements, diarrhée), recourir aux méthodes externes (frictions, injections quotidiennes).

B. — Prescrire l'iodure à bonne dose; l'administrer dans du lait.

C. — Prescrire ces deux médicaments indépendamment l'un de l'autre. (A. FOURNIER.)

Epididymite.

I. — *Secondaire.*
Traitement général:
Traitement mixte avec prédominance du mercure.
Traitement local:
Grands bains.
Suspensoir ouaté.
Frictions avec l'onguent mercuriel, — non prolongées, de peur de provoquer de l'eczéma rubrum et de la salivation.
II. — *Tertiaire.*
Traitement général:
Traitement mixte avec prédominance de l'iodure de potassium.
Traitement local:
Presque toujours inutile. (MAURIAC.)

Névralgies.

Traitement mercuriel.

Injections de calomel, ou, si elles sont douloureuses :

Injections de sels solubles,

ou :

Frictions avec l'onguent napolitain belladoné.
Traitement auxiliaire :

Liqueur de Fowler....................	1 gr.
Teinture de gelsenium sempervirens.....	10 »
Eau distillée........................	180 »

A prendre trois cuillerées à bouche par jour.
(OBOLENSKY.)

Névrites.

Traitement mercuriel.
Injections mercurielles :

Benzoate de mercure..................	0 gr. 25
Chlorure de sodium pur...............	0 gr. 06
Chlorhydrate de cocaïne..............	0 gr. 05
Eau distillée........................	30 gr.

Injecter chaque jour 1 centimètre cube, et
2 centimètres cubes dans les cas de syphilis grave
(CHAMPENIER.)

Phlébite.

I. — *Phlébite secondaire.*
Traitement mercuriel seul :
Injections ou frictions.

TRAITEMENT

DES

ACCIDENTS TERTIAIRES

I. — Traitement général.

Prescrire le traitement mixte.

Ne pas se contenter de prescrire l'iodure de potassium seulement, mais prescrire aussi le mercure. « Toutes les lésions tertiaires, à un moment ou à un autre, ont besoin du mercure et de l'iodure. Tous les deux trouvent leurs indications respectives et leur opportunité à n'importe quelle phase de la syphilis, dans une mesure qui varie suivant la nature des lésions, leur date et leur topographie. Mais, dans le traitement de la syphilis tertiaire, le mercure prête à l'iodure un précieux concours : il l'emporte même quelquefois sur lui. Si son action curative n'est pas aussi prompte, aussi brillante, et ne paraît pas aussi

décisive que celle de l'iodure dans les affections d'ordre tertiaire, peut-être est-elle plus durable, plus profonde, plus préventive. Mais il est généralement contre-indiqué par la débilité, la détérioration des forces organiques et, à plus forte raison, par l'état cachectique, qu'il provienne de la syphilis ou d'une autre cause. (Mauriac.)

II. — Traitement hygiénique.

a) Interdire toute cause susceptible de provoquer ou d'aggraver les accidents tertiaires:

Les excès de tout ordre, les excès alcooliques, le surmenage physique (travail, fatigues, veilles), le surmenage intellectuel, le surmenage vénérien, le surmenage de plaisirs ou surmenage mondain, les émotions du jeu, les soucis et tracas d'affaires, qui excitent le cerveau;

L'abus du tabac, qui exerce une influence indéniable sur les lésions tertiaires de la bouche et de la langue tout spécialement (glossite scléreuse);

Le séjour dans les climats froids, dans les pays où l'on subit l'influence du paludisme;

Une alimentation mal réglée ou insuffisante;

Une habitation insalubre;

Un exercice corporel insuffisant, une vie trop sédentaire.

b) Soigner l'état anémique, lymphatique, scrofuleux, scrofulo-tuberculeux, herpétique, arthritique du malade.

III. — Traitement des accidents tertiaires.

SYPHILIDES CUTANÉES TERTIAIRES

I. — Syphilides tuberculeuses sèches.

Traitement général :

Traitement mixte.

a) Insister surtout sur le mercure à bonnes doses :

10 à 15 centigrammes de protoiodure par jour, ou :

3 à 4 pilules de Dupuytren par jour; ou :

frictions avec l'onguent napolitain, de 4, 6 et 8 grammes par jour ;

ou, si les syphilides sont rebelles :

injections mercurielles et, de préférence, injections au calomel.

b) Prescrire l'iodure de potassium à la dose de 3 à 6 grammes par jour.

Traitement local :

a) Frictions mercurielles avec l'onguent napolitain, pratiquées doucement à la surface et à la périphérie des syphilides ;

ou :

Applications d'emplâtre de Vigo ;

Bains de sublimé généraux ou locaux ;

Massage (qui diminue l'engorgement vasculaire des syphilides, stimule leur circulation et favorise les échanges nutritifs propres à hâter leur résorption). (BALZER.)

Massage combiné avec les bains de sublimé. (TAYLOR.)

b) Si les syphilides sont compliquées d'eczéma, de prurigo, d'herpès récidivant, traiter en même temps l'arthritisme et l'herpétisme :

Arséniate de soude....................	0 gr. 10
Eau de laurier-cerise	50 gr.
Sirop de gentiane....................	350 »
ou Sirop de quinquina	350 »

Deux à trois cuillerées à soupe par jour.

ou :

Arséniate de soude...................	0 gr. 003
— de fer......................	0 gr. 003
Benzoate de lithine..................	ãã 0 gr. 10
Extrait de gentiane	

pour une pilule n° 50 : deux à trois par jour.

Bains arsénicaux : 1 à 3 grammes d'arséniate de soude pour un grand bain.

Eaux de la Bourboule.

II. — Syphilides tuberculo-ulcéreuses. Syphilides gommeuses ulcératives.

Traitement général :

Traitement mixte.

a) Traitement mercuriel. (Voir *Syphilides malignes précoces.*)

b) Insister surtout sur l'iodure de [potassium (4, 5, 6 grammes par jour, et même plus).

Traitement local:

1° Ramollir et détacher les croûtes, calmer l'irritation cutanée:

a) Bains généraux ou locaux émollients ou légèrement alcalinisés.

(Éviter les bains de sublimé.)

b) Cataplasmes froids de fécule d'amidon, renouvelés toutes les quatre heures, pendant une durée de douze à vingt-quatre heures.

2° Les croûtes détachées, procéder au pansement de l'ulcération:

A. — Avant chaque pansement, déterger l'ulcération:

a) Lotions ou pulvérisations soit avec de l'eau boriquée, soit avec de l'eau bouillie. (Éviter les lotions phéniquées, qui peuvent irriter.)

b) Grands bains ordinaires ou bains locaux, de 34 à 37°, d'une durée de 15 à 30 minutes, tous les jours d'abord, puis, à mesure que l'inflammation diminue, tous les deux jours, puis deux fois par semaine, etc.

B. — Ensuite appliquer un pansement.

Dans les cas ne présentant pas de gravité:

a) Appliquer sur l'ulcération soit de l'emplâtre de Vigo, soit de la traumaticine au calomel.

Choisir un sparadrap de Vigo souple, de fabrication récente, fait avec un tissu très mince (soie, taffetas) (1).

_____

(1) Emplâtre de Vigo, de Vigier ou de Cavaillès.

« Découper de petites bandelettes de ce taffetas, d'une longueur proportionnelle à celle de l'ulcération et d'une largeur ne dépassant guère 8 millimètres environ (car, plus larges, elles ne s'appliqueraient pas exactement.)

Puis les fixer sur la plaie, en ayant soin de les entrecroiser en X et les imbriquer les unes sur les autres à la façon des tuiles d'un toit, de façon à déterminer une occlusion hermétique de la surface ulcérée et de sa périphérie dans l'étendue de quelques millimètres; assujettir ce pansement à l'aide d'une compresse de toile maintenue par quelques tours de bande.

Renouveler le pansement matin et soir durant les deux ou trois premiers jours, puis à mesure que la suppuration diminue, une fois par jour, et plus tard tous les deux ou trois jours seulement.

Si l'ulcération siège sur une surface ondulée, vallonnée, sinueuse, sur le nez, par exemple, pratiquer sur cet organe une sorte de blindage externe et interne à l'aide d'étroites bandelettes de Vigo (de 4 millimètres de largeur) qu'il faut avoir soin de retrousser à l'intérieur des narines à l'aide du manche d'une spatule et de fixer par un tampon d'ouate un peu tassée; maintenir le tout par un nez de caoutchouc ou de taffetas gommé, semblable à celui dont on se sert dans le traitement de l'eczéma, et assujetti au besoin par un bandage circulaire autour de la tête.

Si l'ulcération siège sur la paupière : immobiliser celle-ci par l'occlusion de l'œil.

Si l'ulcération siège sur le scrotum : immobiliser le pansement par un suspensoir, etc.

Si l'ulcération siège sur une région couverte de poils (barbe, cuir chevelu) : avoir soin de couper au préalable les poils qui peuvent subsister au niveau de la lésion et de raser la zone périphérique dans une étendue suffisante à l'adhérence des extrémités des bandelettes (5 millimètres environ).

b) Dans la période de réparation de l'ulcère, si celui-ci languit, traîne en longueur, ne se cicatrise que lentement, ou si, au contraire, il bourgeonne, s'exhausse avec exubérance puis reste en cet état :

Pratiquer, dans ces cas-là seulement, de temps à autre, tous les trois ou quatre jours, de légers attouchements avec le crayon de nitrate d'argent en ayant soin d'éviter de porter le crayon sur la pellicule cicatricielle de contour, qu'on risquerait de détruire.

c) Si les ulcérations siègent aux membres inférieurs : interdire la marche; prescrire le repos absolu, voire le séjour au lit.

d) Si le taffetas de Vigo n'est pas bien toléré, s'il devient irritant, le supprimer et le remplacer :

Soit par un saupoudrage avec la poudre d'iodoforme, recouvert d'une couche de ouate hydrophile maintenue en place par une compresse de toile et quelques tours de bande;

Soit, ce qui est mieux toléré (en général, tout au moins), par une pommade à l'iodoforme (1, 2, 3 grammes au plus pour 10 grammes d'excipient);

Soit par un sparadrap ou taffetas iodoformé (beaucoup moins actif, et devant être réservé à la dernière période des lésions).

e) Appliquer des pansements à la poudre ou à la pommade d'iodoforme sur les ulcérations non susceptibles du pansement avec des bandelettes imbriquées de taffetas de Vigo (gland, méat uréthral, vulve, etc.).

f) Si l'iodoforme est mal toléré, s'il devient irritant, s'il détermine des éruptions, le remplacer :

a) Soit par une pommade mercurielle ;

pommade au calomel ;

pommade au turbith ;

ou avec une pommade au dermatol (BALZER).

b) Soit par une poudre inerte :

sous-nitrate de bismuth.

oxyde de zinc.

poudre de talc.

g) Dans les cas où l'ulcère offre une réelle malignité, menace un organe de destruction prochaine :

Appliquer le pansement suivant :

1° D'abord, saupoudrer l'ulcère avec de l'iodoforme ;

2° Ensuite recouvrir avec des bandelettes de taffetas de Vigo imbriquées les unes sur les autres ». (A. FOURNIER.)

Syphilides malignes précoces.

I. — *Traitement général* :

Traitement mixte intensif.

a) Traitement mercuriel :

Prescrire le mercure avec une grande circonspection, d'autant plus grande que les lésions cutanées seront plus profondément ulcéreuses et plus nombreuses.

Redouter, en raison de l'état d'affaiblissement du malade, les effets nuisibles et même toxiques de l'hypermercurialisation. Tâter toujours le terrain avec de faibles doses de protoiodure ou de sublimé, avant d'en venir aux frictions ou aux injections hypodermiques (de calomel en particulier).

Dans le cas de cachexie du malade, n'avoir recours au mercure qu'après avoir administré pendant quelques jours l'iodure de potassium.

b) Prescrire l'iodure de potassium à des doses élevées, à moins qu'elles ne soient pas très bien tolérées par l'organisme débilité. Dans ce cas, en suspendre l'emploi, et ne le prescrire de nouveau que lorsque l'état général du malade se sera relevé, soit spontanément, soit à la suite d'un traitement tonique.

II. — *Traitement auxiliaire :*

a) Médication tonique : fer, quinquina, kola.

b) Traitement hygiénique : vie au grand air; nourriture substantielle sous un petit volume; changement de climat au besoin. (MAURIAC.)

III. — *Traitement local :*

A. — *Syphilides malignes précoces sèches.*

a) Syphilide maligne papulo-squameuse exfoliatrice.

Même traitement que pour la *syphilide papulo-squameuse* (page 228).

b) Syphilide maligne papulo-tuberculeuse.

Même traitement que pour la *syphilide tertiaire tuberculeuse* (page 311).

c) Syphilide maligne nigricante.

(Macules pigmentaires succédant aux papules, et ordinairement très rebelles à tout traitement interne ou topique.)

Même traitement que pour la *syphilide pigmentaire* (page 253).

B. — *Syphilides malignes précoces ulcératives.*

a) Syphilide maligne ecthymateuse.

Même traitement que pour la *syphilide secondaire ulcéreuse superficielle* (page 247).

b) Syphilide maligne tuberculo-ulcéreuse, tuberculo-gommeuse.

Même traitement que pour la *syphilide tertiaire tuberculo-ulcéreuse* (page 312).

Préférer au pansement par occlusion avec les bandelettes d'emplâtre de Vigo un pansement qui adoucit la lésion, toujours plus ou moins inflammatoire, et absorbe les produits ichoreux et purulents qu'elle sécrète quelquefois avec une abondance extraordinaire ; des tampons de ouate hydrophile enduits de pommade à l'iodoforme, à l'aristol, à l'ichtyol, au calomel, à l'oxyde de zinc, etc.

Prendre les soins les plus minutieux et les plus délicats pour empêcher le malade de s'infecter lui-même avec les produits morbides que sa peau secrète si abondamment. (MAURIAC.)

Clavus syphilitique (*de Lœwin*). — (Production cornée paraissant aux mains et aux pieds où elle simule absolument l'aspect du *cor* et est le plus souvent considérée comme telle.)

I. — *Traitement général :*

Traitement mixte.

II. — *Traitement local :*

1° *a*) Bains locaux très chauds et prolongés, quotidiens.

b) Appliquer chaque jour sur la lésion :

Soit du collodion salicylé :

Acide salicylique..........................	1 gr.
Extrait alcoolique de cannabis indica....	0 gr. 50
Alcool à 90°...............................	1 gr.
Éther à 62°................................	2 gr. 50
Collodion élastique.......................	5 gr.

(VIGIER.)

Soit la pâte à la potasse caustique :

Potasse caustique.........................	2 gr. 50
Savon médicinal...........................	4 gr.
Chaux éteinte.............................	30 »
Alcool à 90°..............................	q. s. p. pâte

2° Achever la guérison par l'application d'emplâtre de Vigo.

Syphilides à cicatrisation kéloïdienne.

Très rebelles au traitement.

Prescrire :

Soit des applications d'emplâtre de Vigo, continuées pendant des mois et des années ;

Soit des scarifications durant plusieurs mois VIDAL);

Soit un traitement électrolytique (HARDAWAY);

Soit, pour hâter les effets de la cure, pour tripler les chances de succès, combiner entre elles ces trois méthodes (BROCQ).

Gommes hypodermiques.

I. — *Traitement général :*

a) Prescrire l'iodure de potassium seul, à l'exclusion du mercure. (L'iodure est le véritable spécifique de la gomme.)

Le prescrire à doses élevées : 3 grammes d'abord par jour, puis 5, 6, 7 et même 8 grammes, si on le juge nécessaire.

b) Ne prescrire le mercure que si la gomme est rebelle à l'iodure (ce qui est rare) ou que s'il survient des gommes nombreuses, symptomatiques de certaines syphilis malignes précoces. (A. FOURNIER.)

II. — *Traitement local :*

1° Gomme à l'état de crudité :

a) Ne pas l'ouvrir ni à l'aide d'un caustique, ni à l'aide d'un bistouri.

b) La protéger contre les chocs et les violences extérieures : appliquer un bandage ouaté.

c) Essayer l'emploi d'agents locaux, dont l'influence est plus que douteuse :

Frictions avec l'onguent napolitain ;

Badigeonnages à la teinture d'iode ;

Onctions avec une pommade iodurée ;

Applications d'emplâtre de Vigo.

2° Gomme à l'état de ramollissement :

a) Respecter la gomme.

b) Éviter toute onction ou toute friction qui serait susceptible de produire de l'irritation et de déterminer un processus nécrobiotique foudroyant.

3° Gomme à l'état de fluctuation évidente :

a) Garder les mêmes précautions.

b) Ne se décider à ouvrir la gomme que si son évacuation spontanée est imminente ou que si elle est le siège de douleurs violentes, ou encore si elle gêne et comprime, par son volume, des organes dont elle entrave ainsi les fonctions : larynx, trachée, artères, veines, etc.

4° Une fois la gomme ouverte :

a) Ne pas arracher le bourbillon, de peur de provoquer une hémorrhagie.

b) Modérer, s'il y a lieu, l'inflammation par quelques bains et des applications émollientes (cataplasmes de fécule).

c) Employer des lotions et des injections détersives dans l'intérieur de la caverne, jusqu'à détachement complet du bourbillon gommeux ; appliquer des compresses de tarlatane imbibées d'une solution de sublimé à 0 gr. 20 p. 1000.

Une fois l'ulcère gommeux mis à découvert, le panser comme une syphilide gommeuse ulcérée (page 312) :

a) Balnéation répétée.

b) Aspersions d'iodoforme.

c) Applications de bandelettes d'emplâtre de Vigo.

Phagédénisme tertiaire.

I. — *Traitement général :*

A. — Iodure de potassium.

Habituellement l'iodure suffit au traitement du phagédénisme, sans qu'il soit besoin de lui adjoindre le mercure. (A. FOURNIER.)

Prescrire l'iodure à fortes doses d'emblée (3 à 6 grammes) pour arriver à des doses plus élevées.

B. — Mercure.

Prescrire le mercure : 1° quand l'iodure n'agit pas assez activement et assez rapidement ; 2° quand il y a danger imminent et urgence d'employer un traitement intensif. Prescrire alors les injections de calomel. (A. FOURNIER.)

Ne prescrire le mercure qu'avec réserve lorsque l'organisme est affaibli, lorsque les fonctions nutritives sont altérées d'une façon notable.

Prescrire de préférence le mercure en injections ou en frictions, quand il est besoin de ménager les facultés digestives du malade.

Si, au bout d'un certain temps, le phagédénisme se montre rebelle au traitement spécifique, il conviendrait de suspendre celui-ci pendant quelques semaines, puis y revenir une seconde fois, voire une troisième fois, en variant le mode d'administration du mercure (frictions, ingestion, injections) et en l'alternant avec une cure par l'iodure de potassium. « On profitera de ces entr'actes thérapeutiques pour confier aux modificateurs généraux le soin de corriger la constitution, la disposition actuelle, le vice latent de l'organisme. Dans ce but, conseiller au malade de changer d'air et de milieu; l'envoyer soit à la campagne, soit au bord de la mer, soit sur un plateau élevé; lui prescrire une saison hydrothérapique, etc. Puis, plus tard, reprendre le traitement spécifique. » (A. FOURNIER.)

II. — *Traitement local :*

a) Ne pas recourir aux cautérisations dans le but d'arrêter les progrès du mal.

b) Prescrire des grands bains, tous les jours au début, puis tous les deux ou trois jours.

Dans les cas graves, prescrire des grands bains de deux à trois heures de durée, s'ils ne sont pas contre-indiqués par l'affaiblissement du malade dû soit à un long séjour au lit, soit à une suppuration abondante; puis revenir aux grands bains d'une heure de durée.

c) Lotions, pulvérisations détersives :

soit avec l'eau boriquée ;

soit avec une solution faible de sublimé ;

soit avec une solution de chlorure de zinc à 1 gramme pour 1.000 grammes d'eau (GAUCHER) ;

soit avec la liqueur de Labarraque additionnée de cinq fois son volume d'eau.

d) Pansements avec :

Des bandelettes d'emplâtre de Vigo imbriquées et entrecroisées, précédées ou non d'un saupoudrage à l'iodoforme ;

ou avec :

Iodoforme en poudre, recouvert d'ouate hydrophile ;

ou avec :

Pommade iodoformée au 1/10e, au 1/15e, au 1/20e, si la poudre d'iodoforme est mal tolérée ;

ou avec :

Pommade :

Acide pyrogallique......................	1 à 2 gr.
Vaseline	30 gr.

(VIDAL.)

ou avec :

Des compresses imbibées d'une solution de chlorure de zinc au millième (GAUCHER) ; ou d'une solution de nitrate d'argent à 1 gramme pour 200 grammes d'eau ; ou d'une solution de chloral au centième ;

Ou avec des poudres succédanées de l'iodoforme prescrites pour le traitement des ulcérations spécifiques :

aristol, dermatol, europhène, iodol, traumatol, etc.

e) Si les pansements précédents restent infructueux :

appliquer simplement de la ouate hydrophile bien imbibée d'eau bouillie et fréquemment renouvelée; continuer les bains; puis revenir aux bandelettes d'emplâtre de Vigo ou aux pansements iodoformés. (A. FOURNIER.)

f) Enfin, quand l'ulcère phagédénique résiste à tous ces traitements, il reste une dernière ressource : c'est la méthode destructive. On pourra essayer l'un des trois procédés suivants :

Le curetage ou raclage de l'ulcère.

« Quand les bords de l'ulcération phagédénique sont très irréguliers, décollés en-dessous, et minés jusqu'à imminence de nécrose pour quelques lambeaux cutanés; quand il se creuse des arrière-fonds, des culs-de-sac inaccessibles, on doit intervenir chirurgicalement pour ébarber, régulariser les contours, mettre à découvert les parties qui se dérobent aux topiques, etc. On agira toujours avec beaucoup de prudence. Si on se décide à cureter les fongosités ou les surfaces irrémédiablement vouées à la destruction malgré les spécifiques, il faudra sonder avec soin ce terrain mollasse et boueux, pour voir s'il n'y a pas au-dessous de lui de gros vaisseaux qu'il serait dangereux de blesser. » (MAURIAC.)

Après avoir chloroformisé le malade, on pratique le raclage avec la curette de Volkmann ; on lave ensuite avec de l'eau phéniquée ; on panse avec du coton ; on remplace, au bout de quelque temps, le coton par des compresses trempées dans la liqueur de Van Swieten mitigée, que l'on recouvre d'un taffetas imperméable. (SPILMANN.)

La destruction par la pâte sulfo-carbonique dite pâte de Ricord.

On applique avec une spatule cette pâte sur toute l'étendue de l'ulcère à détruire ; on la nivelle, on la dessèche, puis on la recouvre d'une couche de ouate. La pâte ne tarde pas à former une croûte solide qui reste adhérente aux tissus et ne se détache que plusieurs jours, quelquefois même une quinzaine de jours après son application. Lorsqu'elle tombe, elle laisse à découvert une plaie simple qui, n'ayant pas de cause d'entretien, ne tarde pas à se cicatriser. Parfois même la cicatrisation se fait sous la croûte et se tr ouv accomplie quand celle-ci se détache.

La destruction par le fer rouge.

Le fer rouge ne détruit pas aussi profondément, d'une façon aussi égale, ne s'adapte pas aussi bien que la pâte de Ricord aux inégalités, aux anfractuosités de l'ulcère. Aussi son emploi est-il surtout indiqué dans les cas de phagédénisme interne, pour lesquels l'emploi de la pâte de Ricord serait impossible.

Se souvenir que la méthode destructive ne peut guère être employée que dans les cas de phagé-dénisme limité des membres et du tronc et peu profonds. Sinon, on risquerait soit de perforer un organe (urèthre, par exemple) ou de léser une grosse artère, un tronc nerveux, etc.

Se rappeler que la méthode destructive n'est pas un moyen d'arriver sûrement à la guérison et qu'elle ne met pas à l'abri d'une récidive.

III. — *Traitement auxiliaire.*

(Voir *Traitement hygiénique des accidents tertiaires,* page 310.)

Syphilis nasale tertiaire.

I. — *Traitement général :*

Traitement mixte intensif (injections de calo-mel; iodure à hautes doses).

II. — *Traitement local :*

1° S'il existe des ulcérations sans séquestre :

a) S'abstenir de cautérisations énergiques, de toute intervention locale trop active.

b) Pratiquer toutes les fois qu'il sera possible (c'est-à-dire quand il n'y a pas d'obstruction nasale complète d'un côté ou de perforation du plancher ou du voile), deux ou trois fois par jour, avec la douche de Weber, des irrigations nasales prolongées, dans le but de s'opposer à la stagna-tion du pus, à la reproduction rapide des croûtes

(que l'on peut enlever à l'aide d'une pince coudée),
à la suppression de la fétidité du nez, et de faciliter la cicatrisation des ulcérations ; employer
pour ces irrigations des solutions antiseptiques
peu irritantes :

Sublimé...........................	2 gr.
Alcool............................	50 »
Fuschine	q. s.
Eau distillée......................	500 gr.

Une cuillerée à café pour un demi-litre d'eau
tiède. (LERMOYEZ.)

Deux à trois cuillerées à soupe de liqueur de
Van Swieten dans 500 grammes de lait. (GUER-
SANT.)

Ou une des solutions suivantes :

solution d'acide phénique à 1/1000 ;

solution de permanganate de potasse à 1/1000
(MAURIAC) ;

solution de phéno-salyl à 1/1000 ;

solution d'hydrate de chloral à 1/1000 ;

solution de la liqueur de Labarraque : 2 cuillerées à bouche pour 1 litre d'eau ;

solution de sel marin : une cuillerée à bouche
de sel pour un litre d'eau.

c) Après chaque lavage, et même dans l'intervalle des lavages, toutes les 3 ou 4 heures, faire
renifler au malade ou insuffler dans ses fosses
nasales des poudres à priser médicamenteuses :

Iodol..............................	ãã 5 gr.
Sucre de lait......................	

ou :

Aristol.. } ãã 5 gr.
Sucre de lait................................. }

ou :

Iodol.. 3 gr.
Acide borique pulvérisé................. 12 »
Menthol.................................... 0 gr. 50

ou :

Précipité rouge....................... 0 gr. 20
Sucre ou talc.......................... 15 gr.

ou :

Iodoforme............................ 1 gr.
Acide borique pulvérisé............. 19 »
Terpinol .... XL gouttes

ou :

Diiodoforme.......................... 2 gr.
Acide borique pulvérisé.............. 12 »
Menthol.............................. 0 gr. 50

ou :

Calomel.............................. 0 gr. 50
Sous-nitrate de bismuth.............. 5 gr.
Sucre ou talc........................ 10 »

ou :

Alun... } ãã 1 gr.
Tannin... }
Sous-nitrate de bismuth.............. 5 gr.
Talc................................. 10 »

ou :

Charbon animal....................... 4 gr.
Poudre de quinquina................. 9 »
   — de myrrhe....................... 9 »
   — de girofle...................... 9 gr. 50

ou :

Menthol........................	0 gr. 35
Chlorhydrate de cocaïne............	0 gr. 25
Antipyrine......................	2 gr.
Sucre de lait	8 »

(MAURIAC.)

Quand les ulcérations occupent une région difficilement accessible, telle que l'infundibulum ou le méat moyen, pratiquer une irrigation, tous les jours ou tous les deux jours, en dirigeant le jet liquide vers le point où stagne le pus, à l'aide d'une canule de Hartmann à courbure appropriée, et projeter ensuite de la poudre d'iodoforme sur les surfaces ainsi détergées. (LERMOYEZ.)

Lavages du nez avec l'eau d'Allevard ou de Luchon.

d) Faire sur les ulcérations des badigeonnages quotidiens avec :

La teinture d'iode ;

ou :

La glycérine iodée à 1 % ;

ou :

Une solution de nitrate d'argent faible.

e) Recommander de préserver l'entrée des narines contre l'action irritante des sécrétions nasales avec de la vaseline boriquée à 1/50.

f) S'il se présente des végétations exubérantes : les détruire avec le galvano-cautère.

2° S'il existe des séquestres :

a) Multiplier les irrigations.

b) Combattre l'odeur fétide qu'exhale le malade en plaçant dans chacune des narines un petit tampon de ouate, qui arrête les particules odorantes.

c) « Hâter la mortification et l'expulsion des séquestres.

Pratiquer d'abord une énergique cocaïnisation des fosses nasales, qui, rétractant la muqueuse, désenchatonne partiellement le séquestre et le met mieux en vue ; puis, avec le stylet, rechercher son degré de mobilité, en ayant soin de pratiquer cette exploration avec la plus grande précaution aux environs du cornet moyen, car d'un mouvement brusque on pourrait pénétrer dans l'orbite ou la cavité crânienne.

d) Si le séquestre est immobile et totalement adhérent :

S'abstenir de toute tentative d'extraction et attendre que le séquestre se mobilise de lui-même.

e) Si le séquestre est mobile, mais encore partiellement adhérent :

Essayer de l'extraire, sans plus attendre : saisir avec une pince forte, à mors striés, celui des angles du séquestre qui offre le plus de prise, puis, avec force mais sans secousses, alternant les mouvements de torsion et de traction, le luxer, le détacher et l'amener au dehors, en masse ou par fragments.

f) Si le séquestre est totalement détaché, et

qu'il soit trop gros pour que le malade puisse l'expulser en se mouchant :

Essayer diverses tentatives d'extraction, dans l'ordre suivant :

Tâcher d'abord de ramener le séquestre par les narines en l'accrochant avec un stylet à extrémité recourbée, glissé derrière lui.

Si on ne réussit pas à le faire sortir ainsi, le repousser par les choanes vers le pharynx, d'où il tombera dans la bouche et sera craché.

Prendre garde, à ce moment, qu'il ne soit avalé ou qu'il pénètre dans les voies aériennes ; prévenir, du reste, cette chute en portant dans la gorge l'index gauche, qui soutiendra le voile du palais relevé.

Si le séquestre est trop volumineux pour franchir les orifices antérieur ou postérieur de la fosse nasale, le morceler à l'aide de pinces fortes employées pour la lithotritie des rhinolithes. » (LERMOYEZ.)

Si la dureté du séquestre s'oppose à son morcellement, pratiquer, mais à la dernière extrémité, l'opération de Rouge (de Lausanne), ou celle de Pozzi :

Diviser le nez sur la ligne médiane, enlever les portions d'os nécrosés, promener un cautère rougi à blanc dans toutes les anfractuosités des fosses nasales et des sinus, et suturer ensuite.

3° S'il existe des difformités du nez (nez en selle ou en lorgnette, nez en marmite), restaurer au plus vite les malformations par un des procédés suivants:

a) Inciser, dans toute son étendue, le sillon gingivo-labial supérieur, décortiquer toutes les parties molles de la face en détachant le nez pour le remettre ensuite à sa place primitive. (Rouge.)

b) Scier l'auvent nasal de haut en bas, en le laissant adhérer par les narines, pour le recoudre ensuite en le relevant. (Ollier.)

c) Détacher le nez horizontalement sous les narines, procédé qui donne un accès suffisant dans les fosses et permet ensuite de dissimuler la cicatrice sous l'ombre portée par l'appendice nasal. (Castex.)

d) S'il s'agit d'un nez ensellé, rabattre sur la brèche du nez un lambeau cutanéo-osseux emprunté au front et recouvrir ensuite de lambeaux cutanés pris au-dessus des sourcils. (Kœnig.)

e) Faire au nez un support en métal (Létiévant); — un support en platine avec becs latéraux s'appuyant sur le maxillaire (Martin, de Lyon).

Après avoir encadré le nez, par une incision en V à concavité inférieure, dont les extrémités inférieures correspondent au bord inférieur des ailes du nez, disséquer avec soin la peau que l'on rabat, en évitant avec soin d'intéresser la muqueuse.

Placer alors un trépied métallique en argent doré, que l'on fixe en haut au niveau de l'épine du frontal, en bas au maxillaire supérieur, un peu en dehors des ailes du nez. Pour que la fixation soit solide, forer de petits trous dans l'os. Pour les trous inférieurs, décoller la muqueuse nasale avec la rugine dans une étendue d'un centimètre.

Le trépied fixé, relever le lambeau cutané rabattu, et le suturer dans sa position première avec du crin de Florence. (CHAPUT.)

Syphilis tertiaire du voile du palais, de la voûte palatine.

I. — *Traitement général* :

Traitement mixte intensif :

A. — Traitement mercuriel :

a) Soit par voie stomacale : 4 pilules de sublimé.

b) Soit mieux en frictions.

c) Soit préférablement en injections hypodermiques :

Une injection de sublimé tous les 4 ou 5 jours.

Ou mieux une injection massive de calomel.

B. — Traitement ioduré :

Débuter d'emblée par des doses massives : 6, 8, 10 grammes d'iodure de potassium par jour.

II. — *Traitement local* :

A. — Avant l'ulcération gommeuse :

Pas de traitement local énergique ; pas de cautérisations ; pas de gargarismes au sublimé, ni de gargarismes astringents.

Prescrire simplement des gargarismes émollients, adoucissants, bains de bouche prolongés, avec la décoction de racines de guimauve et de têtes de pavot, additionnée par litre de 5 grammes de teinture de belladone. (LERMOYEZ.)

B. — A la période d'ulcération gommeuse :

a) Pendant la durée des phénomènes aigus du début de l'ulcération :

Même traitement qu'avant l'ulcération.

Douches ou pulvérisations émollientes dirigées sur le voile du palais pour déterger la surface de l'ulcération et détacher les enduits adhérents.

Alterner les gargarismes émollients avec un gargarisme ioduré :

Iodure de potassium	2 à 6 gr.
Teinture d'iode	XXV à L g.
Eau distillée	200 gr.

(A. FOURNIER.)

Badigeonnages bi-quotidiens avec la teinture d'iode, ou avec une solution éthérée d'iodoforme.

Alimentation liquide : bouillies, purées. Interdire les aliments épicés; le tabac ; l'alcool.

Entretenir la cavité buccale dans le plus grand état de propreté.

b) Quand l'ulcération gommeuse est en voie de réparation :

Gargarismes chloratés ou boratés.

Cautérisations légères, tous les 4 ou 5 jours, au nitrate d'argent sur les bords de l'ulcération, pour activer sa cicatrisation.

C. — Traitement de la perforation :

a) Si la perforation est petite : essayer de la guérir sans avoir recours à l'intervention chirurgicale :

Cautériser légèrement, suivant les cas, tous les 2 ou 3 jours, voire quotidiennement, les bords de l'ulcération, dans le but d'entretenir une certaine irritation locale favorable au bourgeonnement ;

Et fermer la communication bucco-nasale le plus tôt possible à l'aide d'un voile du palais artificiel ou d'un obturateur en caoutchouc. (A. FOURNIER.)

b) Si la perforation est grande ou moyenne :

Fermer la perforation à l'aide d'obturateurs ou voiles artificiels :

obturateur en caoutchouc vulcanisé, formé d'une plaque très exactement adaptée à la voûte palatine, contre laquelle elle est maintenue soit par des crochets, soit par des points d'appui qu'elle prend sur les dents naturelles ;

ou un double bouton de chemise, formé de deux plaques en caoutchouc unies au centre par un point de couture ;

ou voiles artificiels de Sercombe et d'Harris Uranoplastie ; staphylorraphie.

Syphilis tertiaire du pharynx.

I. — *Traitement général :*
Traitement mixte.
A. — Traitement mercuriel :

Injections ou frictions, afin de ménager les fonctions digestives.

B. — Traitement ioduré :

Semblable à celui exposé au chapitre précédent.

II. — *Traitement local* :

Gargarismes émollients fréquemment répétés.

Douches et pulvérisations émollientes.

Désinfection avec l'eau oxygénée.

Badigeonnages avec la teinture d'iode ou avec la teinture alcoolo-éthérée d'iodoforme à saturation.

Proscrire les cautérisations de tout ordre, même celles avec le nitrate d'argent.

Proscrire le traitement thermal par les eaux sulfureuses, les douches sulfureuses, etc.

S'il existe de la sténose, ou de l'oblitération du pharynx par des cicatrices vicieuses : les débrider avec le bistouri, et passer ensuite des bougies pour dilater l'ouverture et la maintenir béante.

III. — *Traitement auxiliaire* :

Nourrir et soutenir l'économie défaillante :

Bouillies, soupes, hachis de viande, purées, gelées, laitages, jus de viande peu salé, etc.

Gavage avec la sonde œsophagienne.

Lavements nutritifs.

Injections de sérum.

Vie au grand air.

Syphilome des lèvres.

I. — *Traitement général* :

Traitement mixte intensif : injections de calomel ; iodure à hautes doses.

II. — *Traitement local* :

A. — Syphilome non ulcéré :

Onctions avec l'onguent napolitain.

Cautérisations avec le thermo-cautère, tous les 8 ou 10 jours, sur les points les plus saillants du syphilome hypertrophique scléro-gommeux. (MAURIAC.)

B. — Syphilome ulcéré :

Lotions émollientes et antiseptiques.

Badigeonnages modérés avec de la teinture d'iode.

Hygiène de la cavité buccale.

(Affection souvent rebelle à tout traitement général et local, et sujette aux récidives.)

Glossites tertiaires.

A. — Glossite scléreuse.

I. — *Traitement général* :

Traitement mixte intensif, appliqué de bonne heure.

Traitement mercuriel : injections de calomel, ou à défaut, frictions mercurielles. — Eviter la stomatite.

Traitement ioduré : iodure de potassium à hautes doses.

II. — *Traitement local* :

Bains de bouche, de 5 à 10 minutes de durée, et fréquemment répétés, avec de l'eau de guimauve additionnée ou non d'une décoction de têtes de pavot.

Éviter les gargarismes au sublimé, au chlorate de potasse, à l'alun, qui sont irritants.

En cas de douleurs vives : gargarismes cocaïnés, ou badigeonnages sur les points érodés avec un pinceau d'aquarelle soit imbibé d'une solution de cocaïne au 20ᵉ, soit trempé dans un collutoire cocaïné.

Cautériser, tous les 4 jours environ, les érosions, ulcérations, rhagades, avec la pointe très effilée d'un crayon de nitrate d'argent, sans empiéter sur les parties voisines. — S'abstenir de cautérisation d'un autre ordre notamment avec le nitrate acide de mercure.

Prescrire une hygiène buccale sévère et une antisepsie minutieuse de la bouche.

Gargarismes boriqués à la suite des repas pour éviter la stagnation des débris alimentaires dans les anfractuosités des sillons.

Interdire le tabac, les alcools, les aliments épicés, âcres, etc.

Veiller à ce qu'aucune dent cariée ou brisée ne vienne irriter les bords de la langue.

B. — Glossite gommeuse.

I. — *Traitement général* :

Traitement ioduré intensif d'emblée.

Ne prescrire le mercure que comme remède préventif, après la gué rison des accidents actuels.

II. — *Traitement local* :

a) Avant la période d'ulcération :

Se contenter de prescrire une hygiène buccale sévère.

b) Pendant la période d'ulcération :

Bains de bouche avec l'eau de guimauve bouillie.

Éviter tout gargarisme salin ou mercuriel.

Douches tièdes ou pulvérisations tièdes, dans le but de déterger les ulcères.

En cas de gangrène : douches et bains de bouche à l'eau oxygénée.

En cas de douleurs vives : gargarismes cocaïnés ou badigeonnages avec une solution cocaïnée.

Quelques attouchements quotidiens des ulcères avec la teinture d'iode.

S'abstenir de toute cautérisation, même avec le nitrate d'argent.

Prescrire des aliments pouvant être avalés sans mastication : bouillons, potages, gelées, lait, jus de viande, hachis de viande, purées, etc. Comme boissons : lait, eau, vin très dilué.

c) A la période de réparation des ulcères :

Quelques cautérisations légères avec la pointe effilée d'un crayon de nitrate d'argent, dans le but de favoriser le travail de réparation cicatricielle. (A. FOURNIER.)

Syphilis tertiaire du larynx.

I. — *Traitement général.*

Traitement mixte intensif.

a) Traitement mercuriel :

Frictions mercurielles, et notamment sur la région antérieure du cou, au niveau du larynx, ou sur les côtés du cou, sur la région supérieure du sternum.

De préférence, injections mercurielles de calomel, ou de sublimé à hautes doses :

Sublimé................................	ãa 0 gr. 50
Chlorure de sodium.....................	
Eau distillée..........................	10 gr.

Injecter, une fois tous les huit jours, une seringue de Pravaz de cette solution. (IRSAI, de Budapesth.)

b) Traitement ioduré intensif.

II. — *Traitement local.*

A. — Au début et dans la période d'augment :

Un traitement topique interne n'est pas nécessaire.

B. — Contre les ulcérations bénignes et superficielles :

Toucher, tous les deux ou trois jours, les ulcérations avec un mélange à parties égales de teinture d'iode et de teinture d'opium, ou avec un glycérolé des mêmes substances.

C. — Dans la période destructive :

Recourir aux cautérisations énergiques, mais avec prudence, et seulement si les indications sont formelles.

Cautérisations avec le crayon de nitrate d'argent.

Cautérisations avec une solution forte de nitrate d'argent.

Cautérisations avec une solution de chlorure de zinc au 50ᵉ.

Cautérisations avec une solution d'acide chromique ;

ou avec le galvano-cautère.

Éviter les cautérisations avec le nitrate acide de mercure, si fortement dilué qu'il puisse être.

Éviter tout traitement topique au mercure sur le larynx chez les malades qui prennent de l'iodure, parce que celui-ci, se combinant, à sa surface, avec le mercure, donne naissance à du biiodure très irritant.

Dans les cas de phagédénisme intra-laryngien, de bourgeonnements exubérants qui encombrent le vestibule, rétrécissent l'hiatus glottique :

Cautérisations avec le galvano-cautère.

Dans le cas de vives douleurs pendant la déglutition :

Badigeonnages des ulcérations avec une solution de cocaïne au 20ᵉ.

Gargarismes cocaïnés.

Injections sous-cutanées et quotidiennes de 1 centigramme de morphine sur la partie antérieure du cou, au niveau du larynx, quand on ne pourra pas se servir du laryngoscope pour porter les topiques sur les ulcérations.

Dans les cas où l'engorgement intra-laryngien menace de produire des accidents asphyxiques :

Appliquer des sangsues de chaque côté du cou, au niveau du larynx.

Dans le cas où les crises de suffocation se multiplient et deviennent menaçantes, où l'expiration devient aussi pénible que l'inspiration et s'accompagne d'un sifflement laryngo-trachéal :

Pratiquer la trachéotomie.

Dans le cas où il existe un rétrécissement laryngien consécutif à des déformations cicatricielles :

Pratiquer la dilatation du larynx en introduisant des sondes d'un diamètre progressif ; — pratiquer cette dilatation pendant un temps très long ; — ne retirer la canule placée pour la trachéotomie qu'au bout de quelques mois, lorsque le cathétérisme aura provoqué une importante dilatation ; — continuer longtemps encore la dilatation, après le retrait de la canule, dans le but d'empêcher le retrait du tissu cicatriciel ; — continuer le traitement interne. (SCHRŒTTER.)

Dans les cas de laryngoplégies :

a) Appliquer des courants continus à la surface externe du cou.

b) Comme dernière ressource, pratiquer la trachéotomie.

Dans le cas de laryngopathie compliquée de phlegmon péri-laryngien :

A. — S'il y a menace d'abcès :

Frictions mercurielles ;

Vésicatoires volants répétés.

B. — Dès qu'il existe des signes de la formation d'une collection purulente :

a) Se hâter de l'ouvrir avec le bistouri ; faire une large incision sur la ligne médiane, au niveau du cartilage cricoïde et des premiers anneaux de la trachée.

b) En cas d'urgence, pratiquer la trachéotomie. (MAURIAC.)

Syphilis cérébrale.

I. — *Traitement spécifique.*

Traitement mixte intensif :

A. — Traitement mercuriel :

Dès que le diagnostic est établi, dès même qu'il y a de fortes présomptions en faveur d'une lésion d'origine syphilitique :

Prescrire les frictions mercurielles à doses élevées (5, 6, 8 et 10 grammes d'onguent napolitain par jour), ou mieux les injections de calomel.

B. — Traitement ioduré :

Prescrire d'emblée, dès le début des accidents, l'iodure de potassium à hautes doses (4 et 5 grammes, et plus tard, s'il en est besoin, 6 à 8 grammes).

« Quand les symptômes les plus menaçants ont été conjurés, insister sur le mercure, ou dédoubler le traitement mixte, pour éviter l'accoutumance : prescrire alternativement le mercure et l'iodure, chacun pendant huit à dix jours, en conservant ou en augmentant un peu les doses initiales de chacun d'eux.

Si la maladie demande des semaines et des mois de traitement, suspendre à des intervalles plus ou moins éloignés l'usage des deux spécifiques pour laisser reposer l'estomac et l'organisme, éviter l'accoutumance et redonner à l'action curative l'énergie première qui s'était affaiblie peu à peu avec le temps ; suspendre complètement tout traitement durant une ou deux semaines, selon les cas, après un ou deux mois de traitement continu, en se laissant guider par les indications individuelles.

Après une guérison apparente ou réelle, ne pas renoncer brusquement à toute médication spécifique ; la prolonger en l'atténuant de plus en plus par son dédoublement et par la longueur des intervalles entre ses reprises ; n'y renoncer qu'à la longue et d'une façon conditionnelle. » (MAURIAC.)

II. — *Traitement auxiliaire.*

Contre les phénomènes congestifs :

Déplétions sanguines locales ou générales ; révulsifs temporaires ou permanents ; purgatifs.

Contre les phénomènes méningitiques :

Appliquer un large vésicatoire sur le crâne rasé, et le panser avec un mélange à parties égales de vaseline et d'onguent napolitain.

Contre l'éréthisme nerveux et les douleurs :

Bromure de potassium, seul ou associé à l'iodure de potassium ;

Bromure de sodium ;

Bromure d'ammonium ;

Chloral ;

Antipyrine. (MAURIAC.)

Contre les parésies ou paralysies permanentes :

Massage ;

Hydrothérapie ;

Électrisation musculaire :

Courants faradiques (à condition qu'il n'y ait ni exagération des réflexes tendineux ni tendance à la contracture ; courants faibles, ne déterminant que de légères contractions musculaires et non de fortes secousses, appliqués pendant cinq minutes seulement et renouvelés tous les deux ou trois jours, interrompus dès qu'apparaît l'exagération des réflexes.

Contre l'atrophie progressive du muscle paralysé :

Courants continus, faibles (5 à 6 milliampères), stables, à la condition d'éviter autant que possible les secousses au moment de la mise en

train et de l'interruption du courant. (A.-F. PLIC-
QUE.)

III. — *Traitement hygiénique.*

Interdire les excès de table, les liqueurs fortes,
les travaux intellectuels prolongés, les émotions
morales, les exercices trop violents, le coït.

Recommander l'hydrothérapie.

Contre l'hémiplégie syphilitique ou l'épilepsie
dépendant d'une ostéopathie syphilitique du
crâne :

Pratiquer la trépanation.

Paralysie générale vraie survenue chez les syphilitiques

Le traitement spécifique n'a aucune action dans
cette affection. Même insensibilité chez ceux qu'elle
atteint, qu'ils aient été ou qu'ils n'aient pas été
spécifiquement infectés.

Myélites syphilitiques.

I. — *Traitement général.*

Traitement mixte.

A. — Traitement mercuriel dès le début des
accidents (dès qu'un sujet syphilitique présentera
une exagération des réflexes rotuliens, accusera
une sensation anormale de lassitude après une
station debout un peu prolongée, des efforts pour
uriner).

a) Frictions mercurielles dans les myélites à
évolution chronique d'emblée, alors qu'il n'y a
pas urgence à intervenir rapidement.

b) Injections mercurielles sous-cutanées dans les cas de syphilis maligne précoce cérébro-spinale, de paraplégie syphilitique aiguë, de symptômes alarmants survenant dans le cours d'une myélite chronique :

Injections de calomel ou d'huile biiodurée.

Si les injections de calomel dans l'espace rétro-trochantérien, dans le cas de paraplégie syphilitique, sont douloureuses, prescrire de préférence des injections de sels solubles.

S'il existe de l'anesthésie localisée ou généralisée du segment inférieur du tronc et des membres inférieurs, dans le cas d'une myélite aiguë, se souvenir que cette anesthésie peut préluder à l'apparition d'escarres des régions sacrée et trochantériennes, et ne pas pratiquer des injections dans les régions rétro-trochantériennes; choisir la région intra-scapulaire, ou bien recourir aux frictions mercurielles.

B. — Traitement ioduré.

Prescrire d'emblée l'iodure de potassium à doses élevées (4, 5, 6 grammes par jour) pendant 40 à 50 jours.

Si l'on est en présence d'un ictus apoplectique, prescrire, en même temps que des injections mercurielles, des injections sous-cutanées d'iodure de potassium, à la dose de cinquante centigrammes pour un centimètre cube d'eau distillée. Se servir d'une seringue de la contenance de deux centimètres cubes et injecter en une seule fois un gramme d'iodure.

Faire ainsi trois ou quatre injections par jour, si l'injection est plus diluée.

C. — Prescrire des cures mixtes prolongées (de 40 à 50 jours) et répétées 4 ou 5 fois durant la première année, 3 à 4 fois durant les deuxième et troisième années, en se basant sur la rétrocession ou la persistance des manifestations nerveuses ainsi que sur l'état général du malade. (GILLES DE LA TOURETTE.)

II. — *Traitement local.*

Dans les formes douloureuses : révulsion par les pointes de feu appliquées en séries le long des gouttières vertébrales et non directement sur les vertèbres elles-mêmes ; laisser entre les pointes de feu une place suffisante pour pouvoir les renouveler à plusieurs reprises tous les huit jours environ.

Dans les cas très graves, appliquer de grands vésicatoires tout le long de la colonne vertébrale, et les panser matin et soir avec de l'onguent napolitain. (MAURIAC.)

Dans les paralysies flasques : surveiller le décubitus avec soin, à cause de la grande tendance aux escarres de la région sacro-coccygienne.

III. — *Traitement auxiliaire.*

En cas de douleurs vives :

Bromure de potassium ;

Morphine ;

Chloral ;

Antipyrine.

Hydrothérapie froide : douches en jet brisé de courte durée(huit à dix secondes), en évitant de percuter avec force les membres inférieurs par crainte de déterminer de la contracture.

Massages ; frictions stimulantes sur toute la surface du corps.

Dans l'intervalle des périodes actives de traitement : prescrire des toniques (fer, amers).

Sur les membres en voie de paralysie sans contracture concomitante, et sur les membres atteints d'atrophie musculaire : faire passer des courants galvaniques.

Appliquer le pôle positif sur la région dorsolombaire sous la forme d'une large plaque mouillée (de 10 à 15 centimètres carrés) et promener le pôle négatif sous forme d'une autre plaque également humide sur les membres en voie de paralysie ; faire ainsi deux séances quotidiennes ; interrompre de temps en temps le courant afin d'exciter la contractilité musculaire sans nuire à l'action trophique du courant. (GILLES DE LA TOURETTE.)

Saisons balnéaires à Lamalou, Balaruc, Néris.

Syphilis oculaire tertiaire.

Iritis gommeuse. — Irido-cyclite.

I. — *Traitement général.*

Traitement mixte.

A. — Traitement mercuriel :

Frictions mercurielles durant des semaines et des mois.

Injections de calomel, ou de cyanure de mercure (particulièrement recommandées dans la syphilis oculaire).

B. — *Traitement ioduré* :

Prescrire l'iodure à doses élevées d'emblée.

C. — Traitement mixte :

Solution de biiodure ioduré :

Biiodure d'hydrargyre...............	0 gr. 10
Iodure de potassium................	20 gr.
Eau distillée......................	200 »
ou Sirop d'écorce d'orange amère..........	200 »

2 à 3 cuillerées à bouche par jour. (MAURIAC.)

II. — *Traitement local.*

(Voir *Iritis secondaire*, page 298.)

Une ou deux frictions quotidiennes sur le front ou sur la tempe du côté malade avec de l'onguent mercuriel belladoné.

Bains de vapeur.

Injections sous-cutanées de chlorhydrate de pilocarpine (de cinq milligrammes à un ou deux centigrammes par jour).

Éviter l'usage de l'atropine, surtout s'il y a tendance au glaucome. Lui préférer la duboisine. (DE WECKER.)

Ne pas pratiquer des injections mercurielles sous-conjonctivales pour peu que l'iritis soit inflammatoire ou qu'il existe une cyclite inflammatoire. Réserver ces injections pour les formes les plus invétérées, surtout si elles se compliquent de lésions des parties profondes. (MAURIAC.)

Ne pratiquer l'iridectomie que dans les cas tout à fait urgents, lorsque l'économie a été soumise à un long traitement préalable, et lorsque les accidents inflammatoires aigus ont complètement disparu, ou dans les cas ayant résisté à tout traitement et étant accompagnés de douleurs très vives.

Choroïdite. — Choroïdo-rétinite.

I. — *Traitement général.*

Traitement mixte.

A. — Traitement mercuriel :

Son efficacité contre la choroïdite syphilitique est incontestablement plus grande que celle de l'iodure de potassium. (MAURIAC.)

Prescrire surtout les frictions ou les injections.

a) La moyenne de la durée du traitement par les frictions est de *deux ans*. (GALEZOWSKI.)

Celles-ci doivent être continuées presque sans interruption. (MAURIAC.)

b) Prescrire les injections mercurielles surtout quand la choroïdite s'accompagne d'emblée de lésions cérébro-spinales, avec névrites, périnévrites optiques, atrophie consécutive de la papille, etc. (MAURIAC.)

Injections d'huile biiodurée :

Biiodure de mercure .... 0 gr. 40
Huile d'olives purifiée et stérilisée........ 100 c. c.

Injecter par jour une seringue de Pravaz qui contient exactement 4 milligrammes de biiodure. (PANAS.)

Ou :

Injections de cyanure de mercure :

Cyanure de mercure......................	0 gr. 20
Eau distillée bouillie	20 gr.

Injecter par jour une ou deux seringues de Pravaz. Cette seringue contient un centigramme de cyanure.

On peut se servir d'une solution plus abondante et plus diluée :

Cyanure de mercure......................	0 gr. 10
Cocaïne.................................	0 gr. 10
Chlorure de sodium......................	0 gr. 70
Eau distillée et stérilisée	200 gr.

Injecter de 3 à 5 centimètres cubes tous les jours, tous les deux jours, ou même une seule fois par semaine suivant les indications (DARIER). Ces injections sont très bien supportées. Dès que le malade éprouve la moindre colique, il faut ralentir l'accroissement des doses.

L'abondance du liquide injecté, qui est, en somme, du sérum artificiel, permet une diffusion rapide dans tout l'organisme et en même temps une élimination facilitée par la masse et la température du liquide qui est toujours injecté à 30 ou 35 degrés centigrades.

Ou :

Injections de calomel.

B. — Traitement ioduré :

Prescrire l'iodure à doses élevées.

Surveiller avec soin le malade.

Le prévenir des rechutes possibles ; s'il est nécessaire, continuer le traitement pendant des années.

II. — *Traitement local.*

Dans les cas graves, lorsqu'il existe une lésion maculaire ou lorsque le traitement général se montre insuffisant, recourir aux injections mercurielles sous-conjonctivales :

Injections de sublimé :

Sublimé.............................	0 gr. 05
Chlorure de sodium..................	0 gr. 55
Eau bouillie........................	100 gr.

Injecter un quart de seringue de Pravaz ou 5 divisions de la seringue.

Ou :

Injections de cyanure de mercure au millième :

Cyanure de mercure..................	0 gr. 01
Chlorhydrate de cocaïne.............	0 gr. 02
Eau distillée stérilisée...........	10 gr.

N'injecter sous la conjonctive qu'une à quatre divisions de seringue de Pravaz, en prenant toutes les précautions possibles pour ne pas toucher le globe oculaire : piquer la conjonctive en dirigeant l'aiguille de la seringue tangentiellement à la sclérotique. Au préalable, insensibiliser l'œil pendant vingt minutes au moins, en instillant dans la conjonctive avec un compte-gouttes, à trois reprises différentes, une solution de chlorhydrate de cocaïne à 3 %. (DARIER.)

Les injections sous-conjonctivales provoquent souvent de la douleur et une réaction conjonctivale (chémosis).

Prescrire l'usage de verres teinte fumée et le repos absolu des yeux.

S'il existe de l'hyperhémie : ventouses sèches, application de l'appareil de Heurteloup.

Sinapismes aux extrémités.

Petits vésicatoires volants pro... és autour de l'orbite.

III. — *Traitement auxiliaire.*

Purgatifs.

Parmi ceux-ci, le calomel joint à son action mercurielle une action purgative :

Calomel........................	0 gr. 05
Excipient.......................	0 gr. 03

pour une pilule : à prendre une matin et soir.

Préparations internes à base de noix vomique ou de strychnine.

Si le malade est anémique, lymphatique, scrofuleux :

Régime fortifiant ;

Préparations de quinquina.

Syphilis orbitaire.

Traitement mixte intensif.

S'il existe une gêne fonctionnelle produite par

une exostose : recourir à l'intervention chirurgicale et pratiquer la résection de l'exostose.

Syphilis osseuse.

I. — *Traitement général.*

Traitement mixte.

A. — Traitement mercuriel :

Frictions mercurielles ;

Injections mercurielles intra-musculaires.

B. — Traitement ioduré :

Prescrire d'emblée l'iodure de potassium à hautes doses, surtout dans le cas de douleurs ostéocopes.

II. — *Traitement local.*

Frictions mercurielles *loco dolenti*.

Dans le cas de périostose :

appliquer des bandelettes d'emplâtre de Vigo hydrargyrisé renouvelées tous les jours ou tous les deux jours;

S'il existe de l'inflammation : recourir aux applications émollientes et narcotiques;

Ne jamais ouvrir les gommes ou les abcès gommeux ostéo-périostiques (se contenter du traitement interne).

Si un foyer ostéo-périostique s'est ouvert spontanément à l'extérieur, se borner d'abord à faire, dans les fistules et les clapiers, de fréquentes injections détersives et antiseptiques, puis plus tard, si le foyer ne se ferme pas, chercher le séquestre et l'extraire.

Dans les cas d'ostéo-syphiloses très douloureuses des os longs, déterminant une compression d'un filet nerveux, et ayant résisté à l'iodure de potassium; dans les cas d'ostéo-syphilose crânienne menaçant de déterminer une compression du cerveau par un séquestre ou une collection purulente méningo-encéphalique : pratiquer la trépanation.

Dans le cas d'arthropathie :

frictions avec l'onguent napolitain;

compression avec des bandelettes imbriquées de sparadrap de Vigo *cum mercurio*.

S'il existe un épanchement considérable, recourir d'abord aux vésicatoires volants pansés avec l'onguent napolitain, puis à la ponction aspiratrice.

Se souvenir que l'immobilisation est moins nécessaire dans cette variété d'arthrite que dans les autres. (MAURIAC.)

Syphilis hépatique tertiaire.

Traitement général.

Traitement mixte, surtout ioduré.

A. — Traitement mercuriel :

Prescrire surtout les frictions mercurielles, notamment sur l'hypocondre droit, avec 5 à 6 grammes d'onguent napolitain par jour.

Être très sobre de calomel à l'intérieur, à cause du délabrement des voies digestives.

B. — Traitement ioduré :

Prescrire l'iodure à doses élevées de 5, 6, 8 grammes par jour.

Traitement auxiliaire.

S'il existe de la diarrhée :

astringents (tannin, columbo) et opiacés.

S'il survient des hémorrhagies gastro-intesti-
nales :

glace *intus* et *extra*, perchlorure de fer, seigle
ergoté, hydrastinine.

S'il existe de l'ascite :

sudations énergiques; paracentèse.

S'il existe de la cachexie :

améliorer le fonctionnement du tube digestif;

relever les forces par des toniques;

activer les fonctions de la peau par des bains et
et des douches;

balnéation thermale sulfureuse (Bagnères-de-
Luchon, Uriage, Barèges chez les scrofuleux).

Syphilis tertiaire du rein.

I. — *Traitement général.*

Traitement mixte.

A. — Traitement mercuriel :

Prescrire le mercure par la voie stomacale, préférablement aux frictions ou aux injections,
parce qu'on peut plus facilement surveiller les effets de la mercurialisation.

Ne pas oublier que plus le rein fonctionnera
mal, plus le mercure sera difficilement éliminé
et pourra devenir toxique et déterminer une salivation interminable. Donc, prescrire le mercure
dans une proportion qui variera dans de très

larges limites avec la forme de la maladie, ses degrés, son âge et sa place chronologique.

Tâter le terrain avant de s'aventurer dans le traitement spécifique, et l'instituer dès le début sur un mode très mitigé et fort au-dessous de la dose moyenne qu'on emploie ordinairement dans les grandes viscéropathies syphilitiques.

Les indications du mercure sont beaucoup plus restreintes dans la néphropathie tertiaire que dans la néphropathie secondaire. (MAURIAC.)

B. — Traitement ioduré :

L'iodure est le meilleur spécifique dans les néphropathies tertiaires.

Le prescrire à haute dose, à moins que l'état des voies digestives ne s'y oppose formellement. Dans ce .cas, le prescrire en lavements dans du lait.

II. — *Traitement local.*

Régime diététique approprié aux néphropathies albumineuses : régime lacté, etc. ;

Diurétiques ;

Purgatifs légers.

S'il existe un œdème excessif des membres : pratiquer des mouchetures.

S'il existe de l'ascite en abondance : pratiquer la paracentèse ;

S'il existe de l'urémie syphilitique : diurétiques, digitale, régime lacté, purgatifs.

Syphilis trachéo-bronchique.

I. — *Traitement général.*

Traitement mixte.

II. — *Traitement local.*

Fumigations émollientes.

Fumigations mercurielles (page 40).

Pulvérisations de liqueur de Van Swieten.

Dans les cas désespérés :

trachéotomie (ayant quelques chances de réussir si la sténose siège dans le tiers supérieur de la trachée).

Si la sténose siège dans la partie moyenne de la trachée :

avoir recours à des canules plus longues que la canule ordinaire.

Essayer aussi le tubage de la trachée à l'aide d'une grosse sonde métallique ou d'un instrument en caoutchouc suffisamment résistant et dont on augmentera progressivement le calibre. (MAURIAC.)

S'il existe un rétrécissement syphilitique de la trachée constaté à l'aide du laryngoscope :

élargir le rétrécissement avec le galvano-cautère, puis le dilater avec une sonde creuse.

Quand la trachéotomie ne va pas au-dessous du rétrécissement, faire par son orifice le tubage de la trachée et sa dilatation avec des sondes creuses de plus en plus volumineuses. (SCHRŒTTER.)

Syphilis pulmonaire. — Tuberculose et Syphilis. Pleurésie syphilitique.

I. — *Traitement général.*

A. — Traitement mercuriel :

Frictions ou injections mercurielles.

B. — Traitement ioduré :

Iodure à hautes doses (6 à 8 grammes par jour); ou :

Employer alternativement les deux spécifiques à des intervalles de 8 à 10 jours : une semaine, par exemple, de frictions mercurielles et une semaine d'iodure à l'intérieur, et ainsi de suite.

C. — Traitement mixte ;

Solution de biiodure ioduré (page 118).

(Mauriac.)

II. — *Traitement local.*

Combattre les symptômes prédominants par des moyens locaux appropriés ou par des médications usitées dans les affections pulmonaires chroniques.

Relever l'état général.

Ponction en cas d'épanchement pleurétique abondant.

Syphilis de l'œsophage.

Traitement général

Traitement mixte intensif.

A. — Traitement mercuriel (il détermine plus rapidement de l'amélioration que l'iodure de potassium) :

Frictions ou injections mercurielles.

B. — Traitement ioduré :

Iodure à doses élevées.

II. — *Traitement local.*

a) — Pratiquer le cathétérisme de l'œsophage, non seulement dans le but de dilater le rétrécissement permanent et progressif, mais encore dans le but de dissiper le rétrécissement spasmodique qui s'ajoute souvent à la sténose cicatricielle.

b) — Si la dilatation échoue : pratiquer l'œsophagotomie externe, au-dessous du rétrécissement, si on est sûr qu'il n'y en a pas un au-dessus.

Syphilis de l'estomac.

I. — Traitement mixte :

A. — Frictions ou injections mercurielles.

B. — Lavements de lait ioduré.

II. — Traitement auxiliaire : régime lacté.

Syphilis de l'intestin.

Traitement mixte :

A. — Prescrire le mercure avec prudence, car on doit songer à l'entéro-colite hydrargyrique : frictions ou injections mercurielles ; bains de sublimé.

B. — Lavements de lait ioduré.

Toniques. Hygiène sévère.

Syphilis ano-rectale.

I. — *Rétrécissement par infiltration gommeuse.*

A. — Traitement mixte intensif.

B. — Dilatation progressive à l'aide de mèches de plus en plus grosses enduites d'onguent napolitain ; et s'il existe de la sténose cicatricielle par suite de la cicatrisation des néoplasies spécifiques, dilatation longtemps continuée à l'aide de grosses canules rectales.

II. — *Rétrécissement fibreux d'origine syphilitique.*

A. — Traitement spécifique inutile.

B. — Dilatation lente, faite avec la plus grande prudence, tous les 2 ou 3 jours, au moyen de mèches ou de canules en caoutchouc enduites de pommade belladonée et sans les laisser à demeure.

Régime alimentaire très nourrissant sous un petit volume, et laissant aussi peu de résidus que possible dans l'intestin.

Purgatifs doux ne congestionnant pas la muqueuse rectale.

Lavements simples, adoucissants, émollients, ou rendus légèrement laxatifs par l'addition de glycérine boriquée.

Électrolyse ; rectotomie ; au besoin, colotomie. (Mauriac.)

Syphilis tertiaire des organes génitaux.

I. — Syphilose des muqueuses.

A. — *Traitement général.*

Traitement mixte :

a) — Pour les syphiloses précoces, insister surtout sur le mercure.

b) — Pour les syphiloses tardives, insister surtout sur l'iodure de potassium, et d'autant plus que la lésion s'accompagne de phagédénisme.

B. — *Traitement local.*

Est moins important que le traitement général.

D'abord combattre les phénomènes inflammatoires à l'aide de lotions ou de topiques émollients et calmants.

Lotions détersives avec :

alcool camphré coupé d'eau par moitié ;

vin aromatique coupé d'eau par moitié ;

solution d'acide borique ;

solution de chloral.

Saupoudrer avec :

iodoforme ;

salol ;

aristol.

User de pommades au calomel et à l'oxyde de zinc.

Éviter les badigeonnages avec des solutions iodées et iodurées, de la teinture d'iode, des solutions de nitrate d'argent. (MAURIAC.)

Ne pratiquer des cautérisations avec le nitrate d'argent qu'à la période de réparation de l'ulcération, soit pour activer le bourgeonnement lorsqu'il est inerte, soit pour le réprimer lorsqu'il est exubérant.

Prescrire des soins minutieux de propreté ; des bains chauds ; la séparation des surfaces malades avec de la ouate hydrophile imbibée d'une solution détersive, émolliente ou calmante, et antiseptique, ou saupoudrée d'une poudre antiseptique ; un bon régime ; du repos.

Chez la femme : même traitement.

Injections de liquides détersifs et antiseptiques.

Cautériser avec le nitrate d'argent, les ulcérations du col de l'utérus.

Si on constate chez une femme enceinte de la *rigidité syphilitique du col utérin*, instituer le traitement mixte ; et si l'époque de l'accouchement est prochaine, faire sur le col des incisions que l'on portera d'emblée jusqu'à l'insertion du vagin. (BLANC.)

II. — Sarcocèle syphilitique.

Traitement mixte intensif avec prédominance de l'iodure.

Injections de calomel.

Traitement local.

a) — Une à deux onctions mercurielles quotidiennes sur la tumeur avec l'onguent napolitain, en évitant de déterminer de l'eczéma rubrum.

Remplacer au besoin ces frictions par une carapace d'emplâtre de Vigo hydrargyrisé, qui est peut-être moins irritant.

S'il survient de l'hydrocèle : ne l'évacuer par une ponction que si l'épanchement est abondant et distend les enveloppes.

S'abstenir de toute injection iodée pour ne pas

produire une irritation qui pourrait aggraver le sarcocèle.

Ne jamais ouvrir les abcès gommeux, de peur d'ouvrir une porte à la substance testiculaire qui s'échappe si facilement de sa coque albuginée pour former le *fongus bénin*.

Ne recourir au fer rouge, à la ligature, au bistouri, aux caustiques, que si, par exception, l'affection résistait à la médication mixte et se résolvait avec trop de lenteur. (MAURIAC.)

SYPHILIS GRAVIDIQUE

« Toute femme qui devient enceinte dans les 3 ou 4 premières années de la syphilis doit être mercurialisée, le père fût-il sain, et à plus forte raison s'il est syphilitique.

« Toute femme saine qui est fécondée par un homme encore en pleine virulence syphilitique doit être également mercurialisée, eût-elle toutes les apparences de la santé. » (MAURIAC.)

I. — *Traitement mercuriel.*

Instituer le traitement à une date aussi rapprochée que possible du début de la grossesse, lorsque la syphilis est antérieure à la conception; aussitôt que possible, lorsque celle-ci est postérieure à la conception.

Continuer le traitement d'une façon pour ainsi dire ininterrompue pendant toute la durée de la grossesse.

Prescrire le mercure, qui est la base du traitement de la syphilis gravidique, non pas à des doses intensives et à de longs intervalles, mais à doses moyennes et avec continuité et persévérance.

A. — Traitement mercuriel par ingestion.

« Prescrire de préférence une préparation mercurielle facilement absorbable (le sublimé, qui est facilement soluble et qui n'irrite pas l'intestin).

« Le sublimé sera prescrit en pilules ; afin de le rendre moins irritant pour le tube digestif, on lui associe l'extrait thébaïque, mais en proportion moindre que dans la formule de Dupuytren ; il est inutile, et il est peut-être nuisible, surtout chez une femme enceinte, d'administrer chaque jour 4 centigrammes d'extrait d'opium :

Bichlorure d'hydrargyre................	ãa 0 gr. 01
Extrait thébaïque.....................	
Poudre de savon médicinal...........	ãa q. s.
Glycérine............................	

pour une pilule : à prendre 2 par jour.

B. — Traitement mercuriel par frictions.

N'employer ce mode de mercurialisation que si le mercure n'est pas toléré par les voies digestives, parce que les frictions aussi bien que les injections constituent une méthode d'hydrargyrisation violente, susceptible de provoquer sur la muqueuse intestinale des effets toxiques plus profonds et plus dangereux que la méthode stomacale et pouvant retentir sur l'utérus. (MAURIAC.)

C. — Traitement mercuriel par injections.

S'il est indiqué d'administrer le mercure par la voie sous-cutanée, préférer les injections de sels mercuriels solubles :

Benzoate de mercure....................	0 gr. 60
— d'ammoniaque...............	3 gr.
— de cocaïne.................	0 gr. 15
Eau stérilisée	60 c. c.

Chaque centimètre cube de cette solution renferme un centigramme de benzoate de mercure.

Dose journalière suffisante : 2 centigrammes de benzoate de mercure.

Pratiquer une injection par jour, en se servant d'une seringue de 2 centimètres cubes.

Pour faire tolérer le traitement d'une façon ininterrompue pendant toute la durée de la grossesse, et pour ménager à la fois l'estomac et les tissus sous-cutanés, prescrire des séries alternées et ininterrompues d'injections de benzoate mercure, de pilules de sublimé, le nombre de injections dépassant généralement du double celui des pilules, parce que la voie sous-cutanée constitue le mode d'administration le plus actif. La durée de chaque série de traitement varie suivant les susceptibilités individuelles pour le mercure, et aussi pour chacun de ses modes d'administration; d'une façon générale, une série de traitement pour une période de deux mois sera constituée ainsi :

injections de benzoate, 1 mois ;..

pilules de sublimé, 15 à 20 jours;

repos, 10 à 15 jours;

et ainsi de suite jusqu'à la fin de la grossesse. » (GAUCHER et BERNARD.)

Si les injections répétées quotidiennement ne sont pas tolérées, on peut les remplacer par des injections d'huile grise, bien que celles-ci n'aient pas les avantages de saturation journalière et à petites doses que possèdent les sels solubles.

Si les injections ne peuvent être employées,

on pourra alterner des séries de traitement par les pilules de sublimé et par les frictions mercurielles.

II. — *Traitement mixte.*

La cure iodurée sera prescrite avec avantage après la cure mercurielle. Est indiquée surtout lorsque la femme enceinte est syphilitique depuis longtemps, lorsqu'elle a eu des enfants syphilitiques, surtout si ceux-ci ont présenté, lors de leur naissance ou peu après, des manifestations tertiaires.

« Prescrire l'iodure non pas au début de la grossesse, mais vers le milieu et à la fin, quand le mercure a commencé ou accompli une partie de sa tâche. » (MAURIAC.)

Prescrire l'iodure isolément ou associé au mercure :

Biiodure de mercure	0 gr. 10
Iodure de potassium......................	10 gr,
Eau de menthe	50 »
Eau distillée......................	250 »
ou Sirop simple......................	250 »

A prendre avant déjeuner ou avant dîner une cuillerée à soupe (soit 0,10 centigrammes d'iodure et 5 milligrammes de sel mercuriel).

III. — *Traitement auxiliaire.*

Bonne alimentation.

Préparations ferrugineuses : sirop d'iodure de fer, tartrate ferrico-potassique, etc.

Se souvenir que l'heureux effet produit sur une femme syphilitique enceinte (accouchement à

terme d'un enfant sain) par un traitement anti-
syphilitique récent peut ne pas persister pour les
grossesses suivantes et ne constitue pas une
immunité définitive, une action préventive durable.

Syphilitiques albuminuriques.

Si la femme enceinte est albuminurique (que
l'albuminurie provienne d'une néphrite syphilitique ou d'une néphrite gravidique) :

1° Prescrire le régime lacté;

2° Prescrire le traitement spécifique dont l'intensité sera subordonnée à l'état des fonctions rénales, déterminé par l'étude de la toxicité urinaire et par la recherche de l'élimination du
mercure.

a) Rechercher la toxicité urinaire en déterminant le coefficient urotoxique au moyen du procédé classique de l'injection d'urine dans la veine
marginale de l'oreille du lapin. (BOUCHARD.)

b) Rechercher l'élimination du mercure à
l'aide de la pile de Smithson. Celle-ci se compose
essentiellement d'une feuille d'or enroulée autour
d'une lame ou d'une tige d'étain. Cette pile est
plongée dans l'urine à examiner, qui doit être
préalablement filtrée, et y est laissée pendant
vingt-quatre heures. Au bout de ce temps, on retire la pile; si l'urine contient du mercure, celui-
ci s'est déposé sur la lame d'or, où il a déterminé l'apparition d'une tache blanche. On trai-
tera la feuille d'or par l'acide chlorhydrique, qui

donne du chlorure de mercure : quelques gouttes
d'une solution d'iodure de potassium font apparaître rapidement la coloration rouge caractéristique de l'iodure mercurique.

c) Si la toxicité urinaire est très faible, et si le
mercure ne s'élimine pas : prescrire le régime
lacté exclusivement.

d) A mesure que les fonctions rénales se réta-
blissent :

Prescrire du mercure à doses progressivement
croissantes : d'abord du tannate de mercure à la
dose de deux, puis de quatre, six, dix centigrammes par jour, en pilules de deux centigrammes chacune ;

Puis, si ces doses sont bien supportées, arriver à
une médication plus active, et prescrire des injections de benzoate de mercure, à raison d'un demi-
centigramme par jour, puis d'un centigramme.

e) Si la toxicité urinaire est normale ou à peu
près, si le mercure s'élimine bien :

Prescrire de suite le traitement spécifique ; mais
la dose de mercure administrée doit être alors la
moitié de la dose ordinaire, c'est-à-dire un centimètre cube de benzoate ou une pilule de sublimé
par jour.

Puis, en surveillant la perméabilité rénale, augmenter progressivement les doses de mercure,
et arriver ainsi à la dose normale de deux centimètres cubes de benzoate or deux pilules de sublimé. (GAUCHER et BERNARD.)

SYPHILIS INFANTILE

SYPHILIS HÉRÉDITAIRE PRÉCOCE

Un enfant né sain d'un père anciennement syphilitique ne doit pas être traité.

Un enfant né sain, de mère anciennement syphilitique, mais sans accident pendant la grossesse, ne sera pas traité.

Un enfant né sain de père syphilitique ayant contaminé sa femme pendant la grossesse devra toujours être traité.

Un enfant né sain de mère récemment syphilitique devra toujours être traité. (A Fournier.)

A fortiori, l'enfant qui vient au monde avec des manifestations syphilitiques devra être traité énergiquement, quelques contre-indications que puisse présenter son état général.

1. — *Traitement mercuriel.*

A. — *Par ingestion.*

Prescrire la liqueur de Van Swieten à la dose de XX gouttes (soit un milligramme de sublimé) en deux ou trois fois par jour chez les nouveau-nés et chez les enfants d'un à deux mois, puis XXX gouttes, puis XL gouttes à six mois, enfin une cuillerée à café (cinq milligrammes de sublimé) à un an, deux ans, trois ans et quatre ans.

Le meilleur véhicule est le lait du biberon. Si l'enfant est au sein, on lui fera prendre la liqueur de Van Swieten dans une cuillerée à café de lait, de sirop ou d'eau sucrée (cuiller en bois ou en porcelaine) avant la tetée.

La liqueur de Van Swieten pourra suffire pendant la première année du traitement, sauf indications spéciales ; puis, on prescrira le traitement mixte. (COMBY.)

Indication : absence de troubles digestifs.

Dans le cas où le sublimé occasionne des vomissements ou de la diarrhée, de la diarrhée verte, il faut en suspendre l'emploi et recourir à la pommade mercurielle en frictions.

B. — *Par les frictions.*

Onguent napolitain frais	20 gr.
Essence de menthe....................	XX gouttes

Diviser en 10 boîtes. Une par jour en frictions d'une durée de cinq minutes. La technique pour les frictions est la même que celle pour l'adulte.

Prescrire 2 ou 3 grands bains par semaine.

Ne pas craindre d'employer des doses relativement assez élevées, parce que l'enfant tolère très facilement le mercure, n'a jamais de stomatite, et très rarement des éruptions médicamenteuses.

Suspendre les frictions, s'il survenait de la diarrhée, de la faiblesse, de l'agitation, de l'insomnie, pour les recommencer ensuite.

Qu'on emploie la liqueur de Van Swieten ou

les frictions mercurielles, on prescrira six cures mercurielles, de vingt à trente jours chacune, pendant la première année, cinq pendant la seconde année, quatre pendant la troisième et deux pendant la quatrième année. (GAUCHER.)

C. — *Par les bains.*

Chlorhydrate d'ammoniaque............	ãa 1, 2, 3 gr.
Sublimé.................................	suivant l'âge de l'enfant.

Faire dissoudre dans un verre d'eau chaude, et verser la solution dans une baignoire en bois ou en métal émaillé contenant 20, 30, 40 litres d'eau à 33°, selon l'âge de l'enfant.

Un bain tous les 2 ou 3 jours.

Durée du bain : dix à vingt minutes.

Pendant la durée de l'immersion dans le bain, éviter la déglutition par l'enfant du liquide toxique.

Cesser l'usage des bains s'il survenait de l'insomnie, de la faiblesse ou de l'érythème.

Contre-indication : l'existence de nombreuses ulcérations cutanées.

La balnéation est une méthode de mercurialisation dangereuse, infidèle, inférieure aux frictions. Elle n'est employée ordinairement et ne rend quelques services que chez les enfants d'un à trois ans. (MAURIAC.)

D. — *Par les injections intra-musculaires.*

Calomel à la vapeur....................	1 gr. 50
Huile de vaseline stérilisée............	15 gr.

Un quart de seringue de Pravaz. (COMBY.)

ou :

Biiodure de mercure...................... 0 gr. 01
Huile stérilisée........................... 10 gr.

Un quart à une demi-seringue de Pravaz.
(COMBY.)

ou :

Huile grise : Un dixième (0,005 milligrammes
d'huile grise) à un cinquième de seringue de Pravaz.

ou :

Benzoate de mercure..................... 0 gr. 15
—   d'ammoniaque neutre.......... 0 gr. 75
Eau distillée bouillie.................... q. s.

pour 15 centimètres cubes. Un quart de seringue
de Pravaz.

ou :

Benzoate de mercure..................... ⎰ āā 0 gr. 1.
Chlorure de sodium.....................   ⎱
Glycérine................................. ⎰ āā 15 gr.
Eau distillée.............................   ⎱

Injecter 2 à 5 divisions de la seringue de Pravaz,
suivant l'âge de l'enfant, tous les trois ou quatre
jours. (FEOTCHENKO.)

Il est préférable d'employer, chez l'enfant, les
sels mercuriels solubles.

La méthode de mercurialisation par les injections ne trouve que rarement son emploi chez
l'enfant. Les avantages n'apparaissent pas, en médecine infantile aussi manifestes, que dans l'âge
adulte.

II. — *Traitement ioduré.*

Prescrire l'iodure de potassium après la disparition des accidents aigus, c'est-à-dire à partir du 12ᵉ mois (du 6ᵉ ou 8ᵉ mois quelquefois), et durant les 2ᵉ, 3ᵉ et 4ᵉ années.

Dose : de 5 à 10 centigrammes chez les très jeunes enfants ; 20 centigrames chez les enfants d'un an et au-dessus, 30 centigrammes chez les enfants plus âgés.

Iodure de potassium....................	3 gr.
Sirop d'écorce d'orange................	280 »
ou Sirop de gentiane....................	280 »

D'une à six cuillerées à café, suivant l'âge de l'enfant, en plusieurs fois dans la journée.

Prescrire quatre cures d'iodure, de vingt à trente jours chacune, les 2ᵉ, 3ᵉ et 4ᵉ années de traitement. (COMBY.)

L'iodure de potassium sera toujours prescrit, même à des doses plus élevées, dans les cas de manifestations atteignant les os, les articulations, les yeux, les centres nerveux, le foie ou autres viscères.

III. — *Traitement mixte.*

Prescrire le traitement mixte dans les cas réclamant une médication énergique :

a) Soit en combinant les frictions mercurielles avec l'emploi de l'iodure ;

b) Soit en prescrivant un sirop mixte :

Le sirop de Gibert modifié par Mauriac (page 118) :

Un tiers de cuillerée à café pour les enfants au-dessous de 2 ans ;

Une cuillerée à café pour les enfants au-dessus de 2 ans ;

Deux cuillerées à café pour les enfants de 3 à 8 ans ;

Trois à quatre cuillerées à café pour les enfants de 8 à 12 ans.

Ou :

Biiodure de mercure....................	0 gr. 10
Iodure de potassium....................	$\widetilde{a}a$ 5 gr.
Eau distillée..........................	
Sirop de fleurs de pensée sauvage.......	210 »

Une demi-cuillerée à café pour un enfant de 1 an ;

Une cuillerée à café pour un enfant de 2 à 3 ans ;

Deux cuillerées à café pour un enfant de 3 à 5 ans ;

Trois à quatre cuillerées à café pour un enfant de 6 à 8 ans.

IV. — *Traitement auxiliaire.*

A. — Assurer à l'enfant un bon allaitement.

a) Allaitement maternel.

En règle générale, une mère syphilitique doit toujours nourrir son enfant syphilitique.

Une mère non syphilitique en apparence doit toujours allaiter son enfant né syphilitique (loi de Beaumès-Colles). Elle lui assure des chances de survie et ne court aucun risque.

La mère syphilitique d'un enfant né syphilitique doit être traitée en même temps que son enfant. Traitement habituel (le traitement mercuriel, s'il s'agit d'accidents récents; le traitement ioduré ou mixte s'il s'agit d'accidents tardifs).

Si la mère a été atteinte de syphilis peu avant l'accouchement d'un enfant né sain, exiger qu'elle nourrisse pendant quatre mois au moins. Si, à cette époque, il n'y a pas eu d'accidents, l'enfant peut être considéré comme sain. (A. Fournier.)

b) Allaitement par une nourrice.

Si l'allaitement par la mère est impossible, faire nourrir l'enfant né syphilitique par une nourrice ayant ou ayant eu la syphilis : priver l'enfant de son aliment naturel, qui est le lait de la femme, c'est l'exposer à tous les dangers de l'athrepsie.

Il serait criminel de confier à une nourrice mercenaire, indemne de syphilis, un nourrisson syphilitique ou simplement suspect de syphilis de par ses manifestations ou ses antécédents héréditaires.

Si l'enfant né sain a une nourrice non syphilitique : « dès qu'il présente des accidents, cesser de suite l'allaitement, garder la nourrice pendant six semaines à deux mois, afin de la surveiller. Si on tient à lui faire continuer l'allaitement, dans le cas où elle serait contaminée, lui faire dégorger les seins par un petit chien ou à l'aide d'une téterelle, désinfectée chaque fois. De cette façon, elle conservera son lait et pourra reprendre l'allaitement. Si la nourrice refuse de rester, l'éclairer, l'avertir, est en pareil cas un devoir absolu, impérieux. C'est là un devoir auquel ni la famille, ni le médecin ne sauraient se soustraire. » (A. Fournier.)

c) Si l'allaitement par le sein est impossible, prescrire :

soit l'allaitement direct au pis de l'ânesse pendant les deux ou trois premiers mois, puis au pis d'une chèvre (J. Simon) ;

soit l'allaitement artificiel au biberon avec l'allaitement artificiel. Même avec du lait stérilisé, les nouveau-nés syphilitiques ont peu de chances de survie.

d) Assurer la régularisation des tétées.

B. — Recourir au gavage, si l'enfant est trop faible pour s'alimenter au sein ou autrement.

C. — Entourer le petit syphilitique, dès sa naissance, de précautions toutes particulières pour le garantir contre le refroidissement.

S'il est né avant terme, le mettre dans une couveuse, d'où il sera retiré pour les soins de la toilette et les repas.

D. — A mesure que l'enfant avance en âge, recommander l'hygiène alimentaire, le coucher de bonne heure, les sorties régulières, la vie en plein air ; prescrire des toniques (huile de foie de morue, carbonate de fer, iodure de fer, quinquina), souvent indispensables pour que les spéci-

fiques puissent développer leur action curative ;
surveiller le fonctionnement de la peau, des reins
et des viscères ; lutter contre les prédispositions
qui tiennent soit à une hérédité nerveuse familiale, soit à une tendance scrofulo-tuberculeuse ;
« en résumé, se souvenir toujours que le malade
est syphilitique d'abord, mais qu'il porte en lui
le germe d'affections surajoutées que la syphilis
aide à éclore, et qu'il faut arrêter dans leur développement, car, si le mercure et l'iodure guérissent les accidents syphilitiques, ils ne guérissent
pas les affections parasyphilitiques qui font la
gravité désastreuse de la syphilis infantile. »
(GASTOU.)

E. — Prendre des mesures prophylactiques
contre la contagion possible de la syphilis :

Interdire à la nourrice d'un enfant syphilitique
de donner le sein à un autre nourrisson ;

Ne jamais laisser traîner un biberon ; interdire
à quiconque de l'amorcer, de goûter le lait ;

Interdire tout contact de l'enfant syphilitique
avec ses frères et sœurs ; ne pas permettre qu'on
le fasse coucher avec d'autres enfants ; défendre
de le laisser embrasser par quiconque ; réserver
pour son usage personnel ses linges, ses éponges,
son gobelet, son couvert, ses ustensiles et ses
jouets particuliers (hochet, etc.).

Traitement local
des manifestations syphilitiques chez l'enfant.

Coryza syphilitique.

1° Ramollir et enlever les mucosités qui obstruent les fosses nasales et qui sont très gênantes pour la respiration et pour le tétage;

Pratiquer plusieurs fois dans les 24 heures des injections dans les fosses nasales avec l'une des solutions :

Acide borique	20 gr.
Eau bouillie	1000 »

ou !

Sublimé.............................	0 gr. 25
Eau................................	1000 gr.
Acide tartrique	q. s.

Faire pénétrer ces injections avec précaution, en employant une faible pression et en évitant de faire pénétrer le liquide dans le pharynx nasal : incliner la tête de l'enfant latéralement au-dessus d'une cuvette, pour que le liquide ressorte immédiatement par la narine même où il aura été injecté.

2° Dans l'intervalle des lavages, introduire trois fois par jour dans les narines un peu de pommade :

Calomel.............................	1 gr.
Vaseline............................	20 »

ou :

Précipité blanc......................	0 gr. 30
Vaseline............................	20 gr.

ou :

Huile.................................	30 gr.
Menthol.............................	0 gr. 50

(ISOULAY.)

3° Tous les 3 ou 4 jours, essayer de modifier la vitalité des surfaces en les touchant avec une solution très légère de nitrate d'argent :

Nitrate d'argent cristallisé.............	0.05 à 0.10
Eau distillée.........................	50 gr.

Syphilides.

I. — *Syphilides muqueuses* .

Lotions émollientes ou antiseptiques ;

Attouchements légers avec le nitrate d'argent.

II. — *Syphilides cutanées :*

a) Syphilides érythémateuses ou papuleuses non ulcérées:

Bains de sublimé 2 à 3 fois par semaine.

Syphilides circonscrites :

Pommade au calomel à 1/30 ou à 1/20.

Syphilides étendues :

Badigeonnages 3 fois par semaine avec la traumaticine au calomel :

Gutta-percha...............	10 gr.
Chloroforme................	90 »
Calomel...................	5 à 10 gr. suiv. l'âge.

III. — *Syphilides papuleuses rebelles :*

Massages (BALZER);

IV. — *Syphilides ulcéreuses :*

Bains de son ou d'amidon 3 à 4 fois par semaine;

Lotions émollientes ou antiseptiques ;
Onctions avec :

Calomel.............................. 2 gr.
Vaseline.............................. } ãa 10 gr.
Lanoline .... }

Saupoudrer avec :

Calomel............................. 2 gr. 50
Poudre d'amidon...................... 50 gr.

(J. Simon.)

Cautérisations avec le nitrate d'argent.

Condylomes exubérants.

Prescrire de l'iodure de potassium ;
Appliquer de petits emplâtres de Vigo.

Gommes ramollies ou ulcérées.

Prescrire de l'iodure de potassium.
Appliquer l'emplâtre de Vigo.

Exostoses. Périostoses.

Même traitement.

SYPHILIS INFANTILE ACQUISE

I. — *Traitement général.*
Même traitement que pour la syphilis héréditaire précoce.

II. — *Traitement des manifestations locales.*
a) Traitement du chancre.
Pansements comme chez l'adulte : lavages répétés avec une solution d'acide borique (20 grammes

pour 1.000 grammes d'eau), ou bien une solution
de sublimé (0,20 centigrammes pour 1.000 ou
2.000 grammes d'eau) ; appliquer une compresse
enduite de pommade au calomel à 1/20, et recouvrir de taffetas ; ou, suivant le siège du chancre, appliquer l'emplâtre rouge de Vidal.

S'il existe une inflammation excessive :

Compresses imbibées d'eau bouillie, ou d'eau
de guimauve bouillie ;

Ou pansements secs :

Poudre de talc......................	5 gr.
Sous-nitrate de bismuth...............	3 »
Acide borique finement pulvérisé........	2 »

ou :

Poudre de talc......................	1 parties
Calomel...........................	1 partie

(GASTOU.)

b) Traitement des diverses manifestations.

Le même traitement que pour la syphilis héréditaire précoce.

c) Traitement prophylactique.

Défendre le nourrisson contre la contamination :

1° Par une nourrice syphilitique.

Si sa mère devient syphilitique après la naissance de son enfant, la prévenir du danger de la
contagion et l'empêcher de nourrir.

Même défense pour une nourrice étrangère
syphilitique, que sa syphilis soit récente ou
ancienne. La renvoyer en la prévenant de ce
qu'elle a, et, si possible, instituer un traitement.

Si l'enfant a pris le sein : le surveiller et ne pas

lui donner de nourrice pendant un mois et demi à deux mois.

Si on a quelque raison de suspecter la syphilis chez la nourrice, soit qu'il y ait des raisons de contamination, soit qu'il y ait une érosion douteuse, il faut, dans le doute, suspendre l'allaitement, donner le biberon, garder la nourrice jusqu'à éclosion d'accidents secondaires sans la traiter ; puis, si elle a la syphilis, surveiller l'enfant et ne lui donner une nouvelle nourrice que 6 à 7 semaines après avoir suspendu l'allaitement. (GASTOU.)

2° Par le biberon.

Son biberon ne servira qu'à lui.

3° Par ses langes, ses éponges, ses objets de toilette, son couvert, son gobelet, ses jouets, qui ne serviront qu'à lui seul.

4° Par les personnes qui l'entourent.

Ne le laisser coucher avec aucun autre enfant.

Empêcher que l'enfant syphilitique ne communique la syphilis aux personnes qui l'approchent (page 381).

SYPHILIS HÉRÉDITAIRE TARDIVE

I. — *Traitement général.*

Traitement mixte.

Insister surtout sur l'iodure de potassium, suivant l'âge de l'enfant.

II. — *Traitement local des manifestations syphilitiques.*

Même traitement que pour l'adulte.

Syphilis tertiaire du nez.

1º Débarrasser les fosses nasales des croûtes
qui les obstruent.

Apprendre à l'enfant, qui a ordinairement 8 à
10 ans, à procéder de la façon suivante :

Trois fois par jour, il introduit dans chaque
narine, gros comme une noisette, de la pommade :

Acide borique.......................... 15 gr.
Vaseline............................... 60 »

Il fait pénétrer, dans l'une des narines d'abord,
la quantité de pommade voulue; puis il bouche
l'autre narine et renifle la vaseline en renversant
la tête en arrière. La pommade fond rapidement
et, si l'enfant maintient la tête renversée, ne tarde
pas à pénétrer dans la gorge. Il procède immédiatement après de la même façon pour la fosse
nasale opposée. Il se produit alors, dans le nez,
une sécrétion abondante de liquide séreux qui
détache les croûtes et délaie les mucosités
préexistantes. Au bout de 5 à 10 minutes
environ, et pas avant, autant que possible, l'enfant se mouche et expulse tout le contenu des
fosses nasales : pommade, mucus et concré-

tions. Il se produit ainsi un lavage de dedans en dehors. (BOULAY.)

2° Enlever les séquestres existants, le plus tôt possible.

Hépatite syphilitique héréditaire.

I. — Chez le nourrisson :

a) Traiter la nourrice :

Sirop de Gibert modifié, ou frictions mercurielles et iodure de potassium.

b) Traiter l'enfant en même temps :

Frictions mercurielles, ou 1 à 2 grammes de la liqueur de Van Swieten.

II. — Chez le nouveau-né nourri au biberon :

Même traitement que pour le nourrisson.

Surveiller l'intestin.

III. — Chez l'enfant sevré :

Même traitement mercuriel, mais à doses un peu plus élevées.

Lui associer l'iodure de potassium.

SYPHILIS CHEZ LES VIEILLARDS

I. — *Traitement général.*

a) Prescrire un traitement mercuriel précoce et énergique, en raison de la gravité spéciale de la syphilis chez les gens âgés :

Injections de benzoate de mercure (1 et même 2 centimètres cubes par jour) en vue de ménager les voies digestives.

b) Prescrire de bonne heure l'iodure de potassium.

c) Soutenir et relever l'état général par des toniques appropriés.

II. — *Traitement local des manifestations syphilitiques.*

Même traitement que chez les adultes.

. . .

NOTES SUPPLÉMENTAIRES

Durant le cours de l'impression de cet ouvrage, nous avons reçu une obligeante communication du Dr Lafay, pharmacien à Paris, qui est de nature à modifier les injections pratiquées jusqu'ici avec l'huile grise (page 57), l'huile biiodurée (page 46), l'iodipine (page 79).

Huile grise. — M. Lafay rejette absolument, pour la préparation de l'huile grise, l'axonge et les huiles végétales susceptibles de rancir. La formule à laquelle il s'est arrêté est la suivante :

          Mercure purifié.................... 100 gr.
          Lanoline anhydre................... 25 »
          Vaseline pure...................... 25 »
          Huile de vaseline.................. 100 »

Cette huile, préparée suivant toutes les conditions d'asepsie désirables, contient 40 grammes de mercure pour 60 grammes d'excipient. 1 gr. contient donc 0 gr. 40 de mercure.

Mais la seringue de Pravaz ordinaire, qui est de la contenance de 1 centimètre cube, contient 1 gr. 35 d'huile grise (et non 1 gramme seulement). Donc, la quantité d'huile grise contenue

dans une seringue de Pravaz contient 50 centigrammes de mercure.

Si l'on se sert d'une seringue de Pravaz à 20
divisions, la quantité d'huile grise que représente
une de ces divisions contient 0,025 milligr. de
mercure. Si la seringue de Pravaz a 10 divisions,
la quantité d'huile grise correspondant à une division contient 0,05 centig. de mercure.

On peut, avec l'huile grise de la formule précédente, préparer une huile plus diluée, contenant
seulement 0,20 centigr. de mercure par centimètre
cube, ce qui représente 0,01 centigr. de mercure
par chaque division de la seringue de Pravaz à
20 divisions. On en injecte 8 à 9 divisions, c'est-
à-dire 8 à 9 centigrammes de mercure. Il faut
laisser absolument de côté le dosage par gouttes,
qui est infiniment variable. En effet, il y a, en
moyenne, dans un centimètre cube d'huile grise,
56 à 60 gouttes (le nombre de gouttes variant
selon la température, la formule de l'huile, etc.) :
ce qui ne représente pas tout à fait 1 centigr. de
mercure par goutte moyenne.

Ceux qui, en injectant 3 gouttes 1/2, croient
injecter 0,07 centigr. 1/2 de mercure, se trom-
pent, puisque 3 gouttes 1/2 représentent à peine
0,03 centigr. de mercure. Pour être dans le vrai,
il faudrait injecter le volume occupé par 3 gouttes 1/2 d'eau, ce qui représente 3 divisions 1/2 de
la seringue de Pravaz (puisqu'il y a 20 gouttes
d'eau dans 1 centimètre cube). En injectant 3 di-

visions 1/2 de la seringue de Pravaz, on injectera donc 0,0875 de mercure, près de 0,09 centigr. de mercure, dose habituelle.

Pour rendre plus faciles les injections d'huile grise, il faut avoir soin de choisir une aiguille à plus gros calibre, de faire tiédir l'huile, et de chauffer la seringue en y faisant passer un peu d'eau chaude.

Huile iodée. — L'huile iodée résulte de l'action de l'acide iodhydrique sur l'huile d'œillette. Elle a sur l'iodipine le grand avantage d'être plus riche en iode et de ne pas contenir de chlore.

Elle contient exactement 40 % d'iode, c'est-à-dire 40 grammes d'iode pour 60 grammes d'huile, ou 0,54 centigr. d'iode pour 1 centimètre cube d'huile (1 cent. cube pesant 1gr. 35), soit 0,40 cent. d'iode pour 1 gramme d'huile.

Elle constitue un dosage facile à retenir puisque 1 gramme d'huile contient approximativement autant d'iode que 50 centigr. d'iodure de potassium. Elle renferme 15 % de plus d'iode que l'iodipine, qui n'en renferme que 25 %.

Elle s'emploie en injections sous-cutanées, qui ne déterminent ni douleur ni induration. On peut en injecter à la fois, 1, 2, 3, 4, 5 centimètres cubes.

Bien que l'iode jouisse, en thérapeutique anti-syphilitique, d'une action moins efficace que l'iodure de potassium, l'huile iodée offre le grand avantage de faire tolérer l'iode sous la peau, de

le faire tolérer à ceux qui ne le supportent pas,
en un mot, de supprimer les si redoutables accidents de l'iodisme, et de permettre aux intolé-
rants, si nombreux, de l'iodure potassique, de
profiter des bons effets de ce précieux médicament.

Huile iodo-biiodurée. — M. Lafay formule
ainsi :

Huile iodée...................	30 gr.
Biiodure de mercure........	0,06 centigr.

En injectant en une seule fois 5 centimètres
cubes de cette solution, on injecte 2 gr. 70 d'iode,
et plus de 1 centigr. de biiodure (puisque les
30 grammes d'huile iodée ne font guère que
22 centimètres cubes).

Si l'on voulait avoir 1 centigramme de biiodure
par 5 centimètres cubes d'injection, il faudrait
formuler :

Huile iodée à 40 %.........	30 c. cubes.
Biiodure de mercure........	0,06 centigr.

Cette injection est prescrite pour le traitement
mixte chez ceux qui ne peuvent tolérer l'iodure
de potassium.

Huile biiodurée. — En remplacement de la formule d'huile biiodurée donnée par Panas (4 milligrammes de mercure par centimètre cube
d'huile d'olive), M. Lafay est parvenu à faire
dissoudre davantage de biiodure en se servant
d'huile de noix faite à froid (la préparer spécia-

lement), et en faisant préparer par le pharmacien lui-même du biiodure de mercure par précipitation.

Sa formule est la suivante :

> Biiodure de mercure obtenu par
> précipitation................. 0,01 centigr.
> Huile de noix préparée spéciale-
> ment................: q. s. p. 1 c. c.

L'injection de 1 centigr. de biiodure de mercure est bien tolérée, et est plus active que l'huile de Panas à 4 milligr.

TABLE DES MATIÈRES

Avant-propos.. I
Préface... III

Accident primitif, 169, 171.
Accidents secondaires, 219; — tertiaires, 362.
Acnéiforme (syphilide), 243.
Acide salicylique (collodion à l'—), 243; (pommade à l'—);
   236, 261.
Adénopathie primitive, 213; — secondaire, 292.
Airol, 178.
Albuminurie, 305; — gravidique, 371.
Alimentaire (régime), 160.
Allaitement des hérédo-syphilitiques, 378; — par des ani-
   maux, 379, 380; — par le lait stérilisé, 380; — par la mère,
   378; — par la nourrice, 379, 381; — par la nourrice sy-
   philitique, 379.
Alopécie, 257.
Ammonium (iodure d'—), 111.
Amygdales (chancre des —), 187; (plaques muqueuses des
   —), 269.
Anémie, 122.
Ano-rectal (rétrécissement), 362.
Anus (chancre de l'—), 198; — (fissures de l'—), 200; (pla-
   ques muqueuses de l'—), 291; (lésions tertiaires de l'—),
   362.
Argent (cautérisations au nitrate d'—), 172, 179; — solutions
   de nitrate d'—), 204, 205, 206.
Aristol, 178; pommade à l'—, 175, 252.
Arsenic, 121, 212.

Arsenicaux (bains), 131.

Arthralgies, 294.

Arthritisme et syphilis, 123.

Arthropathies, 295.

Ascite, 358, 359.

Atrésie du méat, 181.

Atropine (collyre au sulfate neutre d'—), 193, 300, 302, 351.

Auriculaires (plaques muqueuses), 288.

Auxiliaire (traitement), 122.

Balano-posthite, 205.

Bains alcalins, 128, 229; — arsenicaux, 131; — de Barèges artificiels, 132; — chauds, 129; — froids, 129; — de mer, 129, 131; — médicamenteux, 131; — mercuriels, 396; — de sublimé, 36, 229, 375; — sulfureux, 131; — tièdes, 128; de vapeur, 129.

Balnéaires (stations), 132.

Belladone et iodisme, 110, 112, 113.

Benzoate de mercure (injections de —), 44, 307, 368, 376.

Bichlorure de mercure : bains, 36, 229, 375; gargarismes au —, 188, 271; injections, 46, 351; pilules, 7, 8, 368; solutions, 9, 241, 244, 253, 254, 255.

Biiodure de mercure: injections, 46, 351, 352, 354, 376; pommade, 233; solutions, 118, 119, 351, 370.

Bismuth (sous-nitrate de), 176; pommades, 191, 230, 245, 250.

Blennorrhagie et chancre, 211.

Blennorrhagie et iodure de potassium, 115.

Boratés (collutoires), 96, 272, 278.

Bouche : chancre de la —, 187; plaques muqueuses de la —, 279, 334, 336, 338, 340; leucoplasie de la —, 282.

Bourses séreuses (syphilose des), 296.

Bromure de potassium : sirop, 203; solution, 203.

Bronchique (syphilose trachéo-), 360.

Bubon, 214, 215.

Cachexie syphilitique, 358.

Cacodylate de mercure (injections de), 47.

Calomel : emplâtre au —, 38; fumigations de —, 276, 240; injections de —, 59, 375; pommades au —, 33, 174, 190, 191, 198, 202, 231, 250; savon au —, 35; traumaticine au —, 227.

Cancer et syphilis, 125.

Cardiaques (syphilitiques), 125.

Cataplasmes de fécule, 249.

Cautérisations du chancre au nitrate d'argent, 172, 179; des plaques muqueuses, 231, 274, 279, 283, 288, 289, 365; — — à l'acide chromique, 273, 286; — au chlorure de zinc, 252, 280, 282; au nitrate acide de mercure, 231, 271, 275, 282.

Céphalée nocturne, 101; — osseuse, 291.

Cerveau (syphilis du), 341.

Chancre (traitement du), 169, 171.

Chancre : des amygdales, 187; de l'anus, 198; du clitoris, 182; de la conjonctive, 191; du cou, 193; du cuir chevelu, 193; des doigts, 196; de la face 193; de la fourchette, 182; du fourreau, 180; du frein, 172; des gencives, 187; du gland, 172; des lèvres, 181, 186; de la langue, 187; des membres, 193; des narines, du nez, 189; de l'oreille, 193; de la paupière, 191; du prépuce, 172; de la pituitaire, 190; du pubis, 180; du scrotum, 180; du sein, 193; du tronc, 193; tuberculo-gommeux, 170; ulcéro-phagédénique, 170; de l'urèthre, 180, 182; de l'utérus, 183; du vagin, 183; végétant, 179; de la vulve, 182.

Chancre compliqué de : adénopathie, 213; balano-posthite, 205; blennorrhagie, 211; douleur, 202; gangrène, 208; hémorrhagie, 211; induration persistante, 217; inflammation, 201; lymphangite, 212; œdème dur, 216; œdème vulvaire, 218; paraphimosis, 207; phagédénisme, 209; phimosis, 203; sclérème vulvaire, 218; vulvite, 218.

Chémosis, 193.

Chloral (solutions d'hydrate de), 175, 196, 200, 201, 219.

Chlorate de potasse : collutoire, 93; gargarismes, 93, 95, 196, 271; poudres dentifrices, 91, 92.

Chloro-anémie, 122.

Chlorure de zinc (solutions de), 235, 241, 252, 253, 263, 286.

Choroïdite, 352.

Chromique (acide) : cautérisations, 273, 286; solutions, 273, 286.

Chrysophanique (traumaticine à l'acide), 256.

Cicatrice pigmentaire consécutive au chancre, 217.

Cicatrisation kéloïdienne des syphilides, 326.

Ciliaire (chancre du bord), 191.

23

Cinabre (fumigations de), 240, 285.

Cocaïne : pommades, 196, 198, 272; solutions, 200, 202, 271, 285.

Col utérin : chancre, 183; plaques muqueuses, 266; rigidité syphilitique, 365.

Collodions : à l'acide chrysophanique, 237; à l'acide salicylique, 238, 241, 243, 319; à l'ichthyol, 241; à l'iodoforme, 241; au salicylate de soude, 241.

Collutoires : astringents, 93, 98; boratés, 96, 272, 278; chloratés, 93; iodés, 93; iodurés, 281, 286; phéniqués, 278.

Collyres : à l'atropine, 193, 300, 302, 351; à la duboisine, 301, 351; à l'ésérine, 302; à la pilocarpine, 302.

Comateuse (forme — dans la syphilis cérébrale), 110.

Condylomes, 291; chez l'enfant, 381.

Conjonctivales (injections sous —), 351.

Conjonctive : chancre, 191; plaques muqueuses, 288.

Contagion (conseils pour éviter la — de la syphilis), 159, 268; chez l'enfant, 381, 385, 386.

Contractures musculaires secondaires, 296.

Couronne de Vénus, 232.

Coryza infantile, 382.

Cuir chevelu : chancre, 193; syphilides secondaires, 244, 245, 253, 315.

Cures médicamenteuses, 111; iodurées, 105; mercurielles, 143.

Cyanure de mercure (injections de), 41, 353; — (injections sous-conjonctivales de), 351.

Cyclite, 350.

Cypridol (injections de), 47.

Dentifrices : poudres, 91, 92, 93, 157; savons, 92, 93.

Dermatol, 179.

Diabète et syphilis, 125.

Digestif (syphilose du tube), 361, 362.

Digitale (syphilide lenticulaire de la pulpe), 212.

Diiodoforme, 178.

Doigts : chancre, 193; fissures, 234, 239, 240.

Donovan (liqueur de), 113.

Duboisine (collyre à la), 301, 351.

Eau oxygénée, 337, 340.

Eaux minérales : Ax, 134; Aix-les-Bains, 129, 133; Aix-la-

Chapelle, 129 ; Bagnères-de-Bigorre, 135 ; de Balaruc, 135 ;
de Barèges, 134 ; de la Bourboule, 135 ; de Bourbonne, 135 ;
de Bussang, 135 ; de Challes, 135 ; de Charbonnières, 135 ;
de Contréxeville, 135 ; de Gazost, 135 ; de Lamalou, 135 ;
de La Motte, 135 ; de Luchon, 134 ; de Néris, 135 ; d'O-
rézza, 135 ; de Plombières, 135 ; de Salins, 135 ; de
Saint-Alban, 135 ; de Saint-Honoré, 135 ; d'Uriage, 129,
— 135 ; de Vichy, 135 ; de Vittel, 135.
Ecthyma syphilitique, 217.
Eczéma rubrum, 20.
Eléphantiasis génitaux, 232, 266.
Emplâtres mercuriels : de Quinquaud, 38 ; de Vidal, 38 ; de
Vigo, 38, 191 ; de Unna, 232.
Entéropathies tertiaires, 362.
Epididymite secondaire, 306 ; tertiaire, 306.
Epilepsie, 347.
Esérine (collyre à l'—), 302.
Estomac (syphilos : de l'—), 362.
Europhène, 178 ; pommade, 175.
Exostoses, 293, 347, 356.

Face : chancres de la —, 193 ; léontiasis de la —, 232.
l'écule (cataplasmes de), 249.
Fer (iodure de), 114.
Ferro-citrate d'ammonium, 112.
Ferro-iodurée (solution), 112.
Fièvre paludéenne et syphilis, 125, 162.
Fièvre syphilitique, 224.
Fissure anale, 200.
Flanelles mercurielles, 39.
Foie : syphilis secondaire, 305 ; tertiaire, 357.
Folliculites vulvaires, 266.
Fongus syphilitique du testicule, 366.
Fourchette (chancre de la), 182.
Fourreau (chancre du), 180.
Fowler (liqueur de), 121.
Framboesia syphilitique, 233.
Frein (chancre du), 178.
Frictions mercurielles, 17 ; avec la pommade au calomel, 33 ;
avec l'onguent napolitain, 17, 374 ; avec le savon au ca-
lomel, 34.

Fumigations mercurielles, 40 ; de calomel, 210, 276 ; de ci-
    nabre, 210, 265.

Gargarismes : boratés, 93, 271 ; chloratés, 187, 271 ; déter-
    sifs, 94, 95, 187, 271 ; émollients, 96, 187, 188, 271 ; iodu-
    rés, 335 ; mercuriels, 188, 271.
Gangrène compliquant le chancre, 208.
Gencives : chancre, 187 ; plaques muqueuses, 279.
Génitales (régions) : plaques muqueuses, 264, 267 ; syphi-
    lides tertiaires, 363.
Génitaux (chancres), 172, 182.
Gibert (sirop de), 117, 118, 119.
Gland (chancre du), 172.
Glossite : secondaire, 282 ; mercurielle, 96 ; tertiaire, 338,
    340.
Glotte (œdème iodique de la —), 113.
Gommes hypodermiques, 320 ; ramollies chez l'enfant, 384.
Goudron (pommade au —), 236.
Gravidique (syphilis), 367.
Grossesse et syphilis, 165, 367.

Héliosine (injections d'—), 127.
Hémiplégie syphilitique, 346, 347.
Hémorrhagie compliquant le chancre, 211.
Hépatite : héréditaire, 388 ; secondaire, 305 ; tertiaire, 357.
Hérédo-syphilis précoce, 373 ; tardive, 386 ; allaitement dans
    l'—, 378.
Hermophényl (injections d'—), 49.
Herpétisme et syphilis, 123.
Huile biiodurée (injections d'—), 46, 351, 352, 354, 376, 393.
Huile grise (injections d'—), 57, 376, 390.
Huile iodée, 392.
Hydarthrose, 294.
Hydrargyrie : buccale, 90 ; cutanée, 101 ; gastro-intestinale,
    100.
Hydro-minéral (traitement), 128.
Hydropisie des synoviales tendineuses, 295.
Hydrothérapie, 129, 130, 163, 346, 347, 350.
Hygiène dans la syphilis, 160, 161, 162, 163, 165, 166.
Hygroma secondaire, 296.
Hypodermiques : gommes, 320 ; injections mercurielles, 42.

Ichthyol (collodion à l'—), 211.

Impétigo syphilitique, syphilide impétigineuse, 211.

Infantile (coryza), 282.

Infantile : syphilis acquise, 381 ; héréditaire précoce, 373 ; héréditaire tardive, 386.

Injections : de benzoate de mercure, 44, 298, 307, 368, 376 ; de biiodure de mercure, 46, 298, 351, 352, 354, 376, 393 ; de cacodylate de mercure, 47 ; de calomel, 59, 375 ; de cyanure de mercure, 44, 299 : de cypridol, 47 ; d'héliosine, 127 ; d'hermophényl, 49 ; d'huile biiodurée, 46, 298, 307, 368, 376, 393 ; d'huile grise, 57, 376, 390 ; d'huile iodée, 392 ; de kératine, 127 ; intraveineuses, 77 ; d'iodure de potassium, 110 ; d'iodipine, 110 ; de peptonate de mercure, 43 ; de pilocarpine, 351 ; de salicylate de mercure, 43 ; de sérum artificiel, 126 ; de sérum bichloruré, 52 ; de sérum animal, 126 ; de sérum kératinique, 127 ; de sérum syphilitique, 127 ; sous-conjonctivales, 351 ; de sublimé, 47, 51, 52 ; de succinimide de mercure, 43 ; de thymol acétate de mercure, 43.

Injections (seringues pour), 66, 68, 70.

Intestins (syphilose des), 362.

Iode métallique (solution d'—), 115.

Iode (teinture d'—) : collutoire, 93 ; solution, 115.

Iodipine (injections d'—), 110.

Iodisme, 110.

Iodoforme, 177 ; collodion, 211 ; pommades, 171, 185, 190, 192, 198, 200, 250, 252 ; solutions, 188, 189.

Iodol, 178.

Iodo-tannique : vin, sirop, 115.

Iodure d'ammonium, 114.

Iodure d'arsenic, 113.

Iodure de fer, 115.

Iodure de potassium, 101 ; injections, 110 ; lavement, 109 ; pilules, 109 ; solution, 107 ; sirop, 108.

Iodure de sodium, 111.

Iodures : collutoires, 281, 286 ; cures, 109 ; gargarismes, 335 ; lavements, 109 ; pilules, 109 ; sirop, 108 ; vin, 108.

Ipsilône, Ipsilénisation, 215, 232.

Iridectomie, 352.

Iritis secondaire, 298 ; tertiaire, 350.

Isthme du gosier : chancre, 187 ; plaques muqueuses, 269.

Joues (plaques muqueuses des), 279.

Kéloïdienne (cicatrisation — des syphilides), 326.
Kératine, sérum kératinique (injections de), 127.
Kératite, 297.

Labarraque (liqueur de), 195.
Langue : chancre, 187; lésions secondaires, 282; tertiaires, 338, 340.
Laryngoplégie, 343, 344.
Larynx : lésions secondaires, 283; lésions tertiaires, 341; phlegmon périlaryngien, 344.
Lavement ioduré, 109.
Léontiasis de la face, 232.
Lèvres : chancre, 184, 186; plaques muqueuses, 279; syphilome, 338.
Loi de Beaumès-Colles, 378.
Lüer (seringue de), 69.
Lymphangite : accompagnant le chancre, 212; secondaire, 292.
Lymphite diffuse, 293.

Maladies constitutionnelles chez les syphilitiques, 123.|
Mains (syphilides de la paume des —), 236.
Malignes (syphilides — précoces), 317.
Mariage et syphilis, 165, 166.
Massage (contre les syphilides), 217, 218, 231, 311, 312, 316.
Méat urinaire : atrésie, 182; chancre, 180.
Médication auxiliaire, 121; hydro-minérale, 128; hygiénique, 160, 161, 162, 163; mercurielle, 3, 17, 36, 38, 39, 40, 42, 53, 75; iodurée, 101.
Membres (chancre des), 193.
Mer (bains de), 129, 131.
Mercure :
    — benzoate (injections de), 44, 307, 368, 370.
    — bichlorure de (voir *Sublimé*).
    — cacodylate (injections de), 47.
    — protochlorure de (voir *Calomel*).
    — cyanure (injections de), 44, 353, 354.
    — métallique (voir *Huile grise*).
    — nitrate acide de (voir *Nitrate acide de mercure*).

Mercure :
—   peptonate (injections de), 43; pilules, 6.
—   protoiodure (pilules de), 14, 15.
—   salicylate (injections de), 56; pilules, 7.
—   succinimide (injections de), 43.
—   tannate (pilules de), 6.
—   thymol-acétate (injections de), 155.
Mercure et albuminurie, 305, 371.
—   et diabète, 125.
—   et grossesse, 367.
—   et tuberculose, 361.
Mercurialisation (choix de), 82.
Mercurielle (stomatite), 90.
Mercuriels : accidents, 90; bains, 36, 229, 375; emplâtres, 38, 191, 232; gargarismes, 188, 271; savons, 34; sérum, 51, 52; sirop, 117, 118.
Mercurielles : cures, 143; flanelles, 39; frictions, 17, 33, 34, 374; fumigations, 40, 240, 265, 276; injections, 42, 53; lotions (voir *Sublimé*); pilules, 6, 7, 8; pommades (voir *Calomel, Onguent napolitain*); solutions (voir *Sublimé*).
Mixtes : pilules, 119; sirop, 117, 118, 119; traitement, 116.
Moelle épinière (syphilis de la), 347.
Muqueuses (syphilides) : secondaires, 261; tertiaires, 363.
Muscles (syphilis secondaire des), 297.
Musculaires (contractures — secondaires), 296.
Myosalgies secondaires, 296.
Myosite, 297.

Narines : chancre, 189; plaques muqueuses, 287.
Néphropathies : secondaire, 305; tertiaire, 358.
Névralgies, 308.
Névrites, 307.
Nez : chancre, 189; syphilose tertiaire, 327, 387.
Nigricante (syphilis), 318.
Nitrate d'argent : cautérisations, 172, 179; solutions, 204, 205, 206.
Nitrate acide de mercure (cautérisations avec le), 235, 240, 252, 253, 263.
Nourrices (allaitement par les), 378, 379, 381.

Oculaire (syphilis) : primitive, 288, secondaire, 297, 298; tertiaire, 350, 352.

Œdème dur accompagnant le chancre, 216.
Œdème vulvaire, 218.
Œsophage : rétrécissement, 362; syphilose, 361.
Onguent napolitain (frictions avec l'), 18, 171, 193, 200, 371.
Onyxis, 262.
Orbitaire (syphilis), 355.
Oreilles : chancre, 193; plaques muqueuses, 288.
Osseuse (syphilis), 102, 293, 356.
Ostéalgies, 102, 291.
Organes génitaux : chancres, 172, 180, 181, 182; plaques muqueuses, 261, 266, 267; syphilose, 363, 365.
Oxyde jaune, 231, 261.
Oxyde rouge, 246.
Oxyde de zinc, 171, 176, 230, 245.
Ozène syphilitique, 328, 330, 331.

Palatine (syphilose de la voûte), 334.
Paludisme et syphilis, 125.
Papillomateuse (syphilide), 253.
Papuleuse (syphilide), 223, 229.
Papuleuse des plis cutanés (syphilide), 231.
Papuleuse végétante (syphilide), 235.
Papulo-croûteuse (syphilide), 243.
Papulo-érosive (syphilide), 288.
Papulo-squameuse (syphilide), 228, 229, 318.
Papulo-tuberculeuse (syphilide), 318.
Paralysie générale, 347.
Paralysies syphilitiques, 346, 347, 348, 349, 350.
Paraphimosis, 207.
Parasyphilitiques (affections), 115.
Pâte à la potasse caustique, 243, 319.
Pâte sulfo-carbonique, 326.
Paume des mains (syphilides de la), 236.
Paupière (chancre de la), 191.
Pénis (chancre du), 172, 180.
Peptonate de mercure : injections, 43; pilules, 6.
Perforation de la voûte palatine, 335.
Périadénite, 215.
Périchondrite, 291.
Périonyxis, 262.
Périostite, 102, 293.

Périostoses, 102, 293.

Permanganate de potasse, 201.

Phagédénisme primitif, 209; tertiaire, 322.

Pharynx (syphilis tertiaire du), 336.

Phénique (acide) : collutoire, 278; solution, 250.

Phimosis, 203.

Phlébite syphilitique secondaire, 307.

Phlegmon périlaryngien, 311.

Phtisie et syphilis, 125.

Plantaire (psoriasis), 236.

Pleurodynie, 291.

Plèvre (syphilis tertiaire de la), 361.

Pigmentaire (syphilide), 253, 318.

Pilules : de calomel, 355; d'iodure de potassium, 109; mixtes, 119; de peptonate de mercure, 6; de protoiodure de mercure, 14, 15; de salicylate de mercure, 7; de sublimé, 7, 8, 368; de tannate de mercure, 7.

Pituitaire (chancre de la), 190; plaques muqueuses, 287.

Plaques muqueuses, 264; — muqueuses cutanées, 288.

Potassium (iodure de) : injections, 110; lavements, 109; pilules, 109, 119; sirop, 108, 118, 119; solution, 107, 109.

Potassium (bromure de), 203.

Potasse (chlorate de) : collutoire, 93; gargarismes, 93, 95, 96, 271; poudres dentifrices, 91, 92.

Potasse caustique (pâte à la), 243, 319.

Pleurésie secondaire, 361.

Pommades : à l'aristol, 175, 252; au biiodure, 233; au calomel, 33, 171, 190, 191, 198, 202, 231, 250; à la cocaïne, 196, 198, 272; à l'europhène, 175; au goudron, 236; à l'huile de cade, 239; à l'iodoforme, 171, 185, 190, 192, 198, 200, 210, 252; à l'oxyde jaune, 231, 246, 261; à l'oxyde rouge, 246; à l'oxyde de zinc, 174, 230, 245, 250; au précipité blanc, 231, 246; à l'acide pyrogallique, 324; à l'acide salicylique, 236, 261; au sous-nitrate de bismuth, 191, 230, 245, 250; au tannin, 231; au turbith, 227; au soufre, 243, 261.

Poumons (syphilose des), 361.

Prépuce (chancre du), 172.

Protoiodure de mercure (pilules de), 14, 15.

Prophylaxie de la syphilis, 159, 268, 381, 385, 386.

Psoriasiforme (syphilide), 236.

Pubis (chancre du), 180.
Pustulo-ulcéreuse (syphilide), 247.

Quinquaud (emplâtre de), 38.

Rectum : chancre, 198; rétrécissement, 362; syphilome, 362.
Régime alimentaire, 160; des hérédo-syphilitiques, 376.
Reins (syphilis des) : secondaire, 305; tertiaire, 358.
Résorcine (solution de), 204, 281.
Respiratoire (syphilose de l'appareil), 360, 361.
Rétrécissement du méat uréthral, 182; de l'œsophage, 302;
    du rectum, 362; de la trachée, 360.
Rhagades, 200, 234, 280, 339.
Rhumatisme, 125.
Roséole, 225, 228.

Salicylate de mercure : injections, 47; pilules, 6.
Salicylate de soude (collodion au), 244.
Salicylique (acide) : collodion, 238, 244, 243; pommades, 236,
    . 261.
Salivation mercurielle, 90.
Salol, 178.
Sarcocèle syphilitique, 365.
Savons : dentifrices, 92, 93; mercuriels, 34, 35.
Scrofule et syphilis, 123.
Scrotum (chancre du), 180.
Séborrhée du cuir chevelu, 261.
Secondaire (syphilis), 219.
Sein : chancre, 195; plaques muqueuses, 289.
Seringues pour injections mercurielles, 67, 68, 70.
Sérums (injections de) : animal, 126; artificiel, 126; bichlo-
    ruré, 52; kératinique, 127; syphilitique, 127.
Sirops : de Gibert, 117, 118, 119; iodo-tannique, 115.
Sodium (iodure de), 114.
Sozo-iodol, 179.
Stomatite mercurielle, 90.
Sublimé : bains, 36, 229, 315; gargarismes, 188, 271; injec-
    tions, 46, 354; pilules, 7, 8, 368; solutions, 9, 234, 244, 253,
    254, 255.
Succinimide de mercure (injections de), 43.
Sulfureuses (eaux), 129, 133, 134, 135.

Sulfureux (bains), 131.

Synovites tendineuses, 295.

Syphilides cutanées secondaires, 225; acnéiforme, 243; — dyschromateuse, 227, 233; — à cicatrisation kéloïdienne, 326; — ecthymateuse, 247; érythémateuse, 225; de la face, 227, 232, 233, 243; — impétigineuse, 244; — lenticulaire de la pulpe digitale, 242; — nigricante, 318; — papuleuse, 228, 229; — papuleuse des plis cutanés, 231; — papuleuse végétante, papilliforme, 235; — papulo-croûteuse, 243; — papulo-érosive, 288: des aisselles, 289; de l'ombilic, 289; de l'oreille, 288; des orteils, 291; périanales, 291; périvulvaires, 291; du tronc, 289; du scrotum, 291; du sein, 289; — pigmentaire, 253; — psoriasiforme, 236; — pustulo-ulcéreuse, 247; — roséole, 225, 228; — ulcéreuse végétante, papilliforme, 253.

Syphilides cutanées tertiaires, 311; gommeuses ulcératives, 312; — papulo-tuberculeuses, 318; — tuberculeuses sèches, 311; — tuberculo-ulcératives, 312.

Syphilides malignes précoces, 317, 318.

Syphilides muqueuses, 264; des amygdales, 269; de l'anus, 291; de la bouche, 279; de la conjonctive, 288; des gencives, 279; de l'isthme du gosier, 269; des joues, 279; du gland, 267; de la langue, 282; du larynx, 283; des lèvres, 279; leucoplasiformes, 282; nasales, 287; de l'oreille, 288; du pharynx, 281; de l'utérus, 266; du vagin, 266; de la voûte palatine, 279; de la vulve, 264.

Syphilis primitive (voir *Chancre*):

Syphilomes: des lèvres, 338; du rectum, 198, 362.

Tabès, 347.

Tannate de mercure (pilules de), 6.

Tannin (pommade au), 231.

Tertiaire (syphilis), 310, 362.

Tertiaires (syphilides), 311.

Testicules (syphilose des), 365.

Thymol-acétate de mercure (injections de), 65.

Trachéo-bronchique (syphilose), 157.

Trachéotomie, 334, 335.

Traitement auxiliaire, 122; — hydro-minéral, 128; — hygiénique, 160, 161; — ioduré, 101; — mercuriel, 3; — mixte, 116.

Traumaticine : au calomel, 227, 231 ; à l'acide chrysopha-
  nique, 236.
Trochisques au cinabre, 285.
Tronc : chancre, 193 ; plaques muqueuses, 288.
Tuberculeuses sèches (syphilides), 311.
Tuberculo-ulcéreuses (syphilides), 312.
Tuberculose et syphilis, 125, 361.
Tumeur blanche syphilitique, 295.
Turbith minéral (pommade au), 227.

Unna (emplâtre de), 232.
Uréthral : chancre du méat, 180 ; atrésie, 182.
Urèthre (chancre du canal de l'—), 182.
Urines (recherche du mercure dans les), 371.
Utérus : chancre du col, 183 ; plaques muqueuses, 266 ; ri-
  gidité syphilitique, 365.

Van Swieten (liqueur de), 9.
Vagin : chancre, 183 ; plaques muqueuses, 266 ; lésions
  tertiaires, 363.
Vénus (couronne de), 232.
Vidal (emplâtre de), 38.
Vieillards (syphilis des), 389.
Vigo (emplâtre de), 38, 191.
Vin aromatique, 176 ; antiseptique, 176.
Voûte palatine (syphilide de la), 279, 334, 335.
Vulve : chancre, 182 ; éléphantiasis, 266 ; œdème, 218 ; pla-
  ques muqueuses, 361 ; sclérème, 218.
Vulvite, 218.

Yeux : chancre, 288 ; syphilis secondaire, 298, 299 ; syphilis
  tertiaire, 350, 352.

Zinc (chlorure de zinc) : solutions, 235, 241, 252, 253, 265,
  286.
Zinc (oxyde de) : pommades, 174, 230, 245.

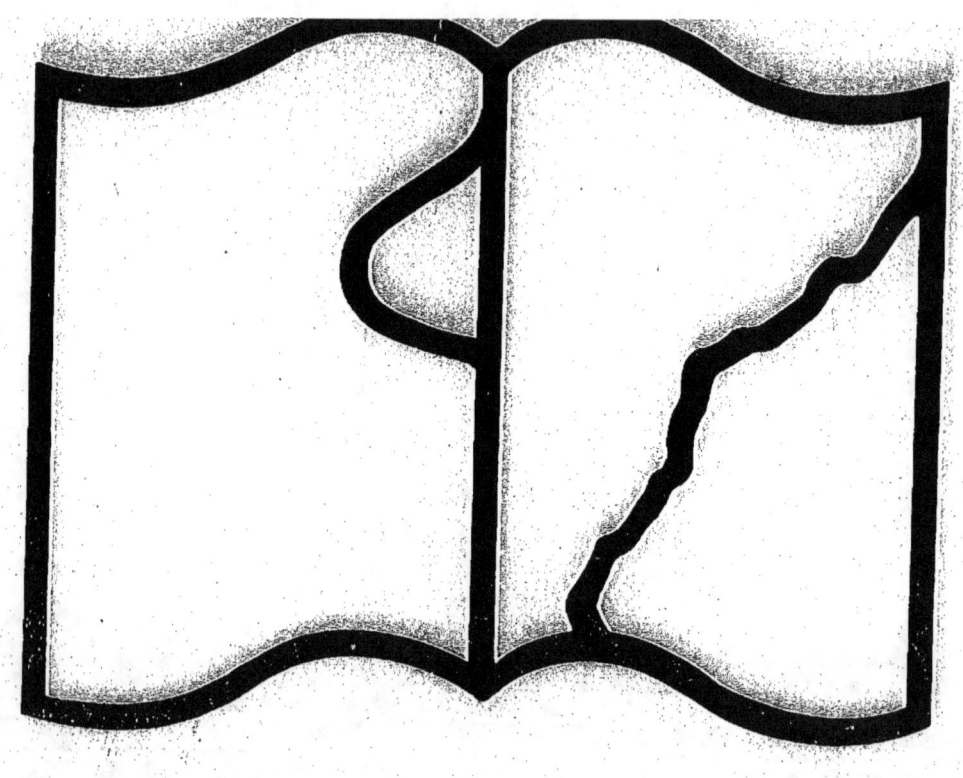

Texte détérioré — reliure défectueuse

NF Z 43-120 11

www.ingramcontent.com/pod-product-compliance
Lightning Source LLC
Chambersburg PA
CBHW070647050526
44396CB00005B/597